Drogenabhängigkeit und Substitution

Ich substituiere jetzt mit **Tablette.**

Die Tablette in der Substitutionstherapie – ein Schritt zu mehr Normalität

Wieder zurück in ein fast normales Leben zu finden, ist das Ziel vieler Substitutionspatienten. Dies erfordert hohe Willenskraft und extreme Disziplin. Einfach eine Tablette zu nehmen, wie viele Menschen gegen andere Krankheiten auch, kann einen großen Fortschritt bedeuten.

Hexal bietet als engagierter Partner im Bereich Suchtmedizin neben Flüssigpräparaten ein breites Produktportfolio in Tablettenform an, das Patienten auf ihrem Weg begleitet und unterstützt.

Weitere Informationen zu Hexal und Aktuelles aus der Suchtmedizin finden Sie hier: www.hexal.de/patienten/ratgeber/suchtmedizin

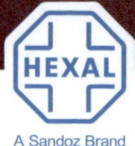

HEXAL
A Sandoz Brand

www.hexal.de

Thomas Poehlke · Werner Heinz · Heino Stöver

Drogenabhängigkeit und Substitution

ein Glossar von A–Z

5. Aufl. 2020

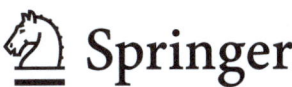
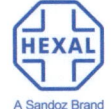

Thomas Poehlke
Alexianer MVZ Münsterland
GmbH
Münster, Deutschland

Werner Heinz
Drogenhilfezentrum
Frankfurt, Deutschland

Heino Stöver
Fachbereich 4: Soziale Arbeit und
Gesundheit
Fachhochschule Frankfurt
Frankfurt, Deutschland

ISBN 978-3-662-60898-2   ISBN 978-3-662-60899-9 (eBook)
https://doi.org/10.1007/978-3-662-60899-9

Die Deutsche Nationalbibliothek verzeichnet diese Publikation in der Deutschen Nationalbibliografie; detaillierte bibliografische Daten sind im Internet über http://dnb.d-nb.de abrufbar.

Springer
© Springer-Verlag GmbH Deutschland, ein Teil von Springer Nature 1998, 2003, 2010, 2016, 2020
Das Werk einschließlich aller seiner Teile ist urheberrechtlich geschützt. Jede Verwertung, die nicht ausdrücklich vom Urheberrechtsgesetz zugelassen ist, bedarf der vorherigen Zustimmung des Verlags. Das gilt insbesondere für Vervielfältigungen, Bearbeitungen, Übersetzungen, Mikroverfilmungen und die Einspeicherung und Verarbeitung in elektronischen Systemen.
Die Wiedergabe von allgemein beschreibenden Bezeichnungen, Marken, Unternehmensnamen etc. in diesem Werk bedeutet nicht, dass diese frei durch jedermann benutzt werden dürfen. Die Berechtigung zur Benutzung unterliegt, auch ohne gesonderten Hinweis hierzu, den Regeln des Markenrechts. Die Rechte des jeweiligen Zeicheninhabers sind zu beachten.
Der Verlag, die Autoren und die Herausgeber gehen davon aus, dass die Angaben und Informationen in diesem Werk zum Zeitpunkt der Veröffentlichung vollständig und korrekt sind. Weder der Verlag, noch die Autoren oder die Herausgeber übernehmen, ausdrücklich oder implizit, Gewähr für den Inhalt des Werkes, etwaige Fehler oder Äußerungen. Der Verlag bleibt im Hinblick auf geografische Zuordnungen und Gebietsbezeichnungen in veröffentlichten Karten und Institutionsadressen neutral.

Umschlaggestaltung: deblik Berlin

Springer ist ein Imprint der eingetragenen Gesellschaft Springer-Verlag GmbH, DE und ist ein Teil von Springer Nature.
Die Anschrift der Gesellschaft ist: Heidelberger Platz 3, 14197 Berlin, Germany

Vorwort

In dieser fünften Auflage des Glossars „Drogenabhängigkeit und Substitution" wurde nicht nur eine Überarbeitung bisheriger Themen vorgenommen und mit der Ergänzung um neue Stichworte verbunden, sondern es wurden vor allem die aktuellen Gesetzeswerke und Regelungen berücksichtigt (z. B. Betäubungsmittel-Verschreibungsverordnung BtMVV; Richtlinie der Bundesärztekammer, Richtlinie zu Untersuchungs- und Behandlungsmethoden der vertragsärztlichen Versorgung). Diese Neuregelungen haben unmittelbaren Einfluss auf die alltägliche Routine der Opioid-Substitution, da der Gesetzgeber hier mit der Überarbeitung und Neustrukturierung insbesondere des § 5 BtMVV eine Anpassung an aktuelle wissenschaftliche Erkenntnisse der Suchtmedizin vornimmt. Klar wird dies auch zum Ausdruck gebracht, wenn in der Anlage „Substitutionsgestützte Behandlung Opioidabhängiger" des Gemeinsamen Bundesausschusses (GBA) in seiner „Richtlinie Methoden vertragsärztlicher Versorgung" die mit der Veröffentlichung im Bundesanzeiger am 06.12.2018 in Kraft trat, ausgeführt wird, „Opioidabhängigkeit ist eine schwere chronische Krankheit. Sie bedarf in der Regel einer lebenslangen Behandlung, bei der körperliche, psychische und soziale Aspekte gleichermaßen zu berücksichtigen sind. Die Krankenbehandlung … beinhaltet die substitutionsgestützte Behandlung im Rahmen eines umfassenden Therapiekonzeptes". Das sonst verfolgte „oberste Ziel" der Abstinenz ist nunmehr der Sicherstellung des Überlebens gewichen und beinhaltet so vorrangig eine Schadensminimierung (Harm Reduction). Diese und weitere Punkte, unter den vielen Neuerungen etwa jener, dass der Kreis der Personen und Einrichtungen, die Substitutionsmittel zum unmittelbaren Verbrauch überlassen dürfen, stark erweitert wurde, sind Reaktionen auf eine sich verändernde Versorgungslandschaft und die bleibende Sorge, dass ein zunehmender Mangel an Ärzten in diesem Bereich die weitere Versorgung als sehr kritisch erscheinen lässt. So soll denn dieses Büchlein seinen Teil zur stetigen Unterstützung der verbliebenen Akteure beisteuern und über die Lektüre interessant erscheinender Beiträge neue Mitstreiter in einem spannungsreichen und anhaltend dynamischen Bereich der Medizin mit Beteiligung unterschiedlicher Professionen zum Wohle der Betroffenen entfalten. An dieser Stelle sei nochmals die immer motivierende und durch professionelle Unterstützung sich auszeichnende Arbeit des Springer-Verlages und hier allen voran Frau Astrid Horlacher gedankt.

Münster/Westfalen und Frankfurt/Main

Thomas Poehlke
Werner Heinz
Heino Stöver

Juli 2020

Inhaltsverzeichnis

A	1
Abrechnung	1
Abstinenztherapie	2
ADHS	5
Akupunktur	7
Alkohol	8
Ambulanz – Substitutionsambulanz – Institutsambulanz	10
Antidepressiva	13
Apotheke	14
B	17
Beendigung bei Abbruch	17
Behandlungsplan	19
Behandlungsrichtlinien der Bundesärztekammer (BÄK-RL)	22
Behandlungsvereinbarung	24
Behandlungsziele	24
Beikonsum (komorbide substanzbezogene Störung in der Substitutionstherapie)	29
Benzodiazepine und Z-Substanzen	31
Beschaffungskriminalität	34
Blutuntersuchungen	35
BtMG (Betäubungsmittelgesetz)	36
BtMVV (Betäubungsmittel-Verschreibungsverordnung)	39
BUB-Richtlinien	42
Buprenorphin	42

C ... 45
Cannabis ... 45
Medizinalcannabis (Medizinalhanf) ... 48
Case-Management ... 49
Contingency-Management – verhaltenstherapeutische
    Verstärkerstrategien ... 51
COPD ... 52
Cytochrom P450 ... 53

D ... 55
Diagnose ... 55
Dispensierrecht ... 56
Disulfiram (Antabus) ... 57
Dokumentation: Medizinische Aspekte ... 59
Dokumentation: Suchtberatung und Psychosoziale
    Maßnahmen ... 62
Dosier- und Dokumentationssysteme ... 63
Drogenabhängige ... 65
Drogenabhängigkeit ... 67
Drogenhilfe ... 69
Drogenkarriere ... 73
Drogenkonsumräume ... 74
Drogenpolitik ... 75
Drogenscreening ... 80
Drogentote ... 87

E ... 91
Elternschaft ... 91
Entgiftung/Entzug ... 94
Europa/EMCDDA ... 96

F ... 99
Fachkunde „Suchtmedizinische Grundversorgung" ... 99
Fachkunde „Psychosoziale Beratung begleitend zur
    Substitutionsbehandlung (PSB)" ... 100
Fortbildungscurriculum für medizinische Fachangestellte
    und Arzthelferinnen „Suchtmedizinische Versorgung" ... 103
Fahrtüchtigkeit ... 104
Fast (rapid) metabolizer ... 106

Inhaltsverzeichnis

G 109
Gabapentine 109
Gefängnis 110
Genderaspekte 113
Geschichte 114

H 119
Hepatitis 119
HIV/AIDS 121

I 125
Impfungen 125
Interaktion, medikamentöse 126

J 131
Jugendliche mit substanzbezogenen Störungen 131

K 135
Kinder von drogenabhängigen Eltern 135
Kokain 137
Komorbidität, psychiatrische 140
Komorbidität, somatische 143
Kontrazeption 144
Kooperationsmodelle 145
Kostenträger 148

L 149
Leberzirrhose 149
Levomethadon 151
Libidostörungen 153

M 155
Minderjährige und Substitution 155
i.v.-Konsum, missbräuchliche Verwendung 156
Morphin 157
Motivierende Beratung/Motivationale Interventionen . 158

N 161
Naloxon/Naltrexon 161
Naloxon-Nasenspray (Nyxoid®) 162
Naltrexon 164

Narkoseentzug	164
NET-Neuro-Elektrische Therapie	165
Neugeborene/NAS	166

O ... 169
Opioid-induzierte Obstipation (OIC)	169
Opiate/Opioide	170
Osteoporose	171

P ... 173
Pankreatitis	173
Polytoxikomanie	174
Psychoedukation	175
Psychosoziale Betreuung/Beratung	178
Psychotherapie	181

Q ... 185
Qtc-Zeitverlängerung	185
Qualitätssicherung	186

R ... 189
Rehabilitation – medizinische Rehabilitation bei Abhängigkeitserkrankungen	189
Rehabilitation, substitutionsunterstützt	193
Rente – Verrentung und medizinische Rehabilitation bei Erwerbsminderung	195
Richtlinien der Bundesärztekammer zur Durchführung der substitutionsgestützten Behandlung Opiatabhängiger	198
RMvV (= Richtlinie zu Untersuchungs- und Behandlungsmethoden der vertragsärztlichen Versorgung)	200

S ... 203
Schmerztherapie	203
Schnittstellen der Behandlung	205
Schwangerschaft	206
Schwerstabhängige	209
Schwitzen	209
Selbsthilfe	210

Substitution: Alter 214
Substitution mit Buprenorphin 215
Substitution mit Buvidal® – Buprenorphin-Depot 216
Substitution mit Codein 219
Substitution mit Levomethadon 220
Substitution mit Methadon 222
Substitution mit Morphin ret (Substitol®) 223
Substitution mit Diamorphin (Heroin) 224
Substitution: Abdosieren 226
Substitution: Indikation 226
Substitution: Praktische Durchführung 227
Substitution: Therapieziele 229
Substitutionsausweis 230
Substitutionsregister 230
Substitutionsvertrag 231
Suchtberater 232
Suchthilfe, interkulturell 235
Suchtrehabilitation 237

T 241
Take-Home-Regelung 241

U 243
Übelkeit und Erbrechen 243
Urlaubsregelung 244

A

Abrechnung

Die Abrechnung ärztlicher Leistungen nach Anlage 1 der „Richtlinie Methoden vertragsärztliche Versorgung" in der *Substitution* zu Lasten der gesetzlichen Krankenkassen (GKV) basiert auf den Richtlinien der Bundesärztekammer (BÄK). Wenn die Genehmigung der Kassenärztlichen Vereinigung (KV) vorliegt (= fachliche Befähigung gemäß § 5 Abs. 2 Satz 1 Nr. 6 BtMVV), können ärztlich erbrachte Leistungen nach dem Einheitlichen Bewertungsmaßstab (EBM) im Rahmen der sogenannten Gebührenordnungsposition (GOP) abgerechnet werden. Hier ist jede abrechenbare Leistung nach Nummer und Preis aufgeführt. In der Opioid-Substitution sind dies folgende Ziffern: 01949 = Substitutionsgestützte Behandlung Opioidabhängiger (gemäß Nr. 2 Anlage I „Anerkannte Untersuchungs- oder Behandlungsmethoden" der Richtlinie Methoden vertragsärztliche Versorgung des Gemeinsamen Bundesausschusses im Rahmen einer Take-Home-Vergabe gemäß § 5 Abs. 9 Betäubungsmittel-Verschreibungsverordnung (BtMVV)), 01950 = Substitutionsgestützte Behandlung Opioidabhängiger, 01951 = Zuschlag für die Behandlung an Samstagen, Sonn- und gesetzlichen Feiertagen, am 24. und 31. Dezember, 01952 als Zuschlag für das therapeutische Gespräch, höchstens viermal im Behandlungsfall, mit mindestens 10 Minuten Dauer. Für die Behandlung mit einem Depotpräparat (Buprenorphin-Depotpräparat Buvidal®) kann die GOP 01953 (max. einmal wöchentlich) abgerechnet werden. Für die Diamorphin-gestützte

Behandlung nach den Richtlinien des Gemeinsamen Bundesausschusses und der Betäubungsmittelverschreibungsverordnung (BtMVV) sind es die Ziffern nach GOP 01955 und 01956. Ihre Berechnung setzt bei den Ausführenden zusätzlich eine Genehmigung der zuständigen Landesbehörde gemäß § 5 Abs. 9b BtMVV voraus. Labor-Abrechnungsziffern nach EBM sind für die Erhebung der Urinkontrollen als „Drogensuchtest unter Verwendung eines vorgefertigten Reagenzträgers" möglich: GOP 32137 und 32140 bis 32147, als Nachweise auf Buprenorphinhydrochlorid, Amphetamin/Metamphetamin, Barbiturate, Benzodiazepine, Cannabinoide (THC), Kokain, Methadon, Opioide (Morphin) und Phencyclidin (PCP). Zusätzlich kann die quantitative Alkohol-Bestimmung in der Atemluft mit apparativer Messung, z. B. elektrochemisch unter der Ziffer GOP 32148 erfolgen.

Für die psychosoziale Begleitung (PSB) erfolgt keine Kostenübernahme. Kommt eine private Krankenversicherung nicht für die Substitution auf, so muss eine privatärztliche Abrechnung nach Rechnungsstellungs-Richtlinien der Gebührenordnung für Ärzte (GOÄ) erfolgen. Es ist eine Rechnung zu stellen, die eine Auflistung über ärztliche Leistungen enthält. Einzelne Tätigkeiten der Substitution sind aber nur über sog. „Äquivalenzziffern" berechenbar und können etwa jenen der Schluckimpfung entsprechen, wobei allerdings ein Honorar in einer kaum tragbaren Gesamthöhe entsteht, so dass wegen der Bedürftigkeit der Patienten von der vollen Erstattung der Rechnung abgesehen werden kann. Die privatärztliche Abrechnung entbindet allerdings nicht davon, die BtMVV, das BtMG und die Richtlinien der Bundesärztekammer zu berücksichtigen.

Weiterführende Informationen

- www.kbv.de (kbv-ebm)

Abstinenztherapie

Für die Abstinenztherapie von Abhängigkeitserkrankungen besteht das übergeordnete postakute Ziel darin, den Patienten zu unterstützen, eine seinen Fähigkeiten angemessene, nicht durch Drogenkonsum gekennzeichnete, möglichst autonome, kompetente und handlungsfähige Lebensführung zu erreichen. Der dauerhafte Verzicht auf die zuvor konsumierte Substanz (Abstinenz) oder die Reduzierung des Substanzkonsums bzw. die Wiedererlangung eines Kontrollerlebens sind somit wichtige Teilziele.

Für die Rückfallvermeidung bzw. das Erreichen von Abstinenzfähigkeit spielt ein bewusster Umgang mit dem inneren Verlangen nach Substanzkonsum (Suchtdruck, Craving) eine zentrale Rolle. Die Klärung und Kontrolle individueller, das Craving und die Rückfallgefährdung bahnender Mechanismen, ist ein weiteres Therapieziel. Da bei den substanzbezogenen Störungen Gedanken und Aktivitäten häufig auf die Substanzbeschaffung und den -konsum eingeengt sind sowie gleichzeitig andere Lebensbereiche vernachlässigt werden, ist die Überwindung des eingeengten Denkens und Handelns wichtig, sodass bei der kognitiven Bearbeitung der Suchtstörung der Einsatz von psychoedukativen Maßnahmen hilfreich ist.

Die Neigung zu Rückfällen stellt ein allgemeines Merkmal substanzbezogener Störungen dar, weshalb hier die Reduzierung der Häufigkeit und Schwere von Rückfällen z. B. durch Achtsamkeitstraining und das Einüben von Kontrolltechniken angestrebt werden muss.

Nach der Akutbehandlung können komorbide psychische Störungen von substanzbezogenen Symptomen und Syndromen abgegrenzt werden.

Für die Durchführung der Abstinenztherapie steht eine differenzierte Infrastruktur von ambulanten und stationären Therapieangeboten zur Verfügung, die häufig mit Einrichtungen zur sozialen und beruflichen Reintegration vernetzt sind.

Um den unterschiedlichen Bedürfnissen der Suchtpatienten gerecht zu werden, sind verschiedene Therapieformen möglich: ambulante Entwöhnung von 6 bis 18 Monaten Dauer, stationäre Entwöhnung von 3 bis 6 Monaten, eventuell mit integrierter oder externer Adaptionsphase über 2–4 Monate und anschließender stationärer oder ambulanter Nachsorge.

Tagesklinische Behandlungsangebote und *teilstationäre Suchttherapie* sind im Bereich der Drogenhilfe bisher auf wenige Modelleinrichtungen beschränkt. In Bayern, Baden-Württemberg, Hessen und Niedersachsen wurden Formen der suchttherapeutischen Begleitung und Integration von Drogenabhängigen auf Bauernhöfen oder in Handwerksbetrieben als Varianten der ambulanten oder stationären Abstinenztherapie errichtet („Rehabilitation auf dem Bauernhof", bzw. „Betreuung in Handwerksbetrieben" in Schleswig-Holstein).

Daneben bestehen Behandlungsangebote für spezifische Zielgruppen wie z. B. Eltern-Kind-Therapien, frauenspezifische Therapien, Fachkliniken für minderjährige Abhängige sowie Fachkliniken für Abhängige mit psychiatrischer Komorbidität.

Die von den Kostenträgern der medizinischen Rehabilitation vorgehaltene Infrastruktur wird ergänzt durch stationäre Selbsthilfeeinrichtungen und Lebensgemeinschaften (z. B. „Synanon"), die eine Sofort-Aufnahme auch ohne Kostenzusage anbieten sowie therapeutische Wohngemeinschaften oder betreutes Wohnen und Arbeitsprojekte im Rahmen der Eingliederungshilfe.

Die *ambulante Abstinenztherapie (Rehabilitation bei Abhängigkeitserkrankungen)* wird von anerkannten Drogen- und Suchtberatungsstellen sowie von Fachambulanzen als Einzel- und Gruppentherapie durchgeführt. In der Regel erfolgt die Vorbereitung im Rahmen einer von Suchtberatungsstellen durchgeführten „Motivierungsphase". Gegebenenfalls erfolgt im Verlauf der Vorbereitung eine stationäre oder ambulante Entgiftung.

Eine *ambulante Entwöhnung (= ambulante Suchtrehabilitation)* kann indiziert sein, wenn die Bereitschaft und Fähigkeit des Patienten, abstinent zu leben, eine stabile Wohnsituation und hinreichende Integration der Patienten in drogenfreie soziale Bezüge, noch bestehende berufliche Integration bzw. Tagesstruktur oder die Chance, diese im Verlauf der ambulanten Behandlung wiederherzustellen, hinreichende Behandlungs- und Veränderungsmotivation sowie die Fähigkeit und Bereitschaft zur zuverlässigen Teilnahme an den Therapiemaßnahmen vorliegen.

In Rückfallkrisen bzw. als Maßnahme zur Rückfallprophylaxe kann die ambulante Therapie mit der Vergabe von Opiatantagonisten unterstützt werden (*Naltrexon*).

Die *stationäre Entwöhnungsbehandlung* basiert auf einem Milieuwechsel des Patienten, durch die Distanz zum drogenzentrierten sozialen Umfeld und den malignen Beziehungs- und Konfliktkonstellationen, die zur Aufrechterhaltung der Abhängigkeit beitragen, hergestellt wird. Sie ist indiziert, wenn die Schwere der Abhängigkeit, das Ausmaß der sozialen Desintegration und die fehlende Fähigkeit zur kontinuierlichen Mitarbeit ein ambulantes Behandlungssetting ausschließen.

Die Kostenübernahme für die Suchtrehabilitation erfolgt nach entsprechender Vorbereitung in einer Suchtberatungsstelle und ggf. nach einer ambulanten oder stationären Entgiftung auf Antrag durch den Rentenversicherungsträger oder die Krankenkasse oder, bei fehlender Anspruchsberechtigung im Ausnahmefall, durch einen überörtlichen Sozialhilfeträger.

Weiterführende Informationen

- Informationen der Deutschen Rentenversicherung über Suchtrehabilitation:
- https://www.deutsche-rentenversicherung.de/DRV/DE/Reha/Medizinische-Reha/Sucht-Reha/sucht-reha.html
- Adressendatenbank der Deutschen Hauptstelle für Suchtfragen mit ambulanten und stationären Einrichtungen der Krisenhilfen, Suchtberatung, Entgiftung, Suchtrehabilitation und Eingliederungshilfen bei substanzbezogener Abhängigkeit:
- https://www.dhs.de/einrichtungssuche.html
- Links zu den Landesstellen für Suchtfragen mit Orientierungen über die regionalen Angebote: https://www.dhs.de/dhs/landesstellen.html

ADHS

Die Aufmerksamkeitsdefizit-/Hyperaktivitätsstörung (ADHS) als häufige Erkrankung im Kindes- und Jugendalter, weist eine behandlungsbedürftige Persistenz von Symptomen bei dem überwiegenden Teil im Erwachsenenalter auf und ist auch ein bedeutender Risikofaktor für die Entwicklung einer Suchterkrankung. Es kommt zu einer deutlichen Beeinträchtigung im Leistungs-

und Sozialbereich oder es treten weitere psychische Störungen wie Depression oder Aggressivität auf. Die Diagnose wird aufgrund der bestehenden Auffälligkeiten in der Kindheit und mindestens sechs Anzeichen von Unaufmerksamkeit, Hyperaktivität oder Impulsivität, Probleme in mehr als einem Lebensbereich und der Beeinträchtigung des Sozial- oder Berufslebens, anhand von psychologischen Tests gestellt. Bildgebungen des ZNS zeigen eine erniedrigte Aktivierung im rechten präfrontalen System sowie im linken Caudatum und eine Dysfunktion im vorderen Gyrus cinguli. Dies wird ursächlich u. a. für die verringerte Stresstoleranz (z. B. häufige Überforderungssituationen, Scheitern an mangelnder Frustrationstoleranz) sowie mangelnde Organisationsfähigkeit verantwortlich gemacht.

Genetische Faktoren spielen bei der Entstehung einer ADHS eine wichtige Rolle, weil sie für verschiedene Proteine verantwortlich sind, die den Kreislauf des Neurotransmitters Dopamin an der Synapse beeinflussen. Aufgrund dieser genetischen Veränderungen wird das Dopamin im Vergleich zum Gesunden schneller zurücktransportiert und das Dopaminsignal schwächer über die Rezeptoren vermittelt. Stimulanzien führen zur Freisetzung von Dopamin und lindern somit die Beschwerden einer ADHS. Neben Angststörungen, Depressionen und der Entwicklung einer antisozialen Persönlichkeit, die gesellschaftliche Regeln missachtet, zählt vor allem die Suchterkrankung zu den begleitenden Störungen des Erwachsenenalters. Aus epidemiologischer Sicht besteht eine signifikante Assoziation für die Häufigkeit von Alkohol- und Substanzmittelabhängigkeit, insbesondere beim hyperaktiv-impulsiven Subtyp. ADHS – Erkrankte sind bei der Suche nach neuen Eindrücken („sensation seeking") häufig auch unvorsichtig im Umgang mit Drogen. Dies könnte ein Grund sein, dass Stimulanzienkonsum bei erwachsenen ADHS-Kranken relativ häufig auftritt. Der Substanzmissbrauch kann als eine Art Selbstmedikation angesehen werden. Anscheinend wird schon in jungen Jahren die Verbesserung der seelischen Verfassung nach Stimulanzieneinnahme bemerkt. Klinische Studien konnten zeigen, dass eine adäquate medikamentöse Behandlung von ADHS-Kindern mit Methylphenidat nicht zu einem erhöhten Risiko für die Entwicklung eines Substanzmissbrauchs führt, sondern im Gegensatz sogar suchtprotektiv wirken kann. Die Stellung der Diagnose ist nicht automatisch mit einer Behandlungsbedürftigkeit verbunden. So müssen die konkreten Einschränkungen dokumentiert und die Zielsymptome der Behandlung definiert werden. Mittel der 1. und 2. Wahl sind Nicht-Stimulanzien. Sollte dennoch MPH verordnet werden, dann nur in retardierter Form. Um das Missbrauchsrisiko zu minimieren sollte bei Substitutionspatienten die Medikamentenvergabe mit der Einnahme des Substitutionsmedikaments verbunden werden. Der Behandlungserfolg sollte anhand der Verbesserung der Zielsymptomatik (auch fremdanamnestisch) abgefragt werden. Eine ergänzende Psychotherapie kann dazu beitragen, dass Haltequote, Selbstakzeptanz, das psychische Gesamtbefinden und die Aufmerksamkeit zunehmen.

Weiterführende Informationen

- http://www.adhs-deutschland.de/Home/Begleitstoerungen/Tourette/ADHS-und-Sucht.aspx

Akupunktur

Die Akupunktur als Teil der traditionellen chinesischen Heilkunst wird seit den siebziger Jahren des vorigen Jahrhunderts in der Behandlung des Opioidentzugssyndroms eingesetzt. In Hongkong wurde die Elektro-Ohr-Akupunktur bereits in den 1970er-Jahren intensiv verwendet und als mildernd für die Entzugssymptomatik Opiumabhängiger beschrieben. Diese Methode wurde danach in New York bei drogenabhängigen und psychiatrisch auffälligen Patienten mit weiteren Ohr-Punkten erprobt. Bei Tieren zeigte sich experimentell eine ausgeprägte Reduktion des Opioidentzugssyndroms nach Elektrostimulation, wobei diese Befunde allerdings am Menschen nicht so eindeutig dargestellt werden konnten, da offenbar viele Studien mit methodischen Mängeln behaftet sind. Die Daten, die mit dem NADA (National Acupuncture Detoxificatio-Association)-Protokoll erhoben wurden zeigen, dass die Ohrakupunktur einen Effekt in der Behandlung des Opioidentzugssyndroms aufzuweisen scheint, der über den Plazeboeffekt hinausgeht. Wird die Akkupunktur in der Opioid-Substitutionsbehandlung eingesetzt, dann kommt es zu einer leichten Verringerung der Entzugssymptomatik, einem Rückgang des Drogenverlangens und einer Verbesserung des psychischen Befindens. Die Effekte bestehen dabei in der Linderung vegetativer Beschwerden wie Schmerzen, Übelkeit, innere Unruhe, Herzrasen oder Schwitzen. Neben Entspannung und reduziertem Stress, kommt es zu einer Schlafregulation.

Zusätzliche Anwendungsempfehlungen bezüglich der Indikationsstellung, der Art und Dauer der Anwendung sowie der praktischen Durchführung bedürfen jedoch weiterer Forschung.

Weiterführende Informationen

- www.nada-akupunktur.de/

Alkohol

Die gesundheitliche und soziale Bedeutung des übermäßigen Alkoholkonsums ist enorm: Etwa 9,5 Mio. Menschen in Deutschland konsumieren Alkohol in gesundheitlich riskanter Form, pro Kopf der Bevölkerung werden jährlich 10,5 Liter reinen Alkohols konsumiert und etwa 1,6 Mio. Menschen gelten laut Deutscher Hauptstelle für Suchtfragen (DHS) als alkoholabhängig, 1,4 Mio. als alkoholgefährdet (DHS 2020). In Deutschland sterben jährlich 74.000 Menschen an den direkten und indirekten Folgen ihres Alkoholmissbrauchs. Die direkten und indirekten volkswirtschaftlichen Kosten des Alkoholkonsums beziffert das Jahrbuch Sucht auf fast 60 Milliarden Euro jährlich. In psychiatrischen wie somatischen Krankenhäusern weisen 20–30 % der Patienten eine Alkoholabhängigkeit auf. Ein Viertel der Alkoholkranken unternimmt mindestens einen Suizidversuch, über 10 % sterben durch Suizid.

Männer weisen sowohl höhere Anteile an riskantem Alkoholkonsum auf als Frauen (10/20g Reinalkohol pro Tag), als auch bei abhängigen Konsummustern (etwa 1/3 zu 2/3). „Verhaltensstörungen" durch Alkohol stellt den häufigsten Grund für einen stationären Krankenhausaufenthalt bei Männern dar (ca. ¼ Mio Fälle pro Jahr).

Der Alkoholmissbrauch weist ohne Zeichen einer Abhängigkeit bereits körperliche und/oder soziale Schäden auf, die Alkoholabhängigkeit ist typischerweise charakterisiert durch Toleranzentwicklung, Kontrollverlust, Entzugserscheinungen und Unfähigkeit zu dauerhafter Abstinenz.

Das Entzugssyndrom ist auf der körperlichen Seite charakterisiert durch Brechreiz, Durchfälle, Tachykardie, Hypertonie, erhöhte Schweißneigung und Schlafstörungen. Bei intensiverem Entzug können auch generalisierte Krampfanfälle, massiver Tremor, Dysarthrie, ängstlich-dysphorische Verstimmung und optische Halluzinationen auftreten. Im Delir (Delirium tremens) kommt es zusätzlich zu Störungen der Orientierung, Bewusstseinsminderung und optischen Halluzinationen.

Schwere Komplikationen sind die Alkoholhalluzinose (bisweilen chronisch verlaufend), das Korsakow-Syndrom mit deutlicher Störung des Alt- und Neugedächtnisses, der Konzentrationsfähigkeit und der Orientierung. Eine Polyneuropathie (u. a. verminderte Sensibilität der unteren Extremitäten und Gangstörungen), entwickelt sich bei mindestens einem Viertel aller Alkoholabhängigen. Es zeigen sich soziale Folgeschäden, wobei ein Verlust von Partnern, Freunden und Bekannten eintritt, dazu ein allgemeiner Leistungsabfall, der heute häufig zum Arbeitsplatzverlust führt. Die Zelltoxizität zeigt sich in Organschäden an Leber, Pankreas, Herz, Nieren und Knochenmark.

Wie bei Abhängigen illegaler Drogen haben auch Alkoholabhängige häufig eine zusätzliche psychiatrische Erkrankung im Sinne einer sog. Komorbidität. Diese liegt bei ca. 30–50 % der abhängigen Patienten vor, am häufigsten als depressive Erkrankung, Angststörung oder Persönlichkeitsstörung.

Die Entzugsbehandlung wird überwiegend in spezialisierten Suchtstationen innerhalb größerer Krankenhäuser durchgeführt. Ziel ist es, weitere gesundheitliche Schäden zu vermeiden, was oft unter dem Begriff der selektiven Entgiftung bei Fortbestehen z. B. einer *Substitution* geschieht. Die nachfolgende Entwöhnungsbehandlung erstreckt sich über 2–6 Monate in einer spezialisierten Reha-Einrichtung

Alkoholmissbrauch- oder abhängigkeit ist bei vielen opioidabhängigen Patienten bereits vorbestehend und nimmt bei den anderen während einer *Substitution* (*Beikonsum*) tendenziell eher noch zu. Fast jeder vierte Patient (22,5 %) zeigt einen erhöhten Alkoholkonsum und gefährdet dadurch die Leber. Das Organ ist bei vielen Patienten vorgeschädigt, da sie sich bei ihrem früheren intravenösen Drogenkonsum mit Hepatitis B und/oder Hepatitis C infiziert haben. Der gleichzeitige Konsum von Alkohol verstärkt die atemdepressive Wirkung von Opioiden wie Methadon oder Levomethadon und kann lebensbedrohlich werden.

Alkoholmissbrauch/-abhängigkeit muss zusätzlich zur Opioidabhängigkeit spezifisch behandelt werden, wobei sich in der Teilentgiftung von Alkohol neben der psychologischen und verhaltenstherapeutischen Behandlung auch die Therapie mit Disulfiram bewährt hat. Alkohol als legales Ersatzpräparat bei eingeschränkter Erhältlichkeit von Opiaten auf dem illegalen Markt ist eine der Triebfedern für die Entwicklung schwerwiegender Alkoholprobleme bei opiatabhängigen Patienten.

Weiterführende Informationen

- www.dhs.de
- https://www.drogenbeauftragte.de/themen/suchtstoffe-und-suchtformen/alkohol.html

Ambulanz – Substitutionsambulanz – Institutsambulanz

Neben suchtmedizinischen Arztpraxen haben sich vielerorts interdisziplinäre Substitutionsambulanzen etabliert, in denen die Substitution kombiniert wird mit Suchtberatung, psychosozialer Betreuung und Case-Management, seltener auch – bei entsprechender Ausstattung mit Fachpersonal – mit strukturierter Sucht- und Psychotherapie. Medizinische, psychosoziale und therapeutische Maßnahmen sind hier zusammengeführt und werden in einer gemeinsamen Behandlungsplanung von Ärzten, Psychologen und Suchtberatern abgestimmt. Die aus ärztlichen und psychosozialen Fachkräften zusammengesetzten Teams bündeln Kompetenzen und die Infrastruktur für eine adäquate Behandlung der multiplen somatisch-seelisch-sozialen Störungen Drogenabhängiger und sind in der Lage, auch auf alternative Behandlungs- und Betreuungsangebote wie ambulante und stationäre medizinische Rehabilitation, betreutes Wohnen, Arbeitsprojekte und tagesstrukturierende Hilfen vorzubereiten oder diese selbst durchzuführen. Bei der Versorgung noch in der Drogenszene befindlicher Abhängiger hat sich die Integration von Substitutionsambulanzen in medizinisch-psychosoziale Versorgungszentren – z. B. Krisenzentren mit Übernachtungsplätzen und Tagesaufenthalt für obdachlose Abhängige – bewährt.

Hinsichtlich der Erreichung von Abhängigen mit psychiatrischer Komorbidität erweist sich die Durchführung von psychiatrischen Sprechstunden durch kooperierende Konsiliarärzte (oder eine fachärztliche Zweigpraxis) in der Substitutionsambulanz als überaus erfolgreich.

Die kassenrechtliche Grundlage für die Tätigkeit dieser Ambulanzen bietet § 31 (1) b Ärzte-ZV. „Die Zulassungsausschüsse können über den Kreis der zugelassenen Ärzte hinaus weitere Ärzte, insbesondere in Krankenhäusern und Einrichtungen der beruflichen Rehabilitation oder in besonderen Fällen ärztlich geleitete Einrichtungen zur Teilnahme an der vertragsärztlichen Versorgung ermächtigen, sofern dies notwendig ist, um eine bestehende oder unmittelbar drohende Unterversorgung abzuwenden oder einen begrenzten Personenkreis zu versorgen …".

Die Institutsermächtigungen werden jeweils befristet für zwei Jahre ausgesprochen und können nach Prüfung der Versorgungssituation verlängert werden.

In der Regel umfasst die Instituts-Ermächtigung einen eingeschränkten Katalog der zum Substitutionskomplex gehörenden

Kassenleistungen sowie in begrenztem Umfang Leistungsziffern zur Durchführung interkurrenter Behandlungen. Die Substitutionsleistungen müssen dabei von namentlich benannten Ärzten persönlich erbracht werden, die über die vorgeschriebenen suchtmedizinischen Qualifikationsvoraussetzungen sowie einen Genehmigungsbescheid der Fachkommission der KVH verfügen.

Institutsambulanzen sind oft auch an psychiatrischen Kliniken oder psychiatrischen Abteilungen angegliedert, die nach § 118 SGB V den Versorgungsauftrag haben, psychisch Kranke mit chronischem schwerem Verlauf und drohender sozialer Desintegration zu behandeln. Zu den Zielgruppen einer Behandlung in einer Institutsambulanz gehören nach SGB V auch die suchtmittelabhängigen Patienten, denn diese Patienten leiden an einer chronischen Erkrankung, die zu häufigen Krankenhausaufenthalten führt, in der Regel mit komorbiden psychiatrischen Störungen einhergeht und mit erheblichen Risiken für die soziale Integration verbunden ist. Abhängige haben notorisch Schwierigkeiten, das Hilfesystem zu nutzen. Hier eröffnet die Institutsambulanz an einem psychiatrischen Fachkrankenhaus bzw. an einer psychiatrischen Abteilung die Möglichkeit einer erhöhten Behandlungskontinuität durch ein integriertes Angebot von z. B. qualifizierter Entzugs-und Substitutionsbehandlung, wenn nötig kombiniert mit einer psychiatrisch-psychotherapeutischen Behandlung. Die verbesserte Behandlungskontinuität wiederum ist ein wichtiger Faktor für die Festigung der Patienten-Compliance.

Weiterführende Informationen

- www.kbv.de/media/sp/Psychiatrische_Institutsambulanzen.pdf
- Als herausragendes Modell für die Integration von ambulanter und stationärer Suchtbehandlung und psychiatrischer Behandlung siehe:
- https://www.asklepios.com/goettingen/experten/suchtbehandlung/

Antidepressiva

Antidepressiva werden bei Patienten in der Opioid-Substitution sowohl bei depressiven Störungen, als auch bei weiteren Befindlichkeits- oder Schlafstörungen verordnet. Ihre Wirksamkeit und die Indikation zu einer Verordnung überhaupt, wurde in den letzten Jahren kritisch diskutiert, ohne dass eine letzte wissenschaftliche Aussage dazu gemacht werden kann. Die Auseinandersetzung um Wirkprofile, nicht bewiesener spezifischer Rezeptorbindungen (Serotonin als Zielsubstanz fraglich) und Wirksamkeit sowie mögliche Entzugssymptomatik bei Absetzen der Substanzen hält deshalb an. Insbesondere im Bereich der Opioid-Substitution sollte eine überlegte und intensiv reflektierte Verschreibung dieser Substanzen erfolgen. Überwiegend werden sog. „Serotonin-Wiederaufnahmehemmer" (SSRI) eingesetzt, die neben Noradrenalin-Wiederaufnahmehemmer (NRI), Serotonin-Noradrenalin-Wiederaufnahmehemmer (SNRI) oder Trizyklika (TZA) aufgrund postulierter unterschiedlicher Wirkprofile Verwendung finden.

Unter Berücksichtigung spezifischer unerwünschter Wirkungen, wie etwa Müdigkeit, Benommenheit, Hypotonie, orthostatische Dysregulation, Tachykardie, Herzrhythmusstörungen, Miktionsstörungen oder Krampfanfälle können sedierende Antidepressiva wie etwa Doxepin oder Amitriptylin im *Entzug* eingesetzt werden. Diese Substanzen und ihre Nachfolgepräparate werden in großem Umfang zur Schlafeinleitung oder „Beruhigung" eingesetzt, ohne dass hier eine diesbezügliche Indikation vorliegt. Wenn behandlungsbedürftige depressive Störungen (*Komorbidität, psychiatrische*) therapiert werden sollen, dann ist bei substituierten Patienten die Verordnung von SSRI wegen ihrer geringeren metabolischen Interaktionen im Cytochrom-P-450-Enzym-System (Fluoxetin, Citalopram) unter regelmäßigen Laborkontrollen den übrigen Substanzen vorzuziehen. Für Suizidgefährdete erscheint eine Verordnung als riskant, da diesbezügliche Vergiftungen offenbar wiederholt beobachtet wurden und die übermäßige Einnahme dieser Medikamente oft tödlich endet. Immer soll eine psychotherapeutische Begleitung erfolgen. Dieses

Vorgehen erweist sich bei substituierten Patienten weiterhin als kaum durchführbar, da psychiatrische Ressourcen fehlen bzw. trotz der Eindeutigkeit der Zugehörigkeit dieser Erkrankungen zur nervenärztlichen Behandlung aufgrund der Abhängigkeitserkrankung zu wenige Psychotherapien durchgeführt werden.

Weiterführende Informationen

- www.akdae.de

Apotheke

Apotheken stellen nach Rezeptur die Lösungen aus razemischem *Methadon* her, wobei am häufigsten die 1 %ige NRF-Lösung (NRF = Neues Rezeptur-Formularium) verordnet wird, für die eine eigene Kostenvereinbarung besteht. Andere Medikamente, wie z. B. L-Polamidon, Methadon-Tabletten (Methaddict®) oder Buprenorphin (Buprenaddict®) konnten im Verlauf der zurückliegenden Jahre zunehmende Marktanteile einnehmen.

Bereits seit 1998 ist es rechtlich möglich, dass in Apotheken (wie auch anderen autorisierten Einrichtungen) z. B. eine *Methadon*/L-Polamidon Lösung zur Substitution direkt an Substituierte abgegeben werden kann (*BtMVV*). Vorher wurde dieses Abgabeverfahren seit 1989 großflächig nur in Hamburg praktiziert, sodass dort etwa vier Fünftel der Substituierten unter Aufsicht das Substitutionsmittel in einer Apotheke einnehmen. Das dezentrale Apothekensystem kann eine flexible und wohnortnahe Versorgung der Substituierten bieten. Dies erleichtert die Verbindung von Abgabemodalitäten und beruflichem Alltag und vermeidet Überbelastungen und Verdichtungen in den einzelnen Abgabestellen. Ferner haben sich Befürchtungen, dass es zu Belästigungen, Gewalt und Diebstählen durch die Substituierten in den Apotheken kommen könnte, nicht bestätigt. Daher ist die Akzeptanz seitens der Apotheken, der Ärzte und der Substituierten für dieses „Apothekenmodell" hoch. Für die Vergabe von Substitutionsmitteln durch die Apotheken sprechen auch langjährige Erfahrungen in Großbritannien und der Schweiz.

Apotheken sind auch die Ausführenden der Take-home-Verordnungen aller Substitutionsmittel. Sie bereiten die Einzelportionen für die durch den Arzt auf dem Take-home-Rezept verordnete Mitgabe an den Patienten vor. Nur sie dürfen den Patienten Medikamente mitgeben (*Dispensierrecht*). In allen Fällen von Take-home-Verordnungen, sobald auch nur eine Unterteilung in Tagesportionen erfolgt (BtMVV – Vorschrift für alle Substitutionsmittel), wird dies als Rezeptur in Rechnung gestellt.

Über die Zusammenarbeit mit der Apotheke informieren die *Richtlinien der Bundesärztekammer* und die *BtMVV*. Viele Apotheken in Deutschland, nehmen heute (mit und ohne Vergütung) die Leistung „Sichtvergabe von Substitutionsmitteln" vor und leisten damit einen wichtigen Beitrag in der Substitutionstherapie.

Seit November 2015 werden Apotheken in Baden-Württemberg für einen Teil der Betreuung in der Substitutionstherapie honoriert. Der Landesapothekerverband (LAV) hat gemeinsam mit den Krankenkassen vereinbart, dass die Kontrolle der Einnahme von Drogenersatzmitteln entlohnt wird.

Weiterführende Informationen

- www.akzept.org/experten_gespraech/pdf/ExpDokuFinal108.pdf

B

Beendigung bei Abbruch

Die Abbruchrate stabil eingestellter Substitutionspatienten liegt nach Untersuchungen unter 10 %. Dabei ist die Haltequote von Methadon- und Buprenorphin-Patienten etwa gleich hoch. Als Abbruchgründe werden oft genannt: drogenfreie Therapie, anderer Substitutionsarzt oder disziplinarischer Abbruch wegen fortgesetztem Drogengebrauch.

Ärzten ist oft unbekannt, aus welchem Grund der Patient nicht mehr erscheint. Der Behandlungsabbruch durch den Arzt kann nur erfolgen, nachdem andere Interventionen, z. B. Auflagen zur stationären Entgiftung oder eine Verlegung in eine andere Behandlungseinrichtung, ausgeschöpft sind und es zu keinem positiven Ergebnis gekommen ist. Die vorzeitige Beendigung der Substitutionstherapie durch den Arzt wird in Abs. 4.2 der Richtlinie Substitution der Bundesärztekammer detailliert geregelt:

Eine Substitutionstherapie soll vorzeitig beendet werden, wenn

- sich schwerwiegende Kontraindikationen ergeben,
- sie mit einem fortgesetzt schwerwiegenden Konsum psychotroper Substanzen einhergeht.

Eine vorzeitige Beendigung der Behandlung durch den Arzt kann dann begründet sein, wenn der Patient sich wiederholt und anhaltend nicht an getroffene Vereinbarungen hält.

Behandlungsabbrüche sind mit einem erhöhten Gefährdungspotenzial für die Gesundheit des Patienten verbunden, weshalb versucht werden sollte, Patienten möglichst langfristig in Substitutionsbehandlung zu halten. Vor einer vorzeitigen Beendigung ist daher zunächst zu prüfen, ob die Non-Adhärenz Resultat der zu behandelnden Suchterkrankung oder komorbider Störungen ist.

Sollte ein Behandlungsabbruch dennoch unvermeidbar sein, soll nach geeigneten Behandlungsalternativen und Anschlussmaßnahmen gesucht werden. Bevor eine Behandlung gegen den Willen des Patienten beendet wird, sollten andere Interventionsmöglichkeiten ausgeschöpft worden sein. Hierzu gehören insbesondere Optimierungen des Therapiekonzeptes, z. B. durch Dosisanpassungen oder Einbezug einer psychosozialen Betreuung, sowie Versuche eines Wechsels des Patienten in ein anderes ambulantes oder stationäres Therapieangebot.

Ein Therapieabbruch sollte nicht allein aus einer akuten Situation heraus erfolgen, sondern in einem wiederholten Verstoß gegen getroffene Vereinbarungen begründet sein. Zuvor müssen möglicher Nutzen und Schaden eines Therapieabbruchs gegeneinander abgewogen worden sein. Hierbei ist auch die Situation gegebenenfalls in häuslicher Gemeinschaft mitlebender Kinder zu berücksichtigen.

Bei vorliegender Schwangerschaft sind Behandlungsabbrüche nach Möglichkeit zu vermeiden, da in diesen Fällen eine besondere Gefährdung für das ungeborene Leben besteht.

Kommt es zu einem Abbruch der Behandlung, muss der Patient über die körperlichen, psychischen und sozialen Folgewirkungen aufgeklärt und ihm die Möglichkeit zu einem geordneten Entzug vom Substitutionsmittel gegeben werden. Dazu gehört, dass das Absetzen des Substitutionsmittels ausschleichend in vereinbarten Schritten erfolgt. Möglichst sollte die Überweisung an einen weiterbehandelnden Arzt oder in eine stationäre Entzugsbehandlung erfolgen.

Es sollte immer der Versuch unternommen werden, den Patienten für eine stationäre Entzugsbehandlung oder Krisenintervention bzw. eine (ggf. auch übergangsweise substitutionsunterstützte) stationäre Entwöhnung zu motivieren. Lehnt der Patient diese Behandlungsalternativen ab oder ist die Vermittlung in geeignete

Auffangstrukturen aus anderen Gründen nicht möglich, wird die Substitution nach einem vorher festgelegten Reduktionsschema ausschleichend beendet. Abhängig von der Ausgangsdosis und den Rahmenbedingungen (z. B. Ausmaß und Art von *Beikonsum* und dessen medizinischen Risiken) kann sich diese Abdosierung (*Substitution: Abdosieren*) über einen Zeitraum von mehreren Tagen bis zu mehreren Wochen erstrecken.

Wenn aufgrund von Gewaltanwendung oder Gewaltandrohung oder anderen schwerwiegenden Vorfällen eine sofortige Beendigung des Kontakts zur Arztpraxis/Behandlungseinrichtung erforderlich ist, sollte geprüft werden, ob das Abdosieren von einer anderen Arztpraxis oder Behandlungseinrichtung oder in einer stationären Einrichtung möglich ist.

Weiterführende Informationen

- Richtlinien der Bundesärztekammer zur Durchführung der substitutionsgestützten Behandlung Opiatabhängiger (Stand: 2. Oktober 2017)

Behandlungsplan

Im suchttherapeutischen Behandlungsplan werden die medizinischen, psychologischen und psychosozialen Ziele und Vorgehensweisen vereinbart und ggf. die Hilfemaßnahmen verschiedener an der Behandlung beteiligter Fachkräfte und Institutionen koordiniert. Idealerweise gestaltet sich die Behandlungsplanung als fortlaufender Verständigungs- und Abstimmungsprozess zwischen dem Arzt, der psychosozialen Fachkraft und dem Patienten. Sofern das Behandlungssetting eine systematische Zusammenarbeit und stetige Abstimmung der Beteiligten nicht zulässt, ist zumindest eine regelmäßige gegenseitige Information über die medizinischen und psychosozialen Entwicklungsschritte und Ziele erforderlich (*Kooperationsmodelle*).

Die Behandlungsplanung beginnt mit einem Assessment, in dem die medizinische und psychosoziale Situation des Patienten erhoben und sein Hilfebedarf ermittelt werden. Das Assessment ist zu verstehen als ein Prozess, in dem der Patient und seine medizinischen/psychosozialen Therapeuten/Betreuer eine gemeinsame Problembeschreibung erarbeiten. Es umfasst u. U. mehrere Gesprächstermine und sollte nicht nur Störungen, Defizite und Krankheiten thematisieren, sondern immer auch die Kompetenzen, Fähigkeiten und Ressourcen des Patienten zur Selbsthilfe herausarbeiten.

Das Assessment beinhaltet eine ausführliche Anamnese (insbesondere Suchtanamnese) mit Erhebung relevanter Vorbefunde, insbesondere über bereits erfolgte Suchttherapien sowie über evtl. parallellaufende Mitbehandlungen bei anderen Therapeuten, eine körperliche Untersuchung (einschließlich Urinanalyse) zur Sicherung der Diagnose der manifesten Opiatabhängigkeit und zur Diagnostik des Beigebrauchs. Zusätzlich muss die Abklärung ggf. vorliegender Suchtbegleit- und Suchtfolgeerkrankungen erfolgen und eine sorgfältige Abwägung getroffen werden, ob für den individuellen Patienten eine drogenfreie oder eine substitutionsgestützte Behandlung angezeigt ist. Die umfassende psychosoziale Diagnostik und Anamnese der sozialen Einflussfaktoren und Lebensumstände umfasst die familiäre Situation, die schulische bzw. Ausbildungs- und Berufssituation, die finanzielle Situation, die Wohnsituation sowie juristische Probleme. Insbesondere ist auch zu klären, ob minderjährige Kinder im Haushalt der Patienten leben, ob Gefährdungen des Kindeswohls aufgrund der Suchterkrankung oder der Lebensumstände vorliegen oder ob Hilfestellungen zur Sicherung des Kindeswohls erforderlich sind. (*Kinder von drogenabhängigen Eltern Elternschaft*)

Zusätzlich sollten die Umstände, unter denen der Patient sich zu einer Behandlung entschlossen hat, sowie seine Erwartungen und die Erwartungen anderer Beteiligter (Familie, Richter, Bewährungshelfer, Betreuer etc.) geklärt werden.

Ergänzt werden diese Erhebungen durch die Ermittlung des Hilfebedarfs im Rahmen der psychosozialen Betreuung, der auch die Erstellung eines individuellen psychosozialen Hilfeplans sowie die Vereinbarung über die im Einzelfall erforderlichen psychosozialen Betreuungsmaßnahmen obliegt. Das Assessment sollte in ein „Arbeitsbündnis" münden, in dem die Erwartungen und Veränderungsabsichten des Patienten formuliert sowie konkrete Teilziele, Schritte und Hilfestellungen möglichst in seiner eigenen Sprache formuliert und als Verabredungen protokolliert werden. Ihre Umsetzung oder auch die Hindernisse bei der Umsetzung werden regelmäßig gemeinsam mit dem Patienten überprüft und bewertet (Monitoring).

Methodik und Instrumente: Hilfreich für das Assessment und die Behandlungsplanung sind die Diagnostik- und Dokumentationsinstrumente ASI (Addiction Severity Index) und PREDI (Prozess- und Ressourcenorientierte Psychosoziale Diagnostik), mit denen die in der Suchtbehandlung relevanten Bereiche erhoben und hinsichtlich des Hilfebedarfs bewertet werden können. Im Rahmen der deutschen Heroinstudie wurden Anamnese-Leitfäden und Checklisten für die Planung und Durchführung des Motivationalen Case Management (MOCA) entwickelt und evaluiert. Zudem sind auf dem ICF basierende Erhebungs- und Hilfeplanungsinstrumente verfügbar (Mini-ICF-App).

Hilfreiche Checklisten und Schemata finden sich u. a. im ASTO-Handbuch der Ärztekammer Westfalen-Lippe.

Anregungen für ein systematisches Vorgehen bei der psychosozialen Hilfeplanung gibt das *Motivationale Case-Management (MOCA)* als Verfahren zur patientenorientierten Planung und Koordination von Hilfestellungen und Unterstützung in verschiedenen Hilfe- und Behandlungssystemen.

Weiterführende Informationen

- EUROPEAN ADDICTION SEVERITY INDEX – EuropASI
- www.emcdda.europa.eu/attachements.cfm/att_23587_DE_ASI_FB_deutsch
- Schmid, Martin; Schu, Martina; Vogt, Irmgard. Motivational Case Management: Ein Manual für die Suchthilfe (Case Management in der Praxis). Heidelberg 2012
- Küfner, Heinrich; Coenen, Michaela; Indlekofer, Wolfgang. Psychosoziale ressourcenorientierte Diagnostik: PREDI ein problem- und lösungsorientierter Ansatz ; Version 3.0. Lengerich 2006
- https://www.testzentrale.de/shop/mini-icf-rating-fuer-aktivitaets-und-partizipationsbeeintraechtigungen-bei-psychischen-erkrankungen.html

Behandlungsrichtlinien der Bundesärztekammer (BÄK-RL)

Die aktuellen Bundesärztekammer-Richtlinie (BÄK-RL) entspricht dem allgemein anerkannten Stand der Erkenntnisse der medizinischen Wissenschaft vom 28. April 2017. Die Richtlinie stellt die Grundlage für die Therapieziele/-konzepte, Indikationsstellung, die Durchführung und den Abschluss der substitutionsgestützten Behandlung Opiatabhängiger für die in der substitutionsgestützten Behandlung Opiatabhängiger tätigen Ärzte dar. Ein Verstoß gegen diese Richtlinie kann über die straf- oder ordnungsrechtlichen Folgen gemäß den §§ 16, 17 BtMVV, §§ 29 Abs. 1 Satz 1 Nr. 6, 13 Abs. 1 BtMG hinaus eine berufsrechtliche Prüfung nach sich ziehen. Darüber hinaus können haftungsrechtliche Konsequenzen in Betracht kommen. Zusätzlich sind die Regelungen des Betäubungsmittelgesetzes (BtMG), der Betäubungsmittel-Verschreibungsverordnung (BtMVV) und des Arzneimittelgesetzes (AMG) in jedem Falle zu beachten. Die Richtlinien gelten unter Beachtung des ärztlichen Berufsrechtes für alle Ärzte, die substitutionsgestützte Behandlungen Opiatabhängiger durchführen. Soweit die substitutionsgestützte Behandlung als Leistung der Gesetzlichen Krankenversicherungen gewährt wird, sind darüber hinaus die Vorschriften des SGB V zu beachten.

Die Behandlungsrichtlinien für die Substitutionstherapie werden nach dem wissenschaftlichen Stand durch die Bundesärztekammer und im Bereich der Gesetzlichen Krankenversicherung durch die *Richtlinie Methoden vertragsärztliche Versorgung* – MVV-RLR vorgegeben. Grundlage jeder Behandlung mit Opioiden sind außerdem BtMG und BtMVV, die den rechtlichen Rahmen setzen. Der Patient muss über die aufgrund dieser Vorgaben notwendigen Schritte innerhalb der Behandlung unterrichtet werden (*Behandlungsvereinbarung*). Die *Take-home-Verordnung* sollte zunächst für kurze Zeiträume erfolgen, kann bei Stabilität aber auf 7 bzw. in begründeten Einzelfällen auf 30 Tage erweitert werden. Die Verschreibung unterliegt der Entscheidung des behandelnden Arztes, ein Anspruch auf sie besteht seitens des Patienten nicht. Für *Take-home-Verordnungen* sind besondere Dokumentationspflichten, sowie die im Anhang der BÄK-RL aufgeführten besonderen Aufklärungspflichten zu berücksichtigen. Gibt es keine anderen Gründe, die dagegensprechen, kann über die Aushändigung eines BtM-Rezeptes mit einer Take-Home-Verordnung entschieden werden. Das heißt, der Patient erhält nach Vorlage dieses Rezeptes in der Apotheke sein Substitutionsmittel für die Mitnahme ausgehändigt. Vorher wird die Abstinenz von anderen Drogen (*Beikonsum*) angestrebt, und es muss die Bereitschaft zum regelmäßigen *Drogenscreening* vorhanden sein. Eine Opioidabhängigkeit wird in der Regel von psychischen und somatischen Erkrankungen sowie psychosozialen Problemlagen begleitet. Um der Vielfältigkeit der mit der Erkrankung einhergehenden medizinischen, psychiatrischen und psychosozialen Problemlagen gerecht zu werden, ist die substitutionsgestützte Behandlung in ein umfassendes individuelles Therapiekonzept einzubinden, das im Verlauf der Behandlung einer ständigen Überprüfung und Anpassung bedarf. Eine Einwilligung in die notwendige medizinische Diagnostik ist Grundlage der Behandlung und in keinem Fall entbehrlich. Des Weiteren sind regelmäßige Arzt-Patienten-Kontakte erforderlich. Gegebenenfalls ist die Bereitschaft des Patienten zur Teilnahme an einer Psychotherapie zu erwarten. Dem Patienten ist zu verdeutlichen, dass nur unter Beachtung der miteinander vereinbarten Punkte eine Substitution auf Dauer möglich und erfolgreich ist.

Weitere Punkte der Richtlinien und Gesetze regeln das Verfahren zur Mitnahme des Substitutionspräparates in den Urlaub, die Vertretung durch andere Ärzte oder die lückenlose und schriftliche Dokumentation der Behandlung. Sie soll die Grundlage zu einer qualitätsorientierten Therapie bieten.

Weiterführende Informationen

- https://www.bundesaerztekammer.de/fileadmin/user_upload/downloads/pdf-Ordner/RL/Substitution.pdf

Behandlungsvereinbarung

Die Rahmenbedingungen und Regeln der Behandlung sollten in einer schriftlichen Behandlungsvereinbarung festgehalten und durch Unterschrift des Patienten verbindlich akzeptiert werden. Der Patient ist ausführlich über die Modalitäten der Behandlung aufzuklären:

- Aufklärung über das Substitutionsmittel und dessen Wirkungen, Nebenwirkungen und Wechselwirkungen mit anderen psychoaktiven Substanzen
- Urin- und Alkoholkontrollen
- Information über Abbruchkriterien
- Ansprache und Empfehlung erforderlicher psychosozialer Begleitmaßnahmen
- Aufklärung über eventuelle Fahruntüchtigkeit
- Schweigepflichtentbindung gegenüber anderen beteiligten Institutionen (z. B. Ärztekammer, Kassenärztliche Vereinigung, psychosoziale Betreuungsstelle)
- Information über zentrale Meldeverpflichtung in anonymisierter Form zur Verhinderung von Doppelvergaben.

Bei Zusammenarbeit der Arztpraxis mit Fachkräften oder Institutionen der Suchthilfe Behandlungsvereinbarung sollte die Entbindung von der Schweigepflicht für den Informationsaustausch zwischen den ärztlichen und psychosozialen Kooperationspartnern, ggf. auch in Teamkonferenzen und Supervision eingeholt werden (siehe auch: *Behandlungsvertrag*).

Behandlungsziele

Die Behandlungsziele der Opiatsubstitution leiten sich ab aus den suchtbedingten körperlichen, psychischen und interaktionellen-sozialen Störungen. Sie umfassen

1. die Behandlung und Bewältigung von suchtbedingten körperlichen, psychischen und sozialen Störungen sowie Suchtfolgeerkrankungen. Dazu gehören:
   - die Beendigung des Abstinenzsyndroms und die Wiederherstellung von Kontrollerleben gegenüber dem Suchtmittel,
   - die Behandlung der körperlichen Auswirkungen, Begleit- und Folgeerkrankungen, u. a. von chronischen Infektionen (Hepatitis, HIV) und Leberfunktionsstörungen,
   - die Reduzierung der mit dem abhängigen Opiatkonsum und der i. v.-Applikation einhergehenden besonderen Risiken wie Überdosierung und Infektionen im Sinne einer Sekundärprophylaxe;
2. die Behandlung der suchtbedingten und suchtassoziierten psychischen Funktionsstörungen. Ziele sind hier:
   - die Rückfallvermeidung und Vermeidung von Beikonsum durch Befähigung zum bewussten Umgang mit dem inneren Verlangen nach Substanzkonsum (Suchtdruck, Craving),
   - die Klärung individueller, das Craving und die Rückfallgefährdung bahnender Mechanismen. Da bei den substanzbezogenen Störungen Gedanken und Aktivitäten häufig auf die Substanzbeschaffung und den -konsum eingeengt sind, gleichzeitig andere Lebensbereiche vernachlässigt werden, ist die Überwindung des eingeengten Denkens und Handelns ein wichtiges Therapieziel. Deshalb ist hier die Reduzierung der Häufigkeit und Schwere von Rückfällen und Beigebrauch ein zentrales Therapieziel.
3. die Behandlung von interaktionellen, psychosozialen und entwicklungsbedingten Störungen:
   - Die Bearbeitung basaler sozialer Defizite, die sich als Hinderungsgrund für ein selbständiges Leben auswirken (finanzielle Existenzsicherung, Schuldenregulierung, Wohnungsangelegenheiten etc.).

- Bestehende juristische Probleme müssen mit Vorrang geklärt werden.
- Die Gefährdung der Erwerbsfähigkeit durch die Suchtstörungen ist ein wichtiger Ausgangspunkt für die suchtspezifische Behandlung und das Erreichen bzw. Wiedererreichen von Arbeitsintegration ein bedeutendes übergeordnetes Therapieziel.
- Soziale Kontakte sowie familiäre und partnerschaftliche Bindungen sind bei opiatabhängigen Patienten häufig in hohem Ausmaß gestört: Soziale Kontakte sind durch den Drogenkonsum geprägt, häufig fehlen familiäre und partnerschaftliche Bindungen oder sie sind konfliktbehaftet. Die Behandlung zielt auf eine Bearbeitung der jeweiligen Konfliktbereiche.
- Wenn der Rauschmittelkonsum im Jugendalter begonnen wurde, bestehen zum erheblichen Teil Entwicklungsdefizite im schulischen und beruflichen Bereich. In diesem Fall besteht ein wichtiges Therapieziel in der Bearbeitung einer realistischen beruflichen Perspektive. Eine Voraussetzung ist die Entwicklung einer realistischen Selbsteinschätzung der eigenen Fähigkeiten und Leistungen. Angemessene Maßnahmen zur beruflichen Weiterentwicklung, gegebenenfalls Umschulungs- und Weiterbildungsmaßnahmen müssen in der Therapie thematisiert und initiiert werden.
- Die z. T. erheblichen Unterschiede in Umfang und Art der psychosozialen Einbindung müssen hinreichend gewürdigt und im Behandlungsplan angemessen berücksichtigt werden
- Wie in allen Beratungs- und Behandlungsprozessen sind Ziele und Verfahren jeweils abhängig von den im Einzelfall diagnostizierten Störungen und Belastungen, dem Grad sozialer Integration, der Veränderungsmotivation und dem psychischen und sozialen Entwicklungsstand der Patienten. Trotzdem gibt es typische Schwerpunkte therapeutischer Gespräche. Sie beziehen sich bei den meisten Patienten auf den Loslösungsprozess von der Drogenszene und

die Distanzierung zum bisherigen Drogenkontext; auf die Problematik eines fortbestehenden Beikonsums, eventueller Suchtverlagerung und der Funktion der Drogen; auf Beziehungsprobleme, Partnerschaft und Sexualität; auf die Probleme, mit Einsamkeit und Diskriminierung umgehen zu können sowie die Schwierigkeiten, sich neue Freundeskreise zu erschließen; auf die Schwierigkeiten, mit den eigenen Gefühlen und Schwächen umgehen zu können; auf die psychischen Beeinträchtigungen und Belastungen; auf die Entwicklung von Zukunftsperspektiven, den Umgang mit Leistungsdruck und Erwartungshaltungen Dritter sowie der Verbesserung der Ausbildungs- und Arbeitssituation.

Nachstehend werden typische Teilziele und Hilfestellungen genannt, die sich aus unterschiedlichen psychosozialen Ausgangssituationen und Motivationsstadien ergeben könnten:

Teilziele: Krisenhilfe und Wiederherstellung der elementaren materiellen und sozialen Existenzgrundlagen
Bei Abhängigen mit hoher Bindung an die Drogenszene und akuter, oft bereits über lange Zeiträume bestehender Verelendung und Verwahrlosung müssen zunächst elementare Voraussetzungen für eine geregelte Behandlung hergestellt werden:

- Regelmäßige und verbindliche Mitarbeit in der medizinischen Behandlung und bei interkurrenten medizinischen Behandlungen.
- Klärung der juristischen Situation und ggf. Hilfestellungen, um die Voraussetzungen für die Behandlung abzusichern: z. B. offene Strafverfahren, Bewährungs- oder Therapieauflagen, ausländerrechtlicher Status
- Kontaktaufnahme zur Staatsanwaltschaft, zum Gericht, zur Ausländerbehörde: Begleitung zu Terminen, Unterstützung bei der Beantragung oder Verhandlung über Rückstellung der Strafvollstreckung mit Therapieauflage etc.

- Absicherung und Stabilisierung des Lebensunterhalts und des sozialrechtlichen Status: Klärung von Anspruchsberechtigungen nach SGBII oder SGB XII o. Ä., Krankenversicherungsstatus, ggf. Sicherung medizinischer und sozialer Hilfen auf der Grundlage des Asylbewerber-Leistungsgesetzes. Wohnen: Vermittlung von Unterkunft oder provisorischen und ggf. betreuten Wohnmöglichkeiten, ggf. Anmeldung eines Wohnsitzes. Tagesaufenthalt und tagesstrukturierende Maßnahmen in Krisenzentren, Kontaktläden, Drogenambulanz.

Teilziel: Lösung aus der Drogenszene

- Wiederherstellung geregelter Wohnverhältnisse und Befähigung zum eigenständigen Leben in Wohnverhältnissen ohne Bezug zur Drogenszene.
- Entwicklung bzw. Verstärkung eines von der Drogenszene abgegrenzten sozialen Umfeldes z. B. durch Förderung von gemeinsamen Freizeitaktivitäten und Selbsthilfeaktivitäten mit anderen Substituierten als „Milieu des Übergangs".
- Klärung bzw. Wiederherstellung und Erneuerung familiärer Bezüge, des Kontaktes zu Freunden und Bekannten; Bearbeitung von Störungen und ko-abhängigen Beziehungsmustern, Beratung ggf. unter Einbeziehung von Angehörigen und Partner/-in.
- Schuldnerberatung und Schuldnerschutz mit dem Ziel, die Schuldendynamik zu begrenzen und die Spirale von Forderungen zu stoppen (Sichtung und Zusammenstellung der Forderungen, Kontaktaufnahme zu Gläubigern und Information über Einkommensstatus, Stundung von Forderungen).
- Aushilfe- und Gelegenheitsarbeiten, Jobbörse, den Voraussetzungen der Patienten angepasste Arbeitsprojekte. Mit Blick auf die Inanspruchnahme von Leistungen nach dem Arbeitsförderungsgesetz (ABM-Berechtigung, Eingliederungshilfen etc.) sollte grundsätzlich die Meldung beim Arbeitsamt geprüft werden.

Teilziele: Rehabilitation und soziale Integration
Berufliche Qualifizierungsmaßnahmen, Reintegration in Arbeitsverhältnisse. Schuldenregulierung mit Unterstützung von professioneller Schuldnerberatung und von „Resozialisierungsfonds".

Themen der Beratung und Behandlung
Rückfallprävention, Bewältigung von Konflikten und emotionalen Krisen, soziale und kulturelle Verortung und Identität, Selbstwertgefühl und Selbstbewusstsein, soziale Kompetenz, Interessen und Werthaltungen, Verhaltensmuster in Beziehungen, biographische Belastungen, Traumata, Konflikte und Entwicklungsaufgaben.

Beikonsum (komorbide substanzbezogene Störung in der Substitutionstherapie)

Opioid-Konsumenten (-abhängige) leiden in großer Zahl unter komorbiden substanzbezogenen Störungen. Bei einem Großteil liegt zusätzlich noch eine Einzeldiagnose aufgrund des Konsums von Tabak, Cannabis, Kokain, Stimulanzien und/oder Benzodiazepinen vor. Dies verdeutlicht die erhebliche Mehrfachbelastung, die diese Personengruppe allein aufgrund des Konsums verschiedener Substanzen aufweist. Der zusätzlich bestehende Konsum von Substanzen neben der Opioidabhängigkeit, als „Beikonsum" bezeichnet, findet oft nicht die notwendige Beachtung der diesem Verhalten zugrundeliegenden Strukturen. Die Opioid-Substitution schafft es dabei lediglich, die Verwendung von Opioiden in eine medizinisch überwachte Bahn zu lenken und deren illegalen Konsum zu beenden, eine Veränderung der übrigen Drogenkonsumgewohnheiten ist damit häufig nicht verbunden. Der Konsum weiterer Substanzen wird oftmals mit einem Versagen der Behandlung gleichgesetzt, wobei aber oft weder zwischen den verschiedenen Konsumformen noch der Intensität des Konsums unterschieden wird. Eine Mehrheit der Substituierten verringert den Konsum während der Behandlung oder verzichtet ganz darauf. Während vor allem der Heroin,- und auch Kokainkonsum verringert wird, bleibt der Alkoholkonsum oft konstant oder wird noch intensiver betrieben. Der Konsum von *Benzodiazepinen* (BZD) – Barbiturate spielen nur eine untergeordnete Rolle – findet sich vor allem bei Patienten mit starker Depressivität und Angstzuständen. Es kommt häufig zu Formen der Selbstmedikation, die zum Teil ärztlich in eine reguläre und kontrollierte Behandlung – oft mit Antidepressiva – überführt werden kann. Ein problematischer Konsum findet sich bei Patienten mit starken psychischen Störungen und hoher Suizidalität. Hier kommt es gehäuft zu einem parallelen Konsum von Heroin, Kokain, Benzodiazepinen und Cannabis.

Zu Beginn der Opioid-Substitution sind deshalb wiederholte Drogenscreenings erforderlich, um einen Überblick über verwendete Substanzen zu haben. Ist eine Stabilisierung des Behandlungsverlaufs erfolgt, können größere Kontrollintervalle gewählt werden. Bei „Take-home-Vergabe" ist regelmäßiges Drogenscreening aus eben jenem Aspekt heraus sinnvoll. Insbesondere ist darauf zu achten, dass eine Einnahme des Substituts in Kombination mit Alkohol und/oder Sedativa zu Atemdepressionen und tödlicher Gefährdung führen kann.

Den Richtlinien entsprechend hat der Arzt eine sorgfältige Dokumentation darüber zu führen. Eine optimale Einstellung des Patienten mit dem Substitutionsmittel und seltene Dosierungsveränderungen verringern den zusätzlichen Konsum unabhängig von der Höhe der Substitutions-Dosis. Häufige Veränderungen der Dosis erreichen hier hingegen keine Stabilisierung.

Insbesondere Mischintoxikationen ereignen sich aufgrund des Konsums von Benzodiazepinen und oder Alkohol. Diesbezüglich stellt die offensichtlich durch nicht gerechtfertigte (ohne Indikation) getätigte ärztliche Verordnung von Benzodiazepinen an Abhängige eine anhaltende Gefährdung dar.

Weiterführende Informationen

- www.indro-online.de

Benzodiazepine und Z-Substanzen

Benzodiazepine (Tranquilizer) werden zur kurzzeitigen Behandlung von Schlafstörungen, sowohl Einschlaf- als auch Durchschlafstörungen, Angst- und Unruhezuständen, als Muskelrelaxantia und als Notfallmedikation bei epileptischen Krampfanfällen eingesetzt. Alle Benzodiazepine belegen spezielle Bindungsstellen der Nervenzellen im zentralen Nervensystem (sog. „GABA-Rezeptoren") und verstärken die Wirkung des körpereigenen Botenstoffes Gamma-Amino-Buttersäure, (GABA), die wiederum die Aktivität von Nervenzellen hemmt und dadurch schlafanstoßend wirkt, die Muskeln entspannt sowie Krämpfe löst. Ähnlichkeit mit den Benzodiazepinen haben die sog. „Z-Substanzen oder Z-drugs". Als Z-Drugs wird eine Klasse von Hypnotika bezeichnet, die mit dem Buchstaben „Z" anfangen: Zolpidem, Zopiclon oder Zaleplon. Auch sie sind positive allosterische Modulatoren des GABA-Rezeptors mit verschiedenen Subtypen, an deren alpha-1-Untereinheit sie binden: dies führt zur sedierenden Wirkung. Wie die Benzodiazepine, so besitzen auch sie ein Suchtpotential, das offenbar lange Zeit nicht erkannt wurde oder auch jetzt noch nicht die intensive Beachtung findet, die es aufgrund der Medikamentenabhängigkeit haben sollte. Sie und die Benzodiazepine machen den größten Anteil der missbrauchten Psychopharmaka aus. Bei gleichzeitigem Konsum mit anderen ZNS-wirksamen Substanzen wie Alkohol, Barbituraten oder Opioiden besteht die Gefahr einer potenzierenden Wirkung, die insbesondere in der Opioid-Substitutionsbehandlung gehäuft zum Tode führt. Bei hoher Dosierung und plötzlichem Absetzen können auch generalisierte epileptische Krampfanfälle auftreten, so dass eine langfristige schrittweise Verringerung der Tagesdosis nötig ist. Da bei regelmäßiger Einnahme die Gefahr der Gewöhnung und Abhängigkeit auftritt, soll die Einnahme so kurz wie nötig (vier Wochen nicht überschreiten) und die Dosis so gering wie möglich gewählt werden. Bei einer Dauerbehandlung sind die Gefahren der Abhängigkeit mit ihren Folge- und Begleitstörungen gegen den therapeutischen Nutzen sorgfältig abzuwägen, da die meisten Benzodiazepine grundsätzlich nicht zur Dauerbehandlung zugelassen sind. Solche Verordnungen sind nur in medizinisch begründeten und gut dokumentierten Einzelfällen möglich. Ausnahmen davon bilden die antiepileptisch wirksamen Benzodiazepine (etwa Clonazepam) mit der Indikation gegen epileptische Krampfanfälle, zu deren Einsatz es aber immer eine medikamentöse Alternative gibt. Auch die Verordnung auf einem Privatrezept, wie oftmals durchgeführt, setzt eine Indikation voraus und ist überdies bei gesetzlich versicherten Patienten nicht zulässig.

Die Gefahr der Abhängigkeitsentwicklung steigt offenbar mit kürzerer Halbwertszeit und höherer Rezeptorbindung wie z. B. bei Lorazepam oder Flunitrazepam. Deutlich geringer ist sie umgekehrt z. B. bei Diazepam mit einer Halbwertszeit des ersten wirksamen Metaboliten von über 60 Stunden.

Die sog. „High-dose-Abhängigkeit" entspricht der klassischen Entwicklung mit Dosissteigerung und Toleranzentwicklung, wobei hier häufig eine Kombination mit Alkohol- oder Opioidabhängigkeit gefunden wird. „Low-dose-Abhängigkeit" von z. B. wenigen Milligramm Diazepam-Äquivalenten pro Tag verläuft offenbar ohne Toleranzentwicklung und kommt insbesondere auch bei älteren Patienten mit z. B. chronischer Einnahme als Schlafmittel vor. Da Benzodiazepine dosisabhängig und je nach Substanz unterschiedlich stark atemdepressiv wirken, potenziert sich das Risiko bei gleichzeitigem Alkoholkonsum oder bei gleichzeitiger Gabe anderer ZNS – wirksamer Präparate, wie etwa Opioide. Entzugserscheinungen treten je nach Ausscheidungshalbwertszeit nach 2–3 Tagen auf und äußern sich bei geringer Ausprägung mit allgemeinen Symptomen wie Ängstlichkeit, Verstimmung, Schlafstörungen, Unruhe, Appetitlosigkeit, Tremor u. a. Bei starken Entzugssymptomen können aber auch epileptische Anfälle, Verwirrtheit, psychotische Episoden und Depersonalisationssymptome auftreten. Charakteristischerweise gehen die Symptome mit fluktuierendem Verlauf zurück, kehren aber noch über Wochen bis Monate für kurze Perioden plötzlich zurück.

Der vermutlich überwiegende Teil der Abhängigen verwendet BZD zur Selbstmedikation bei psychischer Belastung. Sie zeigen eine höhere psychische Vulnerabilität und anamnestisch wurde eine stärkere Belastung mit Depressivität und Selbstverletzung festgestellt. Vorwiegend werden depressive Störungen, Angstzustände, psychotische Symptome und suizidale Tendenzen gelindert. Erhöhen sich die psychischen Belastungen, dann wird eine Zunahme des Konsums beobachtet. Auch dient die BZD-Einnahme häufig zur Regulation von Ein- und Durchschlafstörungen. Eine deutliche Erhöhung des Sterberisikos unter Substituierten liegt bei einer Kombination von Benzodiazepinen, trotz deren relativ breiter therapeutischer Toleranz bei alleiniger Gabe, bereits in Kombination mit niedrigen Dosen von Methadon und Buprenorphin vor. Ein zusätzlicher Alkoholkonsum potenziert die Gefahr. Als mögliche Indikationen für eine Benzodiazepinbehandlung während der Substitution kann in seltenen Einzelfällen die Verordnung im Sinne der ärztlichen Therapiefreiheit erwogen werden, wenn die Therapieziele der Suchtbehandlung nach psychiatrischer Abklärung nicht auf andere Weise erreicht werden können. So etwa zur Stabilisierung des Konsummusters und Reduktion des Konsums unter ärztlicher Aufsicht mit eindeutigem Behandlungsziel. Des Weiteren zur Behandlung von Angstzuständen, depressiven Zuständen oder Schlafstörungen, wenn die üblichen psychiatrischen und medikamentösen Behandlungen nicht erfolgreich waren.

Offenbar lassen sich unter Opioid-substituierten Patienten Unterschiede in der ursächlichen Verwendung von BZD finden: Beruhen die psychischen Belastungen beim Drogenkonsumenten vor allem auf den sozialen und gesellschaftlichen Bedingungen, so sinkt der Konsum, wenn diese Bedingungen, etwa Illegalität, während der Substitution gelindert werden. Sind tieferliegenden psychopathologischen Störungen vorhanden und fällt die dämpfende Wirkung des Heroins weg, dann steigt der BZD-Konsum während der Substitution oder bleibt zumindest bestehen.

Die Abdosierung kann über eine etwa 4–8 Wochen dauernde Reduktion bei einer Anfangsdosis von 2 mg Clonazepam/d (bzw.

ca. 30 mg äquivalenter Diazepam Dosis/d) erfolgen. Bei rascherer Abdosierung besteht das höhere Risiko für entzugsbedingte Krampfanfälle. Tatsächlich kann die Zeit für eine Beendigung der Benzodiazepineinnahme aber bis zu einem halben Jahr und länger dauern: die aufgrund der nur für einen mehrtägigen stationären Aufenthalt gewährte Kostenübernahme der Krankenkassen berücksichtigt diesen Faktor nicht und stellt somit eine wissentlich unzureichende Behandlung dar.

Weiterführende Informationen

- www.dhs.de, www.drug-infopool.de
- www.ifap.de

Beschaffungskriminalität

Die direkte Beschaffungskriminalität bezeichnet die strafbaren Handlungen, um sich in den Besitz illegaler Drogen zu bringen – sei es durch Erwerb, Herstellung oder Schmuggel solcher Mittel. Mit indirekter Beschaffungskriminalität sind die Taten gemeint, die vor allem durch Diebstahl, Raub, Betrug und illegalen (Drogen-)Handel sich die finanziellen Mittel zu beschaffen suchen, um auf dem illegalen Markt die gewünschte Droge kaufen zu können.

Eine Folgekriminalität – Straftaten unter Einwirkung von Drogen – nimmt bei illegalen Drogen im Gegensatz zu Alkohol nur einen sehr geringen Stellenwert ein.

In der polizeilichen Verfolgung spielt die direkte Beschaffungskriminalität eine relativ geringe Rolle, da der Besitz von Drogen selten von Dritten angezeigt wird, sondern von der Polizei entdeckt werden muss (Kontrolldelikt). Wesentlich höher ist das Risiko eines Drogenkonsumenten, wegen seiner indirekten Beschaffungskriminalität festgenommen zu werden, da diese Dritte schädigt und angezeigt wird. Eine Sonderrolle spielt dabei die Sexarbeit, da möglicherweise durch Weitergabe von Virusinfektionen (Hepatitis B oder HIV bzw. andere sexuell übertragbare

Krankheiten) an die Betroffenen oder darauf folgend an Dritte eine erhebliche Schädigung vorliegt, aber sehr selten zur polizeilichen Anzeige gelangt. Entsprechend gibt es eine unterschiedliche geschlechtsspezifische Verfolgungs- und Kriminalitätsbelastung. Generell gilt jedoch: Je länger eine Drogenkarriere dauert und je geringer die Ressourcen sind, um die Droge erwerben zu können, desto eher steigt die Beschaffungskriminalität und die Wahrscheinlichkeit polizeilicher und justizieller Auffälligkeiten. Daher sind insbesondere langjährige oder männliche Heroinkonsumenten zum weit überwiegenden Teil bereits gerichtlich verurteilt worden und haben oft sehr lange Haftstrafen verbüßt. Die RKI-Studie zeigt, dass etwa 80 % der Drogenabhängigen durchschnittlich mehr als 4 Jahre in Haft verbracht haben, mit etwa 4 Aufenthalten. Unter den Bedingungen einer erfolgreichen Substitutionsbehandlung nehmen die Beschaffungskriminalität und die polizeiliche Auffälligkeit drastisch ab. Wie aus Studien bekannt, so zeigt sich dabei eine Reduktion von Anzeigen, Festnahmen, Gerichtsverfahren, Verurteilungen und Gefängnisaufenthalten. In den meisten Fällen kommt es zu einem besseren Ergebnis bei Substituierten als bei solchen Abhängigen, die eine Substitution abgebrochen haben bzw. sich in keiner Substitution befanden. Zu Verurteilungen während der Substitution kommt es vor allem aufgrund von Delikten, die vor Therapiebeginn begangen wurden und bei Patienten, die noch einen hohen Konsum anderer psychotroper Substanzen aufweisen, wie Kokain/Crack oder Medikamente.

Weiterführende Informationen

- https://www.rki.de/DE/Content/InfAZ/H/HIVAIDS/Studien/DRUCK-Studie/DruckStudie.html

Blutuntersuchungen

Zu Beginn der Behandlung und im weiteren Verlauf der Opioid-Substitution sollten folgende Untersuchungen durchgeführt werden: Hämatologie (Leukozytose kann auf Infekte hinweisen, etwa bei Abszessen, urogenitalen Affektionen oder einem schlechten Zahnstatus). Transaminasen: GGT, GOT, GPT und Cholinesterase zur Überprüfung der Leberfunktion und als indirekte Hinweise auf eine Infektion oder den Missbrauch lebertoxischer Substanzen (z. B. Alkohol, Kokain oder Analgetika). Retentionswerte: Harnstoff, Harnsäure und Kreatinin zur Erfassung der Nierenfunktion. Elektrolyte: Veränderung möglich aufgrund starker Entzugserscheinungen mit Erbrechen und Diarrhoe, bei Vorliegen einer Essstörung mit Missbrauch von Laxantien oder Diuretika sowie zum Ausschluss kardialer Risiken. Virologie: Hepatitis A,B,C – Serologie: bei positivem AK-Test Nachweis von Virämie mittels PCR. HIV 1- und HIV 2-Test. Lipidelektrophorese: zur Abklärung von Fehl- oder Mangelernährung, zur rechtzeitigen Erkennung eines metabolischen Syndroms bei Medikation der HIV-Therapie oder mit atypischen Neuroleptika. Untersuchungen auf sexuell übertragbare Erkrankungen, Tuberkulose, Schwangerschaft. Zur Kontrolle werden bei unauffälligen Ausgangsbefunden Kontrollen des Blutbildes, der Leberenzyme, der Nierenwerte und des Infektionsscreenings jährlich empfohlen.

Weiterführende Informationen

- www. bas-muenchen.de

BtMG (Betäubungsmittelgesetz)

Das Betäubungsmittelgesetz regelt die Kontrolle über die Herstellung, den Verkehr und den Einsatz von Betäubungsmitteln (BtM) zu therapeutischen Zwecken sowie die Strafverfolgung bei BtM-Delikten.

Relevant für die Substitutionsbehandlung von Drogenabhängigen sind insbesondere

- die Regelungen des § 1 BtMG über die Einstufung von Betäubungsmitteln in nicht verkehrsfähige BtM (Anlage I), ver-

kehrsfähige, aber nicht verschreibungsfähige BtM (Anlage II) sowie verkehrs- und verschreibungsfähige BtM (Anlage III),
- die Bestimmungen des § 13 BtMG über die Verschreibung zu therapeutischen Zwecken, die Abgabe auf Verschreibung bzw. Überlassung zum unmittelbaren Verbrauch in Verbindung mit der Betäubungsmittelverschreibungsverordnung *BtMVV* sowie
- die Regelungen zum Komplex „Therapie statt Strafe" (§§ 35 ff.).

Regelungen über die Substitutionstherapie

In § 13 BtMG wird die Verschreibung, Verabreichung und Verbrauchsüberlassung von Betäubungsmitteln zu therapeutischen Zwecken – explizit auch zur ärztlichen Behandlung einer Betäubungsmittelabhängigkeit – geregelt. Die Verschreibung von BtM steht unter dem Vorbehalt, dass der beabsichtigte Zweck auf andere Weise nicht erreicht werden kann.

Durch Rechtsverordnung (*BtMVV*) können

- Indikationen und Kautelen für die Verschreibung von Betäubungsmitteln zur Substitution festgelegt und insofern die ärztliche Therapie- und Rezeptierfreiheit mit dem Ziel einer Kontrolle des legalen BtM-Verkehrs begrenzt werden,
- Mindestanforderungen an die Qualifikation der verschreibenden Ärzte geregelt und die Festlegung der Mindestanforderungen den Ärztekammern übertragen werden.
- Darüber hinaus werden die rechtlichen Grundlagen geregelt für die in der BtMVV vorgeschriebenen
- Meldungen und Mitteilungen der verschreibenden Ärzte an das Bundesinstitut für Arzneimittel und Medizinprodukte (Substitutionsregister) über das Verschreiben eines Substitutionsmittels für einen Patienten in anonymisierter Form,
- Meldungen der Ärztekammern an das Bundesinstitut für Arzneimittel und Medizinprodukte über die Ärzte, die die Mindestanforderungen für das Verschreiben von Substitutionsmitteln erfüllen,
- sowie Mitteilungen aus dem Substitutionsregister an die Überwachungsbehörden und obersten Landesgesundheitsbehörden.

Regelungen über die Substitution mit Diamorphin
Mit Änderung vom 29.07.2009 wurden die rechtlichen Voraussetzungen für das Verschreiben von Diamorphin in Einrichtungen, denen eine Erlaubnis von der zuständigen Landesbehörde erteilt wurde, sowie die Festlegung von Mindestanforderungen an die Ausstattung der Einrichtungen, in denen die Behandlung mit dem Substitutionsmittel Diamorphin stattfindet, durch Rechtsverordnung (*BtMVV*) geregelt.

Regelungen zur „Therapie statt Strafe"
Neben der Möglichkeit einer Aussetzung des Strafvollzugs zur Bewährung bietet das BtMG zusätzliche und besondere Möglichkeiten, juristische Sanktionen zugunsten von Therapiemaßnahmen zurückzustellen oder Therapiezeiten auf die Haftzeiten anzurechnen, wenn eine Straftat aufgrund einer Betäubungsmittelabhängigkeit begangen wurde: So kann die Staatsanwaltschaft mit Zustimmung des Gerichtes unter bestimmten Voraussetzungen vorläufig von der Anklageerhebung absehen, um Betäubungsmittelabhängigen die Möglichkeit einer Therapie zu eröffnen bzw. die Fortsetzung einer Therapie zu ermöglichen (§ 37 BtMG).

Der Vollzug einer Strafe kann zurückgestellt werden, sofern diese nicht mehr als zwei Jahre beträgt und der drogenabhängige Verurteilte sich in einer Therapie befindet oder zusagt, sich einer bereits gewährleisteten Therapie zu unterziehen (§ 35 BtMG).

Bei einer Zurückstellung der Strafe nach § 35 kann bzw. muss unter bestimmten Voraussetzungen die Therapiezeit auf die Strafe angerechnet werden, bis infolge der Anrechnung zwei Drittel der Strafe erledigt sind und der Rest der Strafe zur Bewährung ausgesetzt werden kann (§ 36 BtMG).

„Therapie statt Strafe" und Substitution
Der BtMG-Kommentar Körners zum BtMG, 6. Auflage, 2007 interpretiert die Anwendung der in §§ 35 ff. BtMG getroffenen Regelungen auf die Substitution und verweist auf diesbezügliche Gerichtsentscheidungen:

> Nachdem die Substitutionsbehandlung ... beim BGA Berlin (heute BfArM), der Bundesärztekammer, den Landesärztekammern und

Kassenvertretungen in der medizinischen und juristischen Fachliteratur, nicht zuletzt beim BGH eine modifizierte Bewertung erfahren hat …, wird auch eine ambulante, psychosozial begleitete Substitutionsbehandlung grundsätzlich als eine der Rehabilitation dienende Behandlung angesehen (BtMG Kommentar Körners zum BtMG, 6. Auflage, 2007).

Bietet eine psychosoziale Einrichtung im Therapiekonzept Einzeltherapien, Gruppentherapien, Freizeit-, Sport- und Arbeitsangebote zur Bewältigung der aus der Drogenabhängigkeit resultierenden Defizite an und wird der Verurteilte in die ambulanten Therapiemaßnahmen eingebunden, so ist die ärztlich kontrollierte Substitutionsbehandlung mit Beigebrauchskontrolle in Verbindung mit der psychosozialen Begleitung eine der Rehabilitation dienende Maßnahme im Sinne von § 35 BtMG.

Allein die Vorlage eines Substitutionstherapieausweises und einer ärztlichen Bescheinigung, er sei in ärztlicher Behandlung und werde mit Methadon substituiert, beweist noch nicht, dass die Substitutionsbehandlung eine der Rehabilitation dienende Behandlung im Sinne der § 35 BtMG darstellt. Das Wohnen in einer Notschlafstelle und das gelegentliche Aufsuchen eines Drogenberaters stellen keine ausreichende psychosoziale Begleitung im Sinne des Behandlungsbegriffs des § 35 BtMG dar.

BtMVV (Betäubungsmittel-Verschreibungsverordnung)

Die „Dritte Verordnung zur Änderung der Betäubungsmittel-Verschreibungsverordnung (vom 22. Mai 2017) BtMVV, Auszug im Wortlaut, s. Anhang 3b)" regelt den Umgang mit Betäubungsmitteln, die gem. Anlage III des Betäubungsmittelgesetzes verkehrs- und verschreibungsfähig sind.

Die rechtlichen Bestimmungen der BtMVV bilden die Grundlage für alle Substitutionsbehandlungen. Sie sind zu unterscheiden von anderen Regelwerken der *RMvV = Richtlinie zu Untersuchungs- und Behandlungsmethoden der vertragsärztlichen Versorgung* oder der „Vereinbarung Abhängigkeitserkrankungen" der Leistungsträger über die substitutionsunterstützte medizinische Rehabilitation und ebenso von Leistungsvereinbarungen der Sozialhilfeträger über die Durchführung der Substitution im Rahmen der Eingliederungshilfe oder Krankenhilfe sowie Einzelfallregelungen zur Behandlung von Privatpatienten: In diesen Vereinbarungen und Regelwerken können zusätzliche Kautelen und Anforderungen formuliert, die Regelungen der BtMVV hingegen nicht außer Kraft gesetzt werden.

In § 5 Abs. 2 BtMVV wird als allgemeine Therapiezielsetzung formuliert: „Im Rahmen der ärztlichen Therapie soll eine Opioidabstinenz des Patienten angestrebt werden". Als wesentliche (Teil-)Ziele einer Substitutionstherapie (vor Erreichen der Opioidabstinenz oder wenn diese nicht erreicht werden kann) werden benannt :

1. die Sicherstellung des Überlebens,
2. die Besserung und Stabilisierung des Gesundheitszustandes,
3. die Abstinenz von unerlaubt erworbenen oder erlangten Opioiden,
4. die Unterstützung der Behandlung von Begleiterkrankungen oder
5. die Verringerung der durch die Opioidabhängigkeit bedingten Risiken während einer Schwangerschaft sowie während und nach der Geburt.

Als für die Substitutionstherapie zentrale Regelungen werden detailliert in den § 5 und § 5a BtMVV aufgeführt

- die Indikationen für die Verschreibung von Substitutionsmitteln,
- die Konsiliarregelung: „Ein suchtmedizinisch nicht qualifizierter Arzt" darf gleichzeitig höchstens zehn Patienten mit Substitutionsmitteln behandeln – § 5(4).
- Abgabe an den Patienten zur eigenverantwortlichen Einnahme bis zu 7 in begründeten Einzelfällen bis zu 30 Tagen – § 5(9)
- Die Abgabe des Substitutionsmittels durch medizinisches, pharmazeutisches oder pflegerisches Personal in

a) einer stationären Einrichtung der medizinischen Rehabilitation,
b) einem Gesundheitsamt,
c) einem Alten- oder Pflegeheim,
d) einem Hospiz oder
e) einer anderen geeigneten Einrichtung – § 5(10).

- Außerdem darf ein Substitutionsmittel dem Patienten zum unmittelbaren Verbrauch unter bestimmten Bedingungen überlassen werden

1. Bei einem Hausbesuch
2. in einer Apotheke von dem Apotheker oder von dem dort eingesetzten pharmazeutischen Personal, sofern der substituierende Arzt mit dem Apotheker eine Vereinbarung getroffen hat
3. in einem Krankenhaus von dem dort eingesetzten medizinischen oder pflegerischen Personal
4. in einer staatlich anerkannten Einrichtung der Suchtkrankenhilfe von dem dort eingesetzten und dafür ausgebildeten Personal – § 5(10).

- Die Voraussetzungen und Bedingungen, unter denen die Substitution zulässig ist, u. a., Meldepflichten und Ausschluss von Doppelvergaben, Ausschluss von den Behandlungserfolg gefährdendem Beigebrauch und Missbrauch des Substitutionsmittels, Frequenz der ärztlichen Konsultation, suchttherapeutische Qualifikation des substituierenden Arztes und Konsiliarregelungen, zugelassene Substitutionsmittel, Modalitäten der Verschreibung, Abgabe und Mitgabe/Take-Home-Regelungen sowie Sonderregelungen und Meldepflichten für Verschreibungen bei Auslandsaufenthalten,
- die Zuständigkeiten der Bundesärztekammer für die Festlegung von Richtlinien für die Durchführung der Substitutionsbehandlung auf Grundlage des allgemein anerkannten Standes der medizinischen Wissenschaft,

- die Indikationen und Kautelen für die Verschreibung und den Einsatz von Diamorphin als Substitutionsmittel.

Darüber hinaus regelt die BtMVV die zwingende Verschreibung von BtM mit Betäubungsmittelrezept (§ 8 und § 9) sowie Dokumentations- und Nachweispflichten (§ 13 und § 4) über den Verbleib der Betäubungsmittel.
In § 17 werden Straftaten und in § 8 Ordnungswidrigkeiten im Zusammenhang mit der Verschreibung, Verabreichung und Überlassung von Betäubungsmitteln definiert.

BUB-Richtlinien

Die BUB-Richtlinie wurde ab 01. April 2006 abgelöst durch die RMvV (Richtlinie Methoden vertragsärztliche Versorgung (*RMvV*).

Buprenorphin

Buprenorphin (z. B. Temgesic®, Subutex®, Suboxone®, Buprenaddict®, neu auch als Depot-Präparat: *Buvidal*®) ist ein halbsynthetisches Opioid, das vor seiner Verwendung zur Substitution bereits langjährig als potentes Schmerzmittel im Einsatz war. Es wird aus dem Opiumalkaloid Thebain gewonnen und unterliegt dem Betäubungsmittelgesetz (BtMG). Am µ-Opiatrezeptor wirkt es als Partialagonist und besitzt dort eine hohe Rezeptoraffinität, die 20- bis 30-mal stärker ist als Morphin. Die schmerzstillende Wirkung lässt sich ab einer gewissen Dosierung aber nicht mehr steigern, ebenso verstärkt sich ab einer gewissen Dosierung die atemdepressive Wirkung nicht mehr: der sogenannte „Ceiling-Effekt" (Sättigungseffekt) bei Atemdepression wird unter anderem auf den Partialagonismus zurückgeführt, da es auch bei maximaler Dosierung nur zu einer teilweisen Atemdepression im Vergleich zu einem vollen Agonisten, wie Morphin kommt. Es ist somit das einzige Morphin, bei dem es nur zu einer höchstens mittelstarken Hypoventilation kommt, nicht aber wie z. B. bei

Fentanyl zum Atemstillstand. Andererseits ist bei Buprenorphin eine eingetretene Atemdepression nur schwer durch den Antagonisten Naloxon aufzuheben, da es nur sehr langsam von den Opioidrezeptoren dissoziiert. Es wird deshalb ein unspezifisches Analeptikum, Doxapram, zur Stimulation des Atemzentrums eingesetzt. Bei Opioidabhängigen kann Buprenorphin – bei Verabreichung in zu geringer Dosis – aufgrund seines partiell antagonistischen Charakters zur Entzugssymptomatik führen, zeigt aber ansonsten wesentlich geringere Entzugssymptome als andere Opioide in der Abdosierung. Buprenorphin eignet sich zur Substitution derjenigen Opioidabhängigen, die auf eine sedierende Wirkung verzichten können, da es am kappa-Rezeptor antagonistisch wirkt und deshalb eine geringere sedierende und dysphorische Wirkung aufweist als ein Vollagonist.

Die Halbwertszeit beträgt 2–5 Stunden, aber aufgrund der starken Bindung an die Rezeptoren ist die Wirkdauer länger. Die Plasmaproteinbindung beträgt 96 %, die Metabolisierung erfolgt in der Leber, die Ausscheidung biliär (80 %) und renal. Typische Nebenwirkungen des chronischen Gebrauchs sind Entzugssyndrom, Schlaflosigkeit, Schläfrigkeit, Obstipation, Übelkeit, Erbrechen, Schwindel, Schwitzen und Kopfweh. Die Schläfrigkeit unterliegt einer Toleranzwirkung.

Weiterführende Informationen

- www.isd-hamburg.de
- https://drugscience.org.uk/

C

Cannabis

Cannabis ist weltweit die am häufigsten illegal konsumierte Droge. Für Rauschzwecke werden seit Jahrtausenden die weiblichen Blüten (Marihuana) und das Harz (Haschisch) der Blüten genutzt. Meist werden diese pur oder mit Tabak gemischt geraucht. Alternativ kann Cannabis gegessen oder verdampft werden. Der Wirkstoff besteht aus verschiedenen Cannabinoiden, die stärkste psychoaktive Verbindung ist das Delta-9-Tetra-Hydrocannabinol (THC).

Die Hanfpflanze diente dem Menschen seit Tausenden von Jahren als Lieferantin für Rohstoffe und Nahrung sowie als berauschendes und heilendes Mittel. Mit dem Verbot als Rausch- und Genussmittel vor etwa hundert Jahren wurde jedoch die Nutzung von Cannabis als Medizin praktisch unmöglich, bis sich die Situation in den letzten Jahren verändert hat. Weltweit kommt Cannabis als Medizin wieder verstärkt zum Einsatz. Nicht nur einzelne US-Bundesstaaten, sondern Nationen wie Kanada, Israel oder die Niederlande haben einen rechtlichen Rahmen für Cannabis als Medizin geschaffen. Seit kurzem auch in Deutschland. Seit April 2017 ist Cannabis durch das Gesetz „Cannabis als

Medizin" wieder für Patienten verfügbar. Die Arzneipflanze Cannabis zeichnet sich durch ein weites Einsatzspektrum aus. Gerade für chronisch kranke Menschen, die über viele Jahre Medikamente einnehmen müssen, sind die vergleichsweise geringen Nebenwirkungen von Cannabis ein Gewinn an Lebensqualität. Cannabis ist vielseitig anwendbar. Die orale Einnahme und das Inhalieren sind nur die beiden gängigsten Anwendungsformen. Möglich sind diverse Rezepturen für die speziellen Bedürfnisse der Patienten von Zäpfchen über Tees bis zu Salben. Neben der therapeutischen Verwendung ist Cannabis auch die in Deutschland am häufigsten illegal konsumierte psychotrope Substanz – auch im *Beikonsum* bei Substitutionspatienten. Die Wirkung setzt beim Rauchen in der Regel nach wenigen Minuten ein, maximal nach ca. 10 Minuten und klingt nach 2–3 Stunden wieder ab. Cannabis wird im Urin und im Stuhl ausgeschieden, wobei nach einer ersten raschen Ausscheidungsphase eine langsame Elimination über 1–2 Tage erfolgt. Spuren können aber wegen der Umverlagerung und Reaktivierung aus dem Fettgewebe auch noch nach 1–2 Wochen im Urin und nach Monaten im Haar nachgewiesen werden.

Bisher konnten im Nerven- und Immunsystem zwei Cannabinoidrezeptoren nachgewiesen werden, die durch sog. Endocannabinoide (z. B. Anandamid) stimuliert werden. Die biologische Bedeutung des hirneigenen Cannabinoidsystems liegt vermutlich vor allem in der Regulierung der Ausschüttung verschiedenster Neurotransmitter, die u. a. an der Hirnreifung beteiligt sind.

Durch das jahrzehntelange Verbot ist viel Wissen um Cannabis als Medizin verloren
gegangen. Der Wirkstoff THC wurde erst 1964 von Raphael Mechoulam und Yechiel Gaoni am Weizmann Institute of Science in Israel isoliert. Die Grundlage, warum und wie Cannabinoide im Körper wirken, das Endocannabinoidsystem, wurde erst 1992 entdeckt.

Inzwischen ist viel Wissen um das körpereigenes Endocannabinoid-
System angehäuft worden. Das Endocannabinoid-System wirkt an zahlreichen Vorgängen im Körper mit. Hierdurch eröffnen uns Cannabinoide für zahlreiche Krankheiten neue Therapieansätze/-unterstützungen. Heute kommen psychoaktive Cannabinoide insbesondere bei der Behandlung des AIDS-Wasting-Syndroms, beim Brechreiz von Tumorpatienten Migräne, Parkinson und chronischen Schmerzen zur Anwendung.

Cannabis

Die psychische Wirkung von z. B. 20 mg THC führt meist zu allgemeinem Wohlbefinden oder sogar zu Euphorie, gelegentlich auch zu Schläfrigkeit, selten zu unbegründetem Lachen, sog. Zwangslachen. Gedächtnis, zeitliche Orientierung, motorische Koordination und kognitive Fähigkeiten werden verändert. Depersonalisationserlebnisse sind möglich. Bei hohen Dosen kommt es zu Denkstörungen bis zur Zerfahrenheit, gelegentlich auch zu Halluzinationen, Wahnwahrnehmungen oder paranoiden Ideen. Bei entsprechender Veranlagung kann dies auch bei wesentlich geringeren Dosen auftreten. Entsprechend erleben schizophrene Patienten bei Cannabiskonsum überzufällig häufig eine Reaktivierung ihrer Psychose. Wie bei Halluzinogenen kann auch unter Cannabis eine vorübergehende akute Psychose (Horrortrip) und daraus seltener eine chronische Psychose entstehen, die in ihren Symptomen und im Verlauf kaum von einer schizophrenen Psychose unterschieden werden kann. Das Vorkommen von sog. „Flashbacks" (vorübergehende Rauschzustände ohne erneute vorhergehende Drogeneinnahme) wird kontrovers diskutiert.

Hochdosierter, lang andauernder Cannabisgebrauch führt zur Abhängigkeit. Das beim Absetzen entstehende Entzugssyndrom ist in der Regel eher mild ausgeprägt und besteht vor allem aus Appetitminderung, Schlafstörungen, Schwitzen, Irritabilität, Dysphorie, innerer Unruhe, Angst und Diarrhoe. Das Entzugssyndrom soll ca. 10 Stunden nach dem letzten Konsum beginnen und kann bis zu 3 Wochen andauern. Cannabis gehört zu den im Betäubungsmittelgesetz aufgeführten verbotenen Stoffen, wobei die richterliche Praxis in Deutschland darin besteht, dass der Besitz von geringen Mengen Cannabis (nach Bundesländern unterschiedlich) bei Ersttäterschaft überwiegend straflos bleibt. Die Frage einer generellen Entkriminalisierung von Konsum und Besitz wird von den verschiedenen gesellschaftlichen Gruppierungen sehr kontrovers diskutiert. Dabei spielt die Interpretation der Erfahrungen in den USA, Uruguay, Kanada, Schweiz, aber vor allem den Niederlanden mit dem freien Verkauf von Cannabis in geringen Mengen in den sog. „Coffee-Shops" eine wesentliche Rolle.

Weiterführende Informationen

- https://www.drogenbeauftragte.de/fileadmin/dateien-dba/Drogenbeauftragte/2_Themen/2_Suchtstoffe_und_Abhaengigkeiten/6_Cannabis/Downloads/BMG_CaPris_A5_Info_web.pdf
- https://hanfverband.de/

Medizinalcannabis (Medizinalhanf)

Seit dem Gesetz zur Änderung betäubungsmittelrechtlicher und anderer Vorschriften vom 06.03.2017 ist Vertragsärzte aller Fachrichtungen erlaubt, Cannabisblüten, Cannabisextrakte, sog. „Medizinalhanf" und cannabisbasierte Arzneimittel (Canemes ®, Dronabinol ® ,Marinol ® und Sativex ®) zu Lasten der gesetzlichen Krankenversicherung zu verschreiben. Der politische Hintergrund des Gesetzes war ein Urteil des Bundesverwaltungsgerichts, dass wegen des Rechts auf die körperliche Unversehrtheit Anträge auf die medizinische Verwendung von Cannabis durch das Bundesinstitut für Arzneimittel und Medizinprodukte (BfArM) nicht pauschal abzulehnen waren. Es wird ausgeführt, dass Medizinalhanf bei schwerwiegenden Erkrankungen zu Lasten der gesetzlichen Krankenversicherung verordnet werden darf, wenn „eine allgemein anerkannte, dem medizinischen Standard entsprechende Leistung im Einzelfall nicht zur Verfügung steht" oder wenn diese Leistung „im Einzelfall nach der begründeten Einschätzung der behandelnden Vertragsärztin oder des behandelnden Vertragsarztes unter Abwägung der zu erwartenden Nebenwirkungen und unter Berücksichtigung des Krankheitszustandes der oder des Versicherten nicht zur Anwendung kommen kann" und „eine nicht ganz entfernt liegende Aussicht auf eine spürbare positive Einwirkung auf den Krankheitsverlauf oder auf schwerwiegende Symptome besteht" (§ 31 Abs. 6 Satz 1 SGB V). Positive Wirkungen konnten in Begleiterhebung des BfArM bei etwa einem Drittel der so behandelten Patienten dokumentiert werden, gleichwohl fehlen Studien und valide Untersuchungen. Zumindest erste Forschungsergebnisse lassen vermuten, dass mithilfe von CBD als Teil des Medizinalhanf die morphinabhängige Belohnungsreaktion im Gehirn der Patienten angesprochen wird und somit die Rückfallrate reduziert werden kann. Diese Erfahrungen könnten auch Opioid-substituierte Patienten in eine Behandlung mit Medizinalhanf bringen: eine Substitution mit Cannabis gemäß § 5 Abs. 6 BtMVV ist allerdings nicht möglich, da Cannabis nicht zur Substitution zugelassen ist. Dies ist nach § 16 Nr. 2a BtMVV eine Straftat gem. § 29 Abs. 1 Satz 1 Nr. 14 BtMG sowie ein Verstoß gegen § 5 der GBA-RiLi MVV. Wenn ein Patient in der Opioid-Substitution gleichzeitig mit Medizinalcannabis behandelt wird, dann ist – wie in jedem Fall – auf eine detaillierte Dokumentation und Begründung dieser Verordnung zu achten.

Weiterführende Informationen

- Maximilian Plenert, Heino Stöver (2019): Cannabis als Medizin – Praxis-Ratgeber für Patienten, Ärzte und Angehörige, Fachhochschulverlag Frankfurt
- Ingo Ilja Michels & Heino Stöver (2019): Cannabis als Medizin in Deutschland. Gesetzesgenese, historischer Hintergrund und aktuelle Herausforderungen der Verschreibungspolitik und –praxis. In: Rausch – Wiener Zeitschrift für Suchttherapie, 8. Jahrgang · Heft 3/2019
- https://www.bag.admin.ch/bag/de/home/medizin-und-forschung/heilmittel/med-anwend-cannabis.html

Case-Management

Insbesondere langjährig Abhängige, deren Suchterkrankung mit schweren gesundheitlichen, psychischen oder sozialen Beeinträchtigungen einhergeht, *Schwerstabhängige* bzw. „Chronisch mehrfach beeinträchtigte Abhängige (CMA)" treffen mit ihrem komplexen Hilfebedarf auf eine Vielfalt von Kostenträgern, Unterstützungssystemen, Institutionen oder auch informellen Netzwerken (z. B. Arztpraxis, Klinik, Pflegedienst, Wohnungsamt, Sozialamt, Krankenkassen und Leistungsträger der Rehabilitation, Herkunftsfamilie, Partner/-in u. a.). Deren Interventionen und Hilfestellungen zielen auf jeweils einzelne Probleme. Sie erfolgen überwiegend fragmentiert, meist ohne Abstimmung untereinander und nicht selten in kontraproduktiver Abgrenzung gegeneinander. Konkurrierende Interventionskonzepte fördern spaltende und manipulative Verhaltensweisen, die im Störungsbild der Klientel häufig besonders stark ausgeprägt sind.

Case-Management ist ein strukturiertes Verfahren zur Fallsteuerung in den ausdifferenzierten Versorgungssystemen und zur Verknüpfung der Hilfebedarfe von Patienten mit den Angeboten der Unterstützungssysteme. Durch systematisches Kooperationsmanagement werden die im Einzelfall erforderlichen Hilfen erschlossen und in einem abgestimmten Hilfeplan miteinander verbunden. Case-Management erfordert strukturiertes Vorgehen bei der individuellen Hilfeplanung. Dazu gehören: Vereinbarung über die Zusammenarbeit, Assessment, Zielvereinbarung, Hilfe- und Veränderungsplanung, Durchführung der vereinbarten Maßnahmen, Re-Assessment, Monitoring und abschließende Ergebnisbewertung. Als Instrument zur system- und einrichtungsübergreifenden Abstimmung dient die Hilfekonferenz.

Im Rahmen der psychosozialen Betreuung Substituierter bewährt sich, wenn das Case-Management von einer Fachkraft übernommen wird, die als Bezugsperson gleichzeitig Beziehungskonstanz im Hilfeprozess herstellt und ggf. auch nachgehende oder aufsuchende Hilfeangebote (etwa bei Kontaktabbruch bei Rückfällen und Krisen) leistet sowie zur Inanspruchnahme der verfügbaren Hilfen motiviert.

In Deutschland wurde Case-Management seit Ende der 1980er-Jahre im Rahmen von Bundesmodellprogrammen zur Verbesserung von Kooperationsstrukturen und zur Versorgung von CMA-Kranken für die Suchthilfe adaptiert und erforscht. Im Rahmen der bundesdeutschen Heroinstudie 2002–2006 wurde ein psychosoziales Betreuungskonzept evaluiert, das Case-Management mit der Beratungsmethode des „Motivational Interviewing" kombiniert (MOCA).

Die 2006 gegründete Deutsche Gesellschaft für Care und Case Management (DGCC) formuliert Qualitätsstandards und zertifiziert Fort- und Weiterbildungen, die diesen Standards genügen.

Weiterführende Informationen

- Deutsche Gesellschaft für Care und Case Management www.dgcc.de
- Motivationales Case Management MOCA http://www.heroinstudie.de/manual_case.html
- Schmid, Martin; Schu, Martina; Vogt, Irmgard. Motivational Case Management: Ein Manual für die Suchthilfe (Case Management in der Praxis). Heidelberg 2012

Contingency-Management – verhaltenstherapeutische Verstärkerstrategien

Contingency-Management (CM) ist eine verhaltenstherapeutische Interventionsstrategie, die mit einem transparenten System von Belohnungen oder Entzug von Belohnungen auf die systematische Verstärkung von erwünschtem Verhalten zielt. CM wurde und wird vielfältig in der Suchttherapie erprobt und evaluiert – u. a. als verstärkende Strategie im Abstinenztraining und in der Rückfallprophylaxe. In der Substitutionstherapie wird CM insbesondere mit dem Ziel eingesetzt, den Beikonsum von Suchtmitteln zu beenden oder zu reduzieren.

Scherbaum beschreibt z. B. ein in der Universitätsklinik Essen erprobtes CM-Schema, das die Mitgabe von Take-Home-Dosen an die Anzahl der aufeinanderfolgend beigebrauchsfreien Drogenscreenings koppelt.

Weiterführende Informationen

- Scherbaum, Norbert: Psychotherapie bei Substituierten – der aktuelle Wissensstand
- in: Substitution und Psychotherapie im stationären und ambulanten Setting. Fachtagung Akzept e.V. am 02.12.2011 in Berlin, S. 17 ff.
- https://www.akzept.org/experten_gespraech/pdf_4_10/reha_doku021211web.pdf

- Rawson, Richard et al.: A Comparison of Contingency Management and Cognitive-Behavioural Approaches During Methadone Maintenance Treatment for Cocaine Dependence.
- https://pubmed.ncbi.nlm.nih.gov/12215081/

COPD

Die chronisch-obstruktive Lungenerkrankung, deren Anteil unter Opioid-Substituierten zunimmt und für erhebliche körperliche Einschränkungen verantwortlich ist, wird als „chronic obstructive pulmonary disease" (COPD) bezeichnet. Danach ist die COPD- und Asthma-Prävalenz Untersuchungen zur Folge bei den Opioidsubstituierten Patienten wesentlich höher als bei nicht substituierten Menschen. Methadon und andere Substitutionspräparate sind selbst nach Anpassung des Raucherstatus und der Rauchintensität ein unabhängiger Prädiktor sowohl für COPD als auch für Asthma. Das Rauchen von Heroin oder Crack-Kokain, die beide einen kausalen Zusammenhang mit COPD und Asthma haben können, kann eine der Ursachen der Erkrankung darstellen. COPD ist kein einheitliches Krankheitsbild, sondern umfasst verschiedene klinisch relevante Untergruppen mit zwei Hauptformen: COPD mit chronischer Bronchitis/Bronchiolitis und COPD mit Lungenemphysem. Nach den Empfehlungen der Global Initiative for Chronic Obstructive Lung Disease (GOLD) wird die Krankheit in vier spirometrische Schweregrade unterteilt. Davon unabhängig – und für die Therapie von größerer Bedeutung – teilt man die Patienten in vier Gruppen (A–D) ein. Diese Einteilung richtet sich nach den Symptomen und der Frage, wie häufig es im Verlauf der Erkrankung zu akuten Exazerbationen kommt. Täglicher Husten als meist erstes Anzeichen der Erkrankung ist gefolgt von häufigeren, und hartnäckigeren schon morgendlichen Attacken mit Auswurf. Die Atemnot macht sich am Anfang der Erkrankung meist nur bei körperlicher Belastung bemerkbar, also beispielsweise beim Treppensteigen oder Fahrradfahren. Bei fortgeschrittener COPD sind die Betroffenen dann bereits in Ruhe kurzatmig und haben das Gefühl, nicht genügend Luft zu bekommen. Weitere mögliche COPD-Symptome sind Geräusche beim Ausatmen und ein Engegefühl in der Brust. Sie ist auch trotz medizinischer Maßnahmen und Medikationen nicht vollständig reversibel.

Weiterführende Informationen

- www.nhs.uk

Cytochrom P450

Bereits 1958 wurde ein CO-bindendes Pigment in Lebermikrosomen synthetisiert, das später den Namen Cytochrom P450 erhielt, der darauf zurückzuführen ist, dass die Lichtabsorption des CO-Cytochrom-Komplexes in reduzierter Form im UV-Licht bei 450 nm ein Absorptionsmaximum zeigt. Cytochrome P450 (CYP) sind in nahezu allen lebenden Organismen einschließlich Pflanzen, Pilzen und Bakterien nachweisbar. Beim Menschen sind sie vornehmlich in der Leber, aber auch im Darm, den Nieren und der Lunge zu finden. Die Enzyme befinden sich in der Membran des endoplasmatischen Retikulums im Innern der jeweiligen Zellen. Die Enzyme der Cytochrom-P450-Familie spielen bei der Metabolisierung von körpereigenen Stoffen, aber auch von körperfremden pharmazeutischen Substanzen (Medikamenten), eine zentrale Rolle.

Viele Substrate werden über mehrere CYP-Enzyme, derzeit sind über 200 Gene für CYP-Isoenzyme identifiziert, allein 35 beim Menschen, abgebaut. Da jeder Mensch eine potenziell andere Ausstattung dieser Enzyme besitzt, kommt es zu interindividuellen Unterschieden in Bezug auf Dauer und Intensität von Wirkung und Nebenwirkungen. Die Zuordnung der Substrate zu den Enzymen hat Konsequenzen für das Interaktionspotential von Arzneistoffen: wenn zwei Arzneistoffe über dasselbe Enzym verstoffwechselt werden, besteht die Möglichkeit einer metabolischen Interaktion mit einem möglichen Verlust oder einer Verstärkung der Wirkung. Auch Nahrungsmittel können solche Interaktionen bewirken, wie etwa Grapefruitsaft als Inhibitor von CYP3A4, ebenso wie Carbamazepin, Barbiturate oder Johanniskraut, die den Abbau dieser Substrate beschleunigen. Hierdurch kann es zu einer Verminderung bis hin zum Verlust der erwünschten Wirkung von Arzneimitteln kommen. Alle Substitutionsmittel unterliegen einer intensiven Verstoffwechselung in der Leber, und Wechselwirkungen von Substanzen mit dem CYP-P450-System können die Substitutionsbehandlung durch Verminderung oder Verstärkung der Substitutionsmittelwirkung stark beeinflussen. Das Methadon-Razemat wird durch verschiedene CYP-Enzyme verstoffwechselt, wobei die einzelnen Enantiomere Levomethadon und Dextromethadon z. T. stereoselektiv abgebaut werden. Am Abbau von Levomethadon sind CYP3A4, CYP2D6 sowie CYP1A2 beteiligt, während Dextromethadon mit Hilfe von CYP3A4, CYP2B6 und CYP1A2 abgebaut wird. Ein Beispiel der häufigen Interaktion in der Substitution ist die zwischen Methadon-Razemat und dem Antidepressivum Fluvoxamin, das ein potenter Inhibitor von CYP1A2 ist. Nach therapeutischen Dosen von Fluvoxamin steigen die Plasmaspiegel beider Enantiomere von Methadon-Razemat, sodass eine Dosisverringerung des Substitutionsmittels notwendig ist, um Überdosierungen zu vermeiden. Da Methadon-Razemat als der pharmakologisch wirksame Bestandteil Levomethadon über CYP2D6 metabolisiert, ist auf mögliche Wechselwirkungen mit anderen Substraten dieses Enzyms zu achten. Zudem gibt es Hinweise, dass der Wirkspiegel von Levomethadon durch anwesendes Dextromethadon beeinflusst wird (*Levomethadon*). Einige CYP weisen eine große genetische Variabilität auf, die zu schwächer aktiven oder funktionslosen Varianten der Enzyme führen.

Für Substituierte können Varianten des CYP Folgen für die Einnahmefrequenz des Substituts habe: langsame Metabolisierer, etwa 7 %, besitzen zwei nicht funktionelle Allele des CYP2D6-Gens, erleben einen extrem langsamen Metabolismus. 80 % gelten als normale Metabolisierer und etwa 3 % sind ultraschnelle Metabolisierer (> fast metabolizer)**,** die Arzneimittel so schnell abbauen, dass die einmalige Einnahme am Tag kaum ausreicht.

Weiterführende Informationen

- www.biologie.uni-freiburg.de
- http://medicine.iupui.edu/clinphatrm/ddis/

D

Diagnose

Für die Drogenabhängigkeit werden ähnliche Ursachen und Modelle diskutiert wie bei der Entwicklung der Alkoholabhängigkeit. Auch hier sind Wechselwirkungen biologischer, personenbezogener und sozialer bzw. umweltbezogener Faktoren beteiligt. Eine umfassende Diagnostik inklusive klinischer Untersuchung bezieht die Vorgeschichte, Ursachen und Folgen der Abhängigkeitsentwicklung mit ein. Dabei können Checklisten helfen, die Vollständigkeit zu überprüfen und zu dokumentieren. Es gilt, mögliche Wirkungen der konsumierten Substanzen und deren Intoxikations- bzw. Entzugszeichen unter Berücksichtigung sich überlagernder, teils entgegengesetzter Effekte anderer Suchtmittel nicht zu übersehen.

Die Opioidabhängigkeit zeigt eine starke psychische Abhängigkeit mit dem übermächtigen Zwang, die Drogeneinnahme fortzusetzen. Angestrebt wird zunehmend das Vermeiden von Unbehagen. Der körperlichen Abhängigkeit entspricht die Toleranz und Dosissteigerung. Der Entzug der Droge oder das Verabreichen eines spezifischen Antagonisten führt schnell zu einem deutlichen, charakteristischen selbstbegrenzenden Abstinenzsyndrom. Opioidabhängige im Stadium der chronischen Intoxikation zeigen eine Tonuserhöhung des Parasympathikus mit Blutdruckabfall, Bradykardie, Schlafstörungen, ständiger Müdigkeit und

Miosis. Im weiteren Verlauf kommt es zur Gewichtsabnahme bis zur Kachexie, Obstipation, Impotenz, Frösteln, gelblichem Hautkolorit, Haarausfall, Tremor, Ataxie und verwaschener Sprache. Stimmungsschwankungen, Leistungsabfall mit Antriebs- und Energielosigkeit, Verwahrlosungserscheinungen und allgemeines Krankheitsgefühl dürfen der Untersuchung nicht entgehen.

In Phasen der mangelnden Drogenwirkung kommt es zu Tachykardie, Kreislaufdekompensation, Polyurie, Schweißausbrüchen, Spasmen, Diarrhoen, Übelkeit, Erbrechen, Angst und Schlaflosigkeit. Die körperliche Untersuchung kann typische Merkmale eines vorangegangenen Konsums, wie etwa Einstichstellen und Abszesse zeigen. Infektionserkrankungen (*HIV/AIDS, Hepatitis*) müssen bedacht werden. Insgesamt bietet der unter überwiegend unhygienischen Verhältnissen erfolgende Konsum von Drogen jede medizinische Komplikation. Die Betrachtung insbesondere der sich rasch verbreitenden Infektionen überschattet die Alltäglichkeit etwa von kardialen Erkrankungen (Kardiomyopathien, Endokarditiden), ruinösen Gebissen, peripheren Durchblutungs- und Lymphstörungen oder chirurgischen Interventionen nach Traumata. Zusätzlich vorhandene psychiatrische Erkrankungen werden oft durch die Symptome des akuten Drogenkonsums überdeckt und treten erst später deutlicher hervor. Zum Stadium der stabilen Abstinenz oder Substitution gehört auch eine psychiatrische Diagnostik, da die Mehrzahl der Opioidabhängigen unter psychischen Störungen leidet (*psychiatrische Komorbidität*).

Weiterführende Informationen

- http://www.q4q.nl/euromethwork/

Dispensierrecht

Der Begriff „Dispensieren" bedeutet ursprünglich die Abteilung einer Einzelmenge aus einem größeren Vorrat in der *Apotheke* nach Verordnung durch einen Arzt. Das Dispensierrecht beinhaltet die gesetzliche Erlaubnis, Medikamente herzustellen, zu mischen, zu lagern und zu verkaufen, so dass dies dem Recht zum Führen einer Apotheke entspricht.

Müssen Substituierte nicht mehr täglich zur Einnahme erscheinen, erhalten sie ein Rezept für die Take-home – Dosierung aus der Apotheke: das Dispensierrecht (§ 43 Abs. 3 AMG) untersagt die Mitgabe von Arzneimitteln aus der Arztpraxis.

Nach dem sog. „Edikt von Salerno" sind die Tätigkeitsgebiete von Apothekern und Humanmedizinern getrennt. Es wurde durch den Stauferkaiser Friedrich II. im Jahr 1241 veröffentlicht und regelt erstmals und bis heute die gesetzliche Trennung der Berufe von Arzt und Apotheker. In Deutschland dürfen lediglich Tierärzte ihre Tierarzneimittel direkt abgeben. Aufgrund der ausschließlichen Berechtigung der Apotheker, Medikamente abgeben zu dürfen, wurden wiederholt staatsanwaltschaftliche Ermittlungen gegen substituierende Ärzte, die sog. „Mitgaben" von Substitutionsmedikamenten aus der Praxis tätigten, eingeleitet und auch zur Bestrafung gebracht, da es sich hierbei nach dem BtmG um eine Straftat handelt. Bei diesem Verstoß drohen Geldstrafen oder Gefängnis bis zu drei Jahren.

Weiterführende Informationen

- https://www.bfarm.de/DE/Bundesopiumstelle/_node.html

Disulfiram (Antabus)

Disulfiram, das von 1948–2011 in Deutschland vertrieben wurde und dessen Verordnung als Antabus seither nicht mehr möglich ist, hemmt über das Enzym Aldehyd-Dehydrogenase irreversibel den Abbau von Acetaldehyd zu Essigsäure, dem ersten Stoffwechselprodukt des Alkohols, sodass es zu einer kurzfristigen Vergiftung mit diesem Alkoholabbauprodukt kommt (Disulfiram-Alkohol-Reaktion, „DAR"). Ähnliche Symptome, auch bekannt als „Acetaldehydsyndrom" oder „Dislufiram-like reaction" stellen sich auch bei Einnahme verschiedener Antibiotika und dem Verzehr des Pilzgiftes Coprin ein. Nach Alkoholkonsum unter Disulfiram-Einnahme kann es dann zu Übelkeit, Kreislaufstörungen, Angstzuständen, Luftnot, Herzrasen, Brustschmerzen, Schwindel, Blutdruckabfall, Herzrhythmusstörungen, Krampfanfällen und schließlich auch zum Exitus kommen! Interaktionen mit anderen Pharmaka sind bekannt und müssen beachtet werden. Die Einstellung auf Disulfiram muss sorgfältig erwogen werden und darf nur unter ärztlicher Kontrolle durchgeführt werden. Dabei müssen psychische Stabilität, allgemeiner Gesundheitszustand, das Vorliegen körperlicher und psychischer Erkrankungen, die Einnahme sonstiger Medikamente und Vorerfahrungen mit der Substanz berücksichtigt werden. Eine längerfristige Einnahme ist nicht ratsam, da es zu Leber- und anderen Organschäden führen kann. Disulfiram sollte deshalb, wenn überhaupt, nur in der ersten Zeit der Alkoholabstinenz eingesetzt werden. Im Einzelfall kann bei der Krankenversicherung ein Antrag auf Kostenübernahme gestellt werden, der aber im Regelfall negativ beschieden wird, da nach Meinung des Medizinischen Dienstes der Krankenkassen (MdK) mit Campral und Naltrexon (für Opioid-substituierte Patienten obsolet!) Alternativpräparate mit allerdings anderem Wirkprinzip existieren. Die Dosierung besteht zu Beginn in je 1–2 Dispergetten à 400 mg zur Aufsättigung für 3 Tage. Drei Einnahmen pro Woche: montags, mittwochs je eine Dispergette; freitags 2 Dispergetten in Wasser aufgelöst. Die Höchstdosis von 0,5 g/Tag sollte dabei nicht überschritten werden. Die Leberwerte dürfen max. das 3-fache der Norm bei Behandlungsbeginn betragen. Empfohlen wird in den ersten drei Monaten 14 tgl., danach 2–4 x jährliche Kontrolle von ALAT und ASAT. Während der Opioidsubstitution ist eine Behandlung mit Disulfiram nur dann vertretbar, wenn der Patient (wie üblich) ausdrücklich eingewilligt hat, täglich zur Substitution und Einnahme des Disulfiram erscheint und auf etwaige unerwünschte Wirkungen rasch reagiert werden kann. Wenn diese Behandlung innerhalb eines Gesamtkonzepts eingebettet ist, stellt dieses Vorgehen eine Alternative zur üblichen Form der durch wiederholte stationäre Interventionen zum Alkoholentzug gekennzeichneten Therapie dar.

Weiterführende Informationen

- www.pharmazie.com
- www.nsfer.de

Dokumentation: Medizinische Aspekte

Die detaillierte und umfassende Dokumentation der Substitutionstherapie ist sowohl aus forensischen als auch aus betäubungsmittelrechtlichen Gründen sehr wichtig. Die Richtlinie der Bundesärztekammer enthält die nachfolgend vollständig zitierten detaillierten Dokumentationsanforderungen, mit denen die Vorgaben der Betäubungsmittelverschreibungsverordnung *(BtMVV)* und berufsrechtliche Vorgaben rechtsverbindlich konkretisiert werden. Diese Dokumentationsanforderungen haben einen hohen Verbindlichkeitsgrad als Nachweise für die Qualität und Regelkonformität der Substitutionstherapie. Die Dokumentation ist auf Anforderung der zuständigen Landesbehörde zur Einsicht und Auswertung schriftlich vorzulegen. Darüber hinaus sind die Dokumentationen zum Zweck der Auswertung der Qualitätssicherungsmaßnahmen auf Verlangen der zuständigen Landesärztekammer und/oder der zuständigen Kassenärztlichen Vereinigung in anonymisierter Form zur Verfügung zu stellen.

Vor und bei Einleitung einer Substitutionsbehandlung sind insbesondere zu dokumentieren:

- Opioidabhängigkeit des Patienten gemäß § 5 Abs. 1 BtMVV und Indikationsstellung,
- Vorgeschichte des Patienten hinsichtlich der Entwicklung und zeitlichen Manifestierung seiner Abhängigkeitserkrankung,
- eingehende Untersuchung des Patienten,
- gegebenenfalls Austausch mit Vorbehandlern über die Abhängigkeitserkrankung, Begleiterkrankungen und Begleitmaßnahmen sowie das verschriebene Substitut und die Dosierung,
- gegebenenfalls erfolgte Schweigepflichtsentbindungen,
- Durchführung und Ergebnisse von Drogenscreenings,

- Abklärung komorbider psychischer und substanzbedingter Störungen inklusive Medikation,
- Abklärung begleitender somatischer Erkrankungen und relevanter Vorerkrankungen,
- Abklärung einer evtl. bestehenden Schwangerschaft,
- Abklärung der aktuellen Lebenssituation und gegebenenfalls vorliegender psychosozialer Belastungen und eines entsprechenden Betreuungsbedarfs,
- durchgeführte Empfehlung einer psychosozialen Betreuung,
- verschriebenes Substitutionsmittel gemäß § 5 Abs. 6 BtMVV sowie weiterer verschriebener Medikamente,
- eine ausnahmsweise und zu begründende Verschreibung einer Zubereitung von
- Codein oder Dihydrocodein gemäß § 5 Abs. 6 Satz 1 Nr. 3 BtMVV,
- Dosierung des verschriebenen Substitutionsmittels,
- Einnahme unter Sicht – gegebenenfalls Ausnahmen gemäß § 5 Abs. 7 Satz 2
- BtMVV.

Im Rahmen der Erstellung des Therapiekonzeptes und behandlungsbegleitend erforderliche Dokumentationen:

- durchgeführte Ansprache möglicher und erreichbarer Therapieziele – einschließlich der Opioidabstinenz,
- Festlegung individueller Therapieziele, Zielerreichungen und Zielanpassungen im
- Therapieverlauf,
- Termine und Ergebnisse der begleitenden Patientenkontakte und Kontrollen,
- Änderungen der Dosis und des Substituts.

Hinsichtlich einer Take-home-Verschreibung sind zu dokumentieren:

- Voraussetzungen und Gründe für eine Take-home-Verschreibung (Berücksichtigung
- der klinischen Stabilität und Patientencompliance),

- gegebenenfalls erfolgte Absprache mit der psychosozialen Betreuungsstelle,
- in häuslicher Gemeinschaft mitlebende Kinder,
- Aufklärung über eine kindersichere Aufbewahrung,
- wiederholte Aufklärung über das Substitutionsmittel und dessen Wirkungen, Nebenwirkungen und Wechselwirkungen mit anderen psychoaktiven Substanzen,
- vom Patienten glaubhaft gemachte persönliche, berufliche oder medizinische Gründe, die eine über sieben Tage hinausgehende Take-home-Verschreibung erforderlich machen (bis zu 30 Tage),
- Begründung der vorgenommenen Rezeptfraktionierungen und Änderungen, fortlaufende Überprüfung der Voraussetzungen, Gründe und Rezeptfraktionierungen.

Erforderliche Dokumentationen bei Beendigung bzw. Abbruch einer Substitutionsbehandlung:

- Gründe für eine Beendigung der Behandlung,
- versuchte Anpassungen des Behandlungsregimes,
- gegebenenfalls erfolgte Abklärung einer Sicherstellung der Behandlungskontinuität,
- gegebenenfalls erfolgte Weiterleitung an eine nachbetreuende Stelle.

Im Rahmen der Substitution in einer externen Einrichtung sind zu dokumentieren:

- Voraussetzungen für das Überlassen eines Substitutionsmittels zum unmittelbaren
- Verbrauch in einer externen Einrichtung, wenn dieses nicht durch den substituierenden Arzt erfolgt (insbesondere Abschluss einer Vereinbarung),
- Erfüllung der sich aus mit der Einrichtung abgeschlossenen Vereinbarung ergebenden Anforderungen (insbesondere fachliche Einweisung und durchgeführte Kontrollen).

Zusätzlich wird die Meldung des Patienten in anonymisierter Form an das zentrale Substitutionsregister gefordert. Für die Kooperation mit externen Fachdiensten (z. B. mit Drogenhilfe-Einrichtungen) sowie für die Übermittlung von Behandlungsdokumentationen an die Qualitätssicherungskommissionen der Kassenärztlichen Vereinigungen sind jeweils personengebundene Schweigepflichtsentbindungen durch den Patienten einzuholen.

Die Patienten sind über Gefahren und Nebenwirkungen des Substitutionsmittels und zusätzlich gebrauchter psychotroper Substanzen zu informieren und über eine mögliche Fahruntauglichkeit sowie über eine mögliche Einschränkung beim Bedienen von Maschinen und schwerem Gerät aufzuklären.

Weiterführende Informationen

- https://www.bundesaerztekammer.de/richtlinien/richtlinien/substitutionstherapie/www.bas-muenchen.de

Dokumentation: Suchtberatung und Psychosoziale Maßnahmen

Für die Erstellung von individuellen Therapie- oder Hilfeplänen sowie zur Dokumentation der psychosozialen Betreuungsmaßnahmen stehen verschiedene im Suchthilfesystem eingeführte Instrumente zur Verfügung, die u. a. Handreichungen für die psychosoziale Anamnese und Diagnostik sowie für die Vereinbarung und das Monitoring von Hilfeplänen im Rahmen der psychosozialen Betreuung enthalten. (Behandlungsplan)

Im Rahmen dieser einzelfallbezogenen Behandlungsdokumentation erheben die Suchthilfe-Einrichtungen auch Daten für statistische Beschreibungen und Auswertungen, mit denen z B. Charakteristika der erreichten Klientel, Entwicklungen bezüglich des Hilfebedarfs sowie für die Qualitätsentwicklung relevante Indikatoren dargestellt werden können. Als Voraussetzung für Vergleiche und einrichtungsübergreifende Auswertungen wurde von den Fachverbänden der ambulanten und stationären Suchthilfe der „Deutsche Kerndatensatz zur Dokumentation im Bereich der Suchtkrankenhilfe" mit den Modulen Klient, Einrichtung und Katamnese entwickelt und für eine nationale Suchthilfestatistik vereinheitlicht. Mit dem „Kerndatensatz" werden zentrale Charakteristika der behandelnden und betreuenden Einrichtungen, ihrer Mitarbeiterstruktur, der Klientel, der Maßnahmen und Ergebnisse einheitlich beschrieben. Gleichzeitig werden auf dieser Basis auch die für die Statistik der Europäischen Beobachtungsstelle für Drogen und Drogensucht (EBDD) erforderlichen Daten ermittelt. Die in der Suchthilfe verwendeten EDV-gestützten Dokumentationssysteme bedienen durchgängig den „Deutschen Kerndatensatz". Sie unterscheiden sich jedoch wesentlich in softwaretechnischen Funktionalitäten sowie in ihren erweiterten Dokumentationsinhalten.

Einen internationalen Standard zur Beschreibung der Problembelastung und des Hilfebedarfs bietet der Addiction Severity Index (ASI). Katamnesestandards zur Erfassung und Bewertung von Behandlungsergebnissen werden von der Deutschen Gesellschaft für Suchtforschung und Suchttherapie (DG Sucht) veröffentlicht. Als spezifisches Instrument zur psychosozialen Diagnostik wurde vom Institut für Therapieforschung und dem deutschen Caritasverband die Prozess- und Psychosoziale Ressourcenorientierte Diagnostik (PREDI) entwickelt.

Weiterführende Informationen

- https://www.dhs.de/arbeitsfelder/deutscher-kerndatensatz-30.html

Dosier- und Dokumentationssysteme

In Schwerpunktpraxen und Substitutionsambulanzen mit größeren Patientenzahlen kann der Einsatz von EDV-gestützten Dosiersystemen von Vorteil sein. Die Systeme ersparen die Bestellung und Lieferung der Einzeldosen durch die Apotheke; sie erlauben eine flexible und situationsgerechte (Nach-) Steuerung und Korrektur von Dosismengen. Die automatische BTM-gerechte Dokumentation erspart Zeitaufwand und gewährt rechtliche Sicherheit. Dabei müssen die Dokumentations- und Nachweis-Vorschriften gem. BtMVV § 13 erfüllt sein:

Der Nachweis von Verbleib und Bestand der Betäubungsmittel in den in § 1 Abs. 3 genannten Einrichtungen ist unverzüglich nach Bestandsänderung nach amtlichem Formblatt zu führen. Die Aufzeichnung kann auch mittels elektronischer Datenverarbeitung erfolgen, sofern jederzeit der Ausdruck der gespeicherten Angaben in der Reihenfolge des amtlichen Formblattes gewährleistet ist. Im Falle des Überlassens eines Substitutionsmittels zum unmittelbaren Verbrauch nach § 5 Abs. 7 Satz 1 oder eines Betäubungsmittels nach § 5c Abs. 2 ist der Verbleib patientenbezogen nachzuweisen.(§ 13 BtMVV).

Nicht zulässig ist die Mitgabe der *Take-home-Dosis* aus dem Praxisbedarf (*Dispensierrecht*).

Zum Ende jeden Kalendermonats muss die Dokumentation der Zugänge, Abgänge und des Bestandes sowie die Übereinstimmung des Bestandes mit den geführten Nachweisen geprüft werden. Der Arzt muss Änderungen im Bestand mit Namenszeichen und Datumsangabe bestätigen. Sofern EDV zur Dokumentation eingesetzt wird, muss die Prüfung auf der Grundlage von Ausdrucken erfolgen (§ 13 BtMVV). Maßgeblicher Nachweis im Sinne der vorgeschriebenen BtM-Dokumentation ist also der mit Unterschrift des Arztes bestätigte Papierausdruck.

Die auf dem Markt verfügbaren EDV-gestützten Dosiersysteme verbinden die Dosierung des Substitutionsmittels mit der BtMVV-gerechten Dokumentation der Einzeldosierungen und gleichen diese mit dem Bestand ab. Darüber hinaus sollten sie über Routinen zur Prozesssteuerung die Umsetzung der betäubungsmittelrechtlichen Vorschriften vorstrukturieren, die Definition von patientenbezogenen Schemata zur Ein- oder Abdosierung sowie weitere patientenbezogene Memos, Anweisungen und Dokumentationen ermöglichen und die zur Abrechnung erforderliche Vergabedokumentation in geeigneter Weise aufbereiten.

Im Rahmen der Qualitätssicherung sollten u. a. die patientenbezogene Dokumentation von Beigebrauch, die Darstellung von Verläufen sowie Auswertungen möglich sein. Es können alle Substitutionsmittel dokumentiert werden.

Als erweiterte Funktionalitäten bieten die Dosiersysteme in der Regel die Möglichkeit, die Vergabedaten über eine EDV-Schnittstelle an die Praxis- und Abrechnungssoftware zu übergeben.

Medikamentendosiersysteme müssen den Vorgaben des Medizinproduktegesetzes genügen und zertifiziert sein.

Drogenabhängige

Mit dem Begriff Drogenabhängigkeit werden Vorstellungen körperlicher, psychischer und sozialer Verelendung v. a. von Opioiden (Heroin) assoziiert. Das öffentliche Erscheinungsbild der Heroinkonsumenten, das vor allem von der „Straßenszene" und Büchern/Filmen wie „Christiane F" geprägt ist, fördert solche Gleichsetzungen des Drogenmittels als unmittelbare Ursache des Drogenelends. Abgesehen davon, dass mittlerweile unter dem Begriff Menschen mit einem chronischen Gebrauchsmuster sowohl legaler als auch illegaler psychotroper Substanzen gefasst werden, zeigt ein genauer Blick bei Opioiden jedoch, dass die psychische Verfassung einerseits und die Illegalität des Stoffes (d. h. unbekannter Reinheitsgehalt, Beimengungen mit z. T. toxischen Streckmitteln) sowie die damit einhergehenden sozialen Ausgrenzungs- und Stigmatisierungsprozesse andererseits die wesentlichen Bedingungen solcher Verelendungsprozesse sind. Dies führt zu unterschiedlichen Lebenssituationen und Verschränkungen von Einflüssen, sodass weder von dem Heroinkonsumenten noch von dem Substitutionspatienten gesprochen werden kann. Die aus der Zeit der *Drogenkarriere* mitgebrachten Bedingungen wirken auch während der Substitution fort und beeinflussen in erheblichem Maße die Chance der Stabilisierung und Verbesserung der Lebenssituation und die Geschwindigkeit, mit der Fortschritte erwartet werden dürfen. Eine genaue Kenntnis der Lebenssituation der Substitutionspatienten vor Beginn der Therapie ist daher wichtig.

Typischerweise kommt es aufgrund des permanenten Stresses in der *Beschaffungskriminalität* und der ständigen Gefahr polizeilicher Auffälligkeit bei vielen Opiatabhängigen zu einer systematischen Vernachlässigung der gesundheitlichen Belange mit der Folge viraler und bakterieller Erkrankungen, Mangel-/Unterernährung und schlechter Körperhygiene. Die meisten Substitutionspatienten weisen daher zu Beginn einen schlechten körperlichen Allgemeinzustand auf, haben Abszesse, einen schlechten Venenstatus und erhebliche Zahnprobleme. Weit verbreitet sind auch (chronische) Infektionen, insbesondere *Hepatitis B und C*. Unter den Bedingungen der Substitution verbessert sich der gesundheitliche Zustand relativ schnell. An HIV/*AIDS* oder Hepatitiden Erkrankte können angemessen behandelt werden.

Auch die allgemeine psychische Situation ist zu Beginn der Therapie meistens schlecht und die Mehrzahl der Patienten leidet regelmäßig unter depressiven Verstimmungen und Angstzuständen, Gewalterfahrungen, sexueller Missbrauch und andere Traumata sind vor allem bei Frauen, aber auch bei Männern weit verbreitet. Ebenso besteht eine hohe Suizidgefährdung. Viele haben Situationen der Überdosierung erlebt, etwa jeder Zweite hat vor oder während der Drogenkarriere Suizidversuche unternommen. Sind die psychischen Belastungen vor allem die Folge der deprimierenden Situation während der Drogenkarriere, so tritt während der Substitution relativ bald eine deutliche Besserung ein. Sind die psychischen Beeinträchtigungen weniger situativ bedingt, so bilden sie während der Substitution einen fortwährenden, die Fortschritte verzögernden Einflussfaktor, der besondere Aufmerksamkeit erfordert.

Die soziale Situation von Opiatabhängigen vor Beginn der Substitutionstherapie ist von einer hohen sozialen Ausgrenzung und Deklassierung geprägt. Sie bewegen sich fast ausschließlich in einem stark von anderen Drogenabhängigen geprägten sozialen Umfeld, in dem sie ihre Freunde und Partner finden. Das schulische und berufliche Ausbildungsniveau ist eher gering, und Zeiten mit regelmäßiger Arbeitserfahrung bestehen oft nicht oder sind kurz geblieben. Dagegen nimmt die Geldbeschaffung aus illegalen Quellen (*Beschaffungskriminalität*) einen hohen Stellenwert ein. Dies betrifft insbesondere Dealen, Diebstahl und Einbrüche bei den Männern und Prostitution und Dealen überwiegend bei den Frauen. Dementsprechend sind die meisten gerichtlich bereits verurteilt worden, und über 80 % hat z. T. erhebliche Hafterfahrungen (im Durchschnitt mehr als 4 Jahre). Kumulieren solche negativen Bedingungen und Vorerfahrungen, bildet dies erhebliche Hürden für die soziale Rehabilitation. Noch gravierender ist jedoch, wenn die Opiatabhängigen im Verlauf ihrer oft sehr langen Drogenkarriere die volle Erwerbsfähigkeit eingebüßt haben. Dann wird insbesondere die berufliche Rehabilitation unter den gegebenen Bedingungen sehr schwierig. Die hier erreichbaren Erfolge müssen daher immer vor dem Hintergrund der gegebenen Möglichkeiten und vorhandenen Ressourcen beurteilt werden. Viele Opiatabhängige haben vor Beginn der Substitutionstherapie freiwillige Selbstentzüge durchgeführt, freiwillige Clean-Phasen eingelegt und Abstinenztherapien begonnen, aber oft abgebrochen. Vor diesem Hintergrund betrachten die meisten die Substitutionstherapie als „letzten Ausweg", um der gesundheitlichen Verelendung entgehen und eine soziale Rehabilitation erreichen zu können.

Weiterführende Informationen

- Zippel-Schultz, B.; Specka, M.; Stöver, H.; Nowak, M.; Cimander, K.; Eschenhagen, Th.; Gölz, J.; Maryschok, M.; Poehlke, Th.; Helms, Th.M.; Scherbaum, N. (2018): Ergebnisse der langjährigen Substitutionsbehandlung Opiatabhängiger – die SubsCare-Studie. In: Suchttherapie, 9. Juli 2018 – Printversion in: Mai 2019, 20. Jg., 76–84

Drogenabhängigkeit

Unter Drogenabhängigkeit versteht man im medizinischen Sinne die Abhängigkeit von Drogen allgemein. Bei den illegalen Drogen im Besonderen handelt es sich um Opioide, Cannabinoide, *Kokain*, Amphetamine, Halluzinogene und ihre Kombination in der *Polytoxikomanie*. Der Konsum der heute als illegale Drogen definierten Substanzen war früher in den traditionellen Gesellschaften meistens in rituelle Handlungen integriert, wies weniger riskante Konsummuster und -formen auf und führte damit nicht zu gesundheitlichen oder sozialen Problemen. Erst ab Mitte des 19. Jahrhunderts, als es möglich wurde, diese Stoffe in hochkonzentrierter Form herzustellen, zu injizieren und als gleichzeitig auch die Einbettung in rituelle Handlungen verschwunden war, kam es zu den heute bekannten, weit verbreiteten Drogenproblemen. Das Syndrom der Drogenabhängigkeit ist einerseits definiert durch die psychische Abhängigkeit im Sinne eines unbezwingbaren Verlangens nach der Droge und andererseits durch die körperliche Abhängigkeit, charakterisiert durch Toleranzentwicklung und körperliche Entzugssymptome. In neuen Diagnose-/Klassifikationssystemen wie dem ICD-10 wird die Abhängigkeit operational definiert. Für die Diagnose ist das Vorliegen von mindestens 3 von 8 Symptomen oder Verhaltensweisen über 12 Monate notwendig:

1. Starker Wunsch oder Zwang, die Substanz zu konsumieren
2. Verminderte Kontrollfähigkeit bezüglich des Konsums (Kontrollverlust)
3. Substanzgebrauch, um Entzugssymptome zu mildern
4. Körperliches Entzugssyndrom
5. Nachweis einer Toleranz
6. Eingeengtes Verhaltensmuster beim Konsum
7. Fortschreiten der Vernachlässigung anderer Vergnügen oder Interessen
8. Anhaltender Konsum trotz Nachweises eindeutig schädlicher Folgen.

Davon abgetrennt ist der Missbrauch oder schädliche Gebrauch, der definitorisch auf eine tatsächliche Schädigung psychischer oder körperlicher Art beschränkt ist. Ein typisches Beispiel dafür ist die chronische Bronchitis bei häufigem Zigarettenrauchen.

Aktuelle epidemiologische Studien weisen einen leichten Rückgang beim Konsum von Opiaten auf, dieser liegt bei 1,4 % (Lebenszeitprälenz) und bei einer aktuellen Prävalenz von 0,4 % der erwachsenen Bevölkerung. Insgesamt gibt es einerseits einen leichten Anstieg in der Lebenszeitprävalenz des Konsums illegaler Drogen zwischen 2001 und 2020, vor allem in Bezug auf Cannabis, die am meisten gebrauchte illegale Droge in Deutschland. Andererseits hat sich der Gebrauch illegaler Substanzen auch diversifiziert: heute (2020) sind sehr viel mehr psychoaktive Substanzen auf dem Markt als vor 20 Jahren. Ein Grund für die relativ leichte Erhältlichkeit verschiedenster psychoaktiver Substanzen könnten das Internet und das Darknet sein.

Die Komplikationen einer Abhängigkeit von illegalen Drogen, vor allem von Opioiden, Kokain/Crack, oftmals in Verbindung mit Medikamenten und Alkohol betreffen einerseits die Induktion oder Verstärkung sozialer Problemlagen, den Erwerb verschiedener Infektionskrankheiten (HIV, HCV, HBV) und eine oft entwickelte *psychiatrische Komorbidität*. Andererseits konsumieren viele dieser Patienten mehrere Substanzen gleichzeitig (*Polytoxikomanie*), wobei am Anfang oft ein Mangelangebot mit vorübergehendem Wechsel auf eine andere Substanz steht oder ein Überangebot mit unkritischem Mehrfachgebrauch.

Drogenhilfe

Seit Anfang der 1980er-Jahre wurde auf der Grundlage von Aktionsprogrammen des Bundes zur Bekämpfung des Drogen- und Rauschmittelmissbrauchs sowie der Sucht- und Drogenprogramme der Bundesländer eine differenzierte Infrastruktur zur Sucht- und Drogenhilfe ausgebaut. Die Strukturen und Qualitätsstandards des heutigen Suchthilfesystems basieren weitgehend auf dem Rahmenkonzept zur Reform der ambulanten und stationären Versorgung von Suchtkranken, das 1988 von der Expertenkommission der Bundesregierung zur Reform der Versorgung im psychiatrischen und psychotherapeutisch/psychosomatischen Bereich (Psychiatrie-Enquête) formuliert wurde. Zu den Qualitätsanforderungen an die moderne Drogenhilfe gehört eine patientennahe und flexible Hilfeplanung sowie eine hohe Durchlässigkeit des Hilfesystems durch die regionale Vernetzung der Versorgungsstruktur in einem Suchthilfe- und Therapieverbund oder im trägerübergreifenden Kooperationsverbund von Einrichtungen der Suchthilfe und des Gesundheitswesens.

Suchtbegleitende Versorgungsstruktur und „harm-reduction"

Abhängig von der Ausprägung und den Erscheinungsformen lokaler Drogenszenen wurden seit Mitte der 1980er-Jahre vielfältige Formen aufsuchender Drogenhilfe (Streetwork) und suchtbegleitender Hilfen entwickelt. Beispiele dafür sind „Kontaktläden", „Krisenzentren" und „Drogenkonsumräume" (Stöver und Michels 2020), in denen lebenspraktische, soziale und medizinische Gesundheitsvorsorge und Basisversorgung sowie Maßnahmen zur Notfall- und Krisenintervention unter Akzeptanz eines weiterhin bestehenden Drogenkonsums bereitgestellt werden. Dazu gehören u. a. Tagesaufenthalt/-struktur, Verpflegung, Hygiene, Kleiderkammern, Übernachtungsmöglichkeiten für obdachlose Abhängige, Drogennotfall-, Safer Use- und Safer Sex-Training und darüber hinaus Maßnahmen zur HIV- und Hepatitisprophylaxe wie z. B. Spritzentausch und Ausgabe von Kondomen. In einigen Städten wurden medizinische Ambulanzen in diese Versorgungsstruktur integriert, die zum Teil auch niedrigschwellig konzipierte Substitutionsangebote und psychiatrische Konsiliardienste vorhalten. Diese institutionelle Verschränkung von medizinischen und lebenspraktischen Hilfeangeboten zeigen hohe Wirksamkeit bei der Erreichung und Anbindung der Gruppe der „schwerstabhängigen" und „schwer erreichbaren" Drogenkonsumenten. 18 Städte in mittlerweile 8 Bundesländern mit ausgeprägten Drogenszenen haben seit Mitte der 1990er-Jahre Drogenkonsumräume eingerichtet, in denen der Konsum von illegalen Drogen unter hygienischen Bedingungen und unter der Aufsicht von Fachpersonal für Abhängige ermöglicht wird. Eine juristische Regelung für diese Erweiterung der suchtbegleitenden Hilfestruktur erfolgte mit der Novellierung des Betäubungsmittelgesetzes (*BtMG*) im Jahr 2000.

Weiterführende Informationen
www.akzept.eu + https://www.drogenkonsumraum.net/ + www.harmreduction.eu

Drogenberatung und ambulante Behandlungseinrichtungen
Das Aufgabenspektrum und die Tätigkeitsschwerpunkte von Drogenberatungsstellen sind stark abhängig von regionalen Gegebenheiten und Anforderungen. Zum Kern ihrer Aufgaben gehören die Information und Beratung, die Betreuung und Behandlung (*Abstinenztherapie*) von Abhängigen und Angehörigen, die Vermittlung in stationäre Entgiftung und Entwöhnung und die dazu erforderliche Klärung der Kostenübernahme, die Nachsorge sowie die

psychosoziale Betreuung von Substituierten. In der Regel sind Drogenberatungsstellen auch Träger und Ansprechpartner für Sucht- und Drogenprävention und arbeiten in der Primär- und Sekundärprävention mit Jugendhilfe-Einrichtungen, Schulen und Ausbildungsbetrieben zusammen.

Im Zuge der Entwicklung einer Infrastruktur für Substitutionsbehandlungen wurden vielfältige Kooperationsmodelle zwischen Drogenberatungsstellen und Einrichtungen des Gesundheitswesens etabliert, die von der Durchführung der Substitution durch niedergelassene Ärzte in Drogenberatungsstellen bis zum Kooperationsverbund von Drogenberatung und psychiatrischen Kliniken reichen (*Kooperationsmodelle*).

Qualifizierte Entgiftung
Der Forderung der Psychiatrie-Enquête, dass stationäre Entgiftungsbehandlungen nur noch in Einrichtungen durchgeführt werden, die ein auf die Grundkrankheit „Abhängigkeit" ausgerichtetes Behandlungsangebot vorhalten wird zunehmend gemeindenah umgesetzt. Die Entgiftung in spezialisierten und suchttherapeutisch qualifizierten Entgiftungsstationen wird als fachlicher Standard betrachtet.

Der qualifizierte Drogenentzug wird über die körperliche Entgiftung hinausgehend als Chance zur Orientierung und Motivierung für weitergehende Schritte in der Behandlung der Abhängigkeit gestaltet. Entsprechend gelten früher übliche Forderungen nach einer bereits vor dem Entzug gesicherten Anschlussbehandlung oder gar der Entgiftung vorausgehende Motivationsprüfungen als kontraindiziert. An die stationäre Entgiftung angegliederte **Motivationsstationen** sowie in einigen Bundesländern eingerichtete **Übergangseinrichtungen** sollen eine kurzfristige stationäre Aufnahme von Drogenabhängigen ohne bürokratische Hindernisse und ohne Wartezeiten fördern oder eine Überbrückung von Wartezeiten zwischen der stationären Entgiftung und der stationären Entwöhnungsbehandlung ermöglichen. Nach Abschluss der Entgiftung erfüllen sie eine Scharnier-Funktion und bieten einen suchtmittelfreien und betreuten stationären Rahmen für mehrwöchige Orientierungsphasen zur Klärung und Vorbereitung weiterer Behandlungsperspektiven.

Stationäre Entwöhnung und Rehabilitation
Das System der stationären Entwöhnung und Rehabilitation ist bundesweit sehr gut ausgebaut und erfüllte mit differenzierten und zielgruppenspezifischen Angeboten (u. a. für minderjährige Abhängige, Patienten mit Doppeldiagnose, drogenabhängige Eltern mit ihren Kindern, abhängige Frauen) die Anforderungen einer qualifizierten Versorgungsstruktur. Seit 2001 ist auf Grundlage der neu gefassten „Vereinbarung Abhängigkeitserkrankungen" auch eine übergangsweise *substitutionsgestützte ambulante und stationäre Rehabilitation* in dafür anerkannten Einrichtungen möglich. In der Regel ist die Vermittlung zur stationären Entwöhnung in das überregional gut ausgebaute Angebot von Fachkliniken kurzfristig möglich, sofern nicht Verzögerungen durch Bearbeitungszeiten bei der Kostenbewilligung entgegenstehen. Wartezeiten bestehen allerdings häufig bei spezialisierten Einrichtungen (z. B. bei Behandlungsplätzen für drogenabhängige Eltern mit Kindern oder für Patienten mit psychiatrischer Komorbidität).

Adaptionsphase, Nachsorge und Infrastruktur für betreutes Wohnen sowie schulische und berufliche Rehabilitation
Entscheidend für die Stabilisierung der Abstinenz und für die soziale und berufliche Eingliederung nach der stationären Entwöhnungsbehandlung ist eine qualifizierte Nachsorge. In der Adaptionsphase, d. h. der etwa dreimonatigen Abschlussphase der stationären Entwöhnung, wird die Rehabilitation auf die Entwicklung und Realitäts-erprobung von sozialen und beruflichen Anschlussperspektiven fokussiert.

In der Regel arbeiten Therapieeinrichtungen und Fachkliniken nicht isoliert, sondern bilden ein Verbundsystem mit Einrichtungen des betreuten Wohnens und mit Beratungsstellen, die die therapeutische Nachsorge und die notwendigen sozialen Hilfestellungen bereitstellen und koordinieren. Sie werden ergänzt durch z. T. zielgruppenspezifische Angebote zur schulischen oder beruflichen Eingliederung.

Bei der Entwicklung eines drogenfreien sozialen Beziehungs- und Unterstützungsnetzwerkes und als Auffangstruktur bei Rückfallkrisen können Selbsthilfegruppen (*Selbsthilfe*) von außerordentlicher Bedeutung sein. Häufig werden sie bereits während der stationären Entwöhnungsbehandlung in den Rehabilitationsprozess einbezogen.

Weiterführende Informationen
Adressendatenbank der Deutschen Hauptstelle für Suchtfragen mit ambulanten und stationären Einrichtungen der Krisenhilfen, Suchtberatung, Entgiftung, Suchtrehabilitation und Eingliederungshilfen bei substanzbezogener Abhängigkeit:
https://www.dhs.de/einrichtungssuche.html
Links zu den Landesstellen für Suchtfragen mit Orientierungen über die regionalen Angebote: https://www.dhs.de/dhs/landesstellen.html

Drogenkarriere

In schlechter Analogie zum Karrierebegriff im Rahmen der Berufssoziologie ist mit der Drogenkarriere die Annahme einer Sequenz steigender Drogengebrauchsmuster verbunden, die auf alle anderen Lebensbereiche und die Persönlichkeit ausstrahlt, sodass es zu einem Prozess gesundheitlicher, psychischer und sozialer Verelendung kommt. Damit verbunden wird oft die Vorstellung eines scheinbar linearen Verlaufs von einer Einstiegsdroge zu einer körperlich abhängig machenden Droge (*Heroin*) mit entsprechenden Dosissteigerungen und verfestigtem Gebrauch. Das damit verbundene Abgleiten in einen drogenbezogenen Lebenskontext führt zum Abbruch familiärer und sozialer Beziehungen und beruflicher Ausbildung. Zur Finanzierung des Drogenkonsums/-abhängigkeit tritt typischerweise eine *Beschaffungskriminalität*, die zu Verurteilungen und Haftstrafen führt, wodurch sich die gesellschaftliche Stigmatisierung und Ausgrenzung verfestigt.

Strittig ist, inwieweit ein solcher Prozess als zwangsläufig angesehen werden muss. So kann z. B. der Einstieg über *Cannabis* als Verursachungsfaktor einer Drogenkarriere nicht mehr als zutreffend angesehen werden. Hingegen stellen frühe polyvalente Gebrauchsmuster unterschiedlicher Drogen ein erhebliches Gefährdungspotential dar. Ebenso haben, insbesondere bei Opiatabhängigen, die sozialen und kriminalisierenden Bedingungen des Drogengebrauchs einen erheblichen Anteil an den Verelendungsprozessen. In diesem Zusammenhang wird auch über Formen der Entkriminalisierung von Heroinabhängigen diskutiert.

Drogenkonsumräume

Städte mit größeren offenen Drogenszenen haben in den neunziger Jahren des vorigen Jahrhunderts die Initiative zur Einrichtung von Konsumräumen für Drogenabhängige ergriffen. Eine rechtliche Klarstellung ihres Betriebs erfolgte mit der Novellierung des Betäubungsmittelgesetzes (BtMG) im Jahr 2000.

Konsumräume gehören neben dem Spritzentausch und der substitutionsunterstützten Krisenhilfe zu den wichtigen Elementen einer gesundheitspolitischen Strategie, die auf eine Reduzierung der mit dem Konsum illegaler Suchtmittel verbundenen Risiken und Schädigungen zielt. Darüber hinaus wird mit der Verlagerung des Suchtmittelkonsums aus dem öffentlichen Raum in fachlich kontrollierte Einrichtungen eine Entlastung von den Erscheinungsformen offener Drogenszenen bezweckt.

Das Injizieren von Opioiden, Kokain und anderen Substanzen birgt ein hohes Risiko der Überdosierung im Milligrammbereich sowie der Infektion und Sepsis infolge der Verwendung verunreinigter Drogen, verunreinigter Spritzen oder unsauberen Zubehörs. Drogenkonsumräume (Konsum-/Gesundheits-/Druckräume, Fixerstuben) bieten Drogenabhängigen eine Gelegenheit zum Konsum ihrer mitgebrachten Drogen unter fachlicher Aufsicht, hygienischen Bedingungen und ohne die hektischen und entwürdigenden Umstände des Konsums in der Szene, in Straßen und Hofeingängen oder öffentlichen Toiletten.

In der Regel stehen 6–12 überwachte Injektionsplätze zur Verfügung; es werden sterile Spritzen, sauberes Wasser und die benötigten Utensilien in hygienischem Zustand zur Verfügung gestellt. Das Personal ist für Notfallinterventionen geschult; kurzfristige ärztliche Hilfe ist sichergestellt. Die Bedeutung für die Drogennotfallprophylaxe geht aus einer bereits 1999 durchgeführten Erhebung über Notfallinterventionen in Frankfurter Konsumräumen und ihrem Umfeld hervor: Die Notfälle konnten meist durch Erste-Hilfe-Maßnahmen oder einen hinzugezogenen Arzt (500 Fälle) bewältigt werden – in 50 Fällen erfolgte eine stationäre Einweisung. In keinem Fall führte der Notfall zum Tode.

Der Betrieb von Konsumräumen wird in § 10a BtMG geregelt. Voraussetzung ist eine Erlaubnis durch die zuständige Landesbehörde auf Grundlage einer Rechtsverordnung des Bundeslandes, die Standards für den Betrieb vorschreibt und den Kreis der berechtigten Benutzer festlegt. Bislang waren die Träger von Konsumräumen dazu verpflichtet, neben „offenkundigen Erst- und Gelegenheitskonsumierenden" sowie alkoholisierten und berauschten Personen auch Substituierte abzuweisen. Nunmehr besteht die Verpflichtung, in Beratungen auch auf „die Risiken des Drogenkonsums bei gleichzeitiger Substitutionsbehandlung und die Notwendigkeit des Konsumverzichts hinzuweisen" und auf die Inanspruchnahme der im Einzelfall notwendigen Hilfe hinzuwirken. Opiatabhängigen, die sich in einer substitutionsgestützten Behandlung befinden und zusätzlich Drogen konsumieren, ist bspw. in NRW seit 2016 der Besuch von Konsumräumen gestattet.

Weiterführende Informationen
https://www.indro-online.de/dat/springer.pdf

Drogenpolitik

Der Suchtmittelkonsum verursacht in Deutschland gravierende gesundheitliche, soziale und volkswirtschaftliche Probleme: Schätzungen gehen von 17 Mio. Rauchern, 1,8 Mio. Alkoholabhängigen und etwa 2,3 Mio. Menschen mit Medikamentenabhängigkeit aus. Rund 600.000 Menschen weisen einen problematischen Konsum von Cannabis und anderen illegalen Drogen auf. Um darauf zu reagieren, hat die Bundesregierung verschiedene Vorgehensweisen der Unterstützung oder Strafe etabliert. Das Ziel bundesdeutscher Drogen- und Suchtpolitik liegt in der Reduzierung des Konsums legaler und illegaler Drogen sowie der Vermeidung der drogen- und suchtbedingten gesellschaftlichen Probleme. Nach Angaben der Bundesregierung sollen dabei die legalen Suchtmittel Alkohol, Tabak und psychotrope Medikamente aufgrund ihrer großen zahlenmäßigen Bedeutung die größte Beachtung finden. Wesentliche Handlungsfelder der Sucht- und Drogenpolitik liegen im Bereich der Prävention durch Aufklärung über die Gefahren des Suchtmittel- oder Drogenkonsums. Beratung- und Behandlung sowie Hilfen zum Ausstieg werden durch vielfältige Beratungs- und Behandlungsangebote zum Ausstieg aus dem Suchtverhalten vorgehalten. Maßnahmen zur Schadensreduzierung bestehen in Überlebenshilfen oder Maßnahmen zur Schadensreduzierung, wie z. B. Spritzentausch und Drogenkonsumräume, sodass die gesundheitliche und soziale Situation des Suchtkranken stabilisiert werden kann, um die Voraussetzung zum späteren Ausstieg aus der Sucht zu schaffen. Schließlich bestehen über die gesetzlichen Regulierungen zur Angebotsreduzierung weitere Elemente der Drogen- und Suchtpolitik. Die gesetzliche Regulierung zur Beschränkung des Angebots von Suchtmitteln und Drogen wird beispielsweise in Nichtraucherschutzgesetzen festgelegt und durch das Jugendschutzgesetz sowie das *Betäubungsmittelrecht* geregelt. Auch die Bekämpfung der Drogenkriminalität dient der Angebotsreduzierung. Eine „Drogenpolitik" bildete sich erst zum Ende der 60er-Jahre heraus, als der Konsum illegaler Substanzen im Zusammenhang mit der Studentenbewegung zu einem gesellschaftspolitischen Problem erklärt wurde. Das zu Beginn der 70er-Jahre verabschiedete Betäubungsmittelgesetz (*BtMG*) war die unmittelbare Reaktion auf den sich ausbreitenden Gebrauch von „Rauschgift" unter Jugendlichen. Das damals beschlossene BtMG enthält die bis heute geltenden strafrechtlichen Grundlagen der bundesdeutschen Drogenpolitik, die zudem auf den Säulen Prävention und Therapie beruht. Das Ziel war dabei die Abstinenz von allen Drogen, die bei der Allgemeinbevölkerung mit der „Generalprävention durch Strafandrohung" erreicht und bei schon abhängig gewordenen Personen mit der stationären Langzeittherapie wiederhergestellt werden sollte. Die drogenfreie Gesellschaft war das Leitbild und das Abstinenzparadigma der Grundsatz der Hilfe. Bis in die 80er-Jahre hinein bestand über diese Mittel und Ziele der Drogenpolitik unter den gesellschaftlich relevanten Gruppen und den politischen Parteien ein großer Konsens. Erst im Zusammenhang mit der *HIV/AIDS*-Problematik, der begrenzten Reichweite des abstinenzorientierten Therapiesystems und den ständig steigenden Zahlen von Drogenkonsumenten und Drogentoten bei gleichzeitig wachsender Beschaffungskriminalität und Verelendung vieler Drogenabhängiger wurde die herrschende Drogenpolitik zunehmend in Frage gestellt. Seit der zweiten Hälfte der 80er-Jahre ist ein drogenpolitisches Umdenken in Gesellschaft und Politik zu verzeichnen, vor allem was die Pluralisierung des Hilfeangebots betrifft: *Substitution*, niedrigschwellige Einrichtungen und Safer-Use-Maßnahmen (z. B. Spritzentausch, Naloxon-Training und Vergabe) konnten sich seitdem langsam durchsetzen. Weitergehende Hilfeangebote wie die heroingestützte Behandlung (als Modellversuch) oder die Errichtung von Drogenkonsumräumen wurden auf den Weg gebracht. Dieser Wandel in der Drogenhilfepolitik kam „von unten": Engagierte Ärzte, Therapeuten und Drogenberater haben hier eine Vorreiterrolle übernommen, um neue Elemente in der Drogenarbeit einzuführen. Häufig wurden dabei juristische Grauzonen und berufspolitische Handlungsspielräume strapaziert und entsprechende Gerichtsverfahren und Sanktionen in Kauf genommen. Auf der politischen Ebene wurde die Reform der Drogenhilfe insbesondere von einzelnen Landesregierungen vorangetrieben. An erster Stelle seien die Länder Hamburg und Hessen (und hier: Frankfurt) genannt, die durch zahlreiche Reforminitiativen im Drogenbereich bundesweite Kontroversen auslösten. Während im Hilfebereich ein deutlicher Politikwandel zu verzeichnen ist, trifft dies für das Strafrecht nicht zu: Bis auf eine Ausweitung des Opportunitätsprinzips im *BtMG* („geringfügige Menge") hat sich die Kriminalisierung und Strafverfolgung von Drogenbesitz und -handel in den letzten 30 Jahren nicht grundlegend geändert – und zwar unabhängig von der parteipolitischen Zusammensetzung der Bundesregierung. Politische Initiativen, die auf eine Entkriminalisierung abzielten wie z. B. das Cannabisprojekt des Landes Schleswig-Holstein bzw. einzelner Kommunen (wie Berlin oder Münster), scheiterten bisher am Bund bzw. am Bundesinstitut für Arzneimittel und Medizinprodukte (BfARM). Die föderative Struktur der Bundesrepublik Deutschland hat es ermöglicht, dass in der Drogenpolitik in

Ansätzen Reformen verwirklicht werden konnten. Diese Erneuerungspolitik stößt aber dort an Grenzen, wo bundesrechtliche Regelungen – insbesondere das BtMG – eindeutig tangiert werden.

Heroingestützte Behandlung/Diamorphingestützte Substitutionsbehandlung

Mit dem Gesetz zur diamorphingestützten Substitutionsbehandlung vom 15.07.2009 wurden nach langen politischen Auseinandersetzungen die rechtlichen Voraussetzungen für die Überführung der diamorphingestützten Behandlung in die Regelversorgung geschaffen. Vorausgegangen war eine von 2002–2006 in sieben deutschen Städten durchgeführte Therapiestudie zur Evaluation der Effekte der Heroinbehandlung. Die Studie erfolgte als klinische kontrollierte Vergleichsuntersuchung nach den Richtlinien der „Good Clinical Practice" (GCP) sowie den Bestimmungen des Arzneimittel- (AMG) und des Betäubungsmittelgesetzes (BtMG). Das Design sollte im Rahmen eines integrierten Behandlungssettings, d. h. in einer kombinierten Behandlung aus medikamentöser/medizinischer Intervention und psychosozialer Betreuung, die Wirksamkeit der Heroinbehandlung bei definierten Zielgruppen im Vergleich zur etablierten therapeutischen Alternative, der Substitution, überprüfen. Im Rahmen dieses Modellprojekts zur heroingestützten Behandlung Opiatabhängiger erhielten Drogenabhängige, bei denen bisherige Drogentherapien nicht erfolgreich waren oder bei denen die Methadonsubstitution nicht befriedigend verlief, versuchsweise injizierbares Heroin als Medikament; eine Kontrollgruppe wurde parallel mit Methadon substituiert. Beide Gruppen wurden regelmäßig medizinisch betreut und erhielten eine psychosoziale Begleittherapie. Im Rahmen der Studie konnte die Überlegenheit der Diamorphinbehandlung für diese Gruppe der schwerstopiatabhängigen gegenüber der herkömmlichen Substitutionsbehandlung mit Methadon belegt werden.

Das Gesetz regelt durch Änderung des BtMG und der BtMVV u. a., dass Diamorphin (pharmazeutisch hergestelltes Heroin) unter engen Voraussetzungen im Rahmen einer Substitutionstherapie verschrieben werden darf:

- Das Verschreiben von Diamorphin ist nur in Einrichtungen zugelassen, denen eine Erlaubnis von der zuständigen Landesbehörde erteilt wurde.
- Es werden die Mindestanforderungen an die Ausstattung der Einrichtungen festgelegt, in denen die Behandlung mit dem Substitutionsmittel Diamorphin stattfindet.
- Die wichtigsten Regelungen im Einzelnen: Der Arzt darf Diamorphin nur verschreiben,
- wenn er selbst eine suchttherapeutische Qualifikation erworben hat, die sich auf die Behandlung mit Diamorphin erstreckt, oder er im Rahmen des Modellprojektes „Heroingestützte Behandlung Opiatabhängiger" mindestens sechs Monate ärztlich tätig war,
- wenn bei dem Patienten eine seit mindestens fünf Jahren bestehende Opiatabhängigkeit, verbunden mit schwerwiegenden somatischen und psychischen Störungen bei derzeit überwiegend intravenösem Konsum vorliegt,
- wenn ein Nachweis über zwei erfolglos beendete Behandlungen der Opiatabhängigkeit, davon eine mindestens sechsmonatige Behandlung einschließlich psychosozialer Betreuungsmaßnahmen, vorliegt und
- wenn der Patient das 23. Lebensjahr vollendet hat.

Die Behandlung mit Diamorphin darf nur in Einrichtungen durchgeführt werden, denen eine Erlaubnis durch die zuständige Landesbehörde erteilt wurde. Die Erlaubnis wird erteilt, wenn

1. nachgewiesen wird, dass die Einrichtung in das örtliche Suchthilfesystem eingebunden ist,
2. gewährleistet ist, dass die Einrichtung über eine zweckdienliche personelle und sachliche Ausstattung verfügt,
3. eine sachkundige Person, die für die Einhaltung der in Nummer 2 genannten Anforderungen, der Auflagen der Erlaubnisbehörde sowie der Anordnungen der Überwachungsbehörde verantwortlich ist (Verantwortlicher), benannt worden ist.

Diamorphin darf nur innerhalb der Einrichtung verschrieben, verabreicht und zum unmittelbaren Verbrauch überlassen werden

(d. h. Ausschluss von Mitgabe als Take-home-Dosis). Diamorphin darf nur unter Aufsicht des Arztes oder des sachkundigen Personals innerhalb dieser Einrichtung verbraucht werden. In den ersten sechs Monaten der Behandlung müssen Maßnahmen der psychosozialen Betreuung stattfinden. Die Behandlung mit Diamorphin ist nach jeweils spätestens zwei Jahren Behandlungsdauer daraufhin zu überprüfen, ob die Voraussetzungen für die Behandlung noch gegeben sind und, ob die Behandlung fortzusetzen ist. Die Überprüfung erfolgt durch Einholung einer Zweitmeinung durch einen Arzt, der die o. g. Qualifikation zur Behandlung mit Diamorphin besitzt und der nicht der Einrichtung angehört. Ergibt diese Überprüfung, dass die Voraussetzungen für die Behandlung nicht mehr gegeben sind, ist die diamorphingestützte Behandlung zu beenden.

Als weitere Verfahrensschritte nach Inkrafttreten des Gesetzes stehen nun an:

- Die Bundesländer erlassen Richtlinien und erteilen die Erlaubnisse für die Einrichtungen.
- Der Gemeinsame Bundesausschuss ermöglicht die Finanzierung durch die gesetzliche Krankenversicherung.
- Die Bundesärztekammer überarbeitet ihre Richtlinien zur Durchführung der substitutionsgestützten Behandlung Opiatabhängiger.

Drogenscreening

Drogenscreenings zum Nachweis eines Drogenkonsums werden neben der Opioid-Substitution im Bereich der Verkehrsmedizin zur Beurteilung der Fahrtüchtigkeit, der Arbeitsmedizin und im Strafvollzug erhoben. Die Intention regelmäßiger Screenings in der Opioid-Substitution ist durchaus in der Diskussion: Bei guter Kooperation und Compliance und hochfrequentem Kontakt der Patienten zum Arzt mögen *systematische* Urinproben nur geringe zusätzliche Erkenntnisse gegenüber dem klinischen Eindruck bieten und Selbstangaben der Patienten sich als genügend zuverlässig erweisen, sofern keine Sanktionen aufgrund des Konsums anderweitiger Substanzen entstehen. Da jedoch die der Nachweis von Beikonsumabstinenz ein wesentliches Entscheidungskriterium bei Take-Home-Verschreibungen und auch bei der Überwachung des Kindeswohls minderjähriger Kinder im Haushalt von substituierten Patienten darstellt, bedürfen die Angaben der Patienten in diesen Kontexten regelhaft einer Bestätigung durch Laboruntersuchungen. Die Screenings sehen Urin und Speichel vor einer Blutentnahme oder Kapillarblutentnahme als gebräuchlichste Untersuchungsmaterialien in der Drogenanalytik. Diese Probenahmen sind nichtinvasiv und eine Einnahmekontrolle der Substitutions-Medikamente (z. B. Methadon oder Buprenorphin) ist zusammen mit der Bestimmung weiterer Substanzen in der gleichen Probe möglich. Üblicherweise wird der Test mittels eines Teststreifens (Stick) durchgeführt, der eine durchaus teilweise unsichere Nachweismethode darstellt.

Genauer sind Enzymimmunoassays (EIA), da mittels dieser immunologischen Methoden im Vergleich zu Teststreifen eine höhere Empfindlichkeit (so können etwa einige wichtige Benzodiazepine mit Sticks gar nicht nachgewiesen werden, da sie in der Probe fast vollständig als Glukuronid-Metabolite vorliegen, die von Sticks nicht erkannt werden) aufweisen. Ablesefehler – bei der Teststreifen-Methode eine der häufigsten Fehlerquellen – sind durch die automatisierte Messung nahezu ausgeschlossen. Sog. „Kreuzreaktionen" können bei EIAs zu falsch positiven Befunden führen. Eindeutige Aussagen können nur mit spezifischeren analytischen Verfahren (chromatographische Methode, z. B. GC-MS, LC-MS/MS) gemacht werden. Im Unterschied zum immunologischen Screening werden dabei einzelne Stoffe hoch spezifisch separat mit einem (semi) quantitativem Ergebnis erfasst. Zudem ist die Sensitivität dieser Technik oft deutlich besser als die des entsprechenden Screening-Testes: Je nach Parameter ist die Empfindlichkeit um den Faktor 2–10 höher.

Speichelproben sind leicht zu gewinnen und dabei schwierig zu manipulieren. Es entsteht kein Verdünnungsproblem und es können direkt Erkenntnisse über die Ursprungssubstanz, im Gegensatz zum Nachweis von Abbauprodukten bzw. Metaboliten, erzielt werden. Dabei muss auf die unterschiedlichen Cut-off-Werte geachtet werden.

Geprüft wird vornehmlich auf das Vorhandensein von Heroin, Kokain, Barbituraten, Benzodiazepinen oder Alkohol (Etg) in der Testsubstanz. Die Unterscheidung zwischen Heroin und Methadon ist durch den Nachweis des Methadon-Metaboliten (EDDP) problemlos möglich, allerdings erscheint Codein im Urin zum Teil als positiver Morphin-Nachweis. Bei einer Substitutionsbehandlung mit Codein ist ein Konsum von Heroin nicht nachweisbar. Auch die unterschiedlichen Benzodiazepine lassen sich mit den üblichen Tests nicht unterscheiden. Soll beispielsweise zwischen einer verordneten Diazepam-Einnahme und einem Flunitrazepam-Missbrauch unterschieden werden, muss der Urin chromatographisch untersucht werden. Die Konzentrationen der im Urin nachgewiesenen Substanzen hängen von vielen Faktoren ab (u. a. von der Konzentration und dem pH-Wert des Urins) und geben keinen genauen Aufschluss über die Menge der konsumierten Substanzen. Auch die Höhe der Methadonkonzentration im Urin erlaubt keinen Rückschluss auf die eingenommene Menge. Statt Methadon wird dessen Hauptmetabolit 2-Ethylidin-1,5-dimethyl-3,3-diphenylpyrrolidin (EDDP) gemessen. Außerdem spricht ein negatives Ergebnis des bisherigen Methadon/L-Polamidon-Tests nicht zwangsläufig für eine Nichteinhaltung der Substitution, da diese stark vom ph-Wert des Urins abhängig ist. EDDP wird hingegen nicht durch den pH-Wert des Urins beeinflusst.

Manipulationen von Urinproben zur Verschleierung von Beikonsum
Bei Verdacht auf Verdünnung des Urins durch den Patienten sollten die (semi-)quantitativen Werte des Drogenscreenings auf einen zweiten Wert, z. B. spezifisches Gewicht oder Kreatinin, bezogen werden. Niedrige Kreatininwerte weisen auf eine potenzielle Urinverdünnung oder Nichtverwendung von Urin hin, veränderte pH-Werte auf einen Säure- oder Laugenzusatz. Schon zu Beginn der Therapie sollte darauf hingewiesen werden, dass der Genuss von Mohnkuchen, die Einnahme codeinhaltigen Hustensaftes oder die Einnahme eines unbekannten Schmerzmittels vermieden werden muss.

Das Nachweisfenster für einen Drogenkonsum ist unterschiedlich, sodass sich Amphetamine etwa 1–3 Tage, Barbiturate bis zu 24 Stunden, Phenobarbital 2–3 Wochen, Benzodiazepine etwa 3 Tage (Diazepam bis zu 2 Wochen) Buprenorphin 1–5 Tage, Cannabinole 1–60 Tage, EDDP bis 3 Tage, Opiate und Morphin 1–4 Tage, Heroin etwa 3 Tage und Codein 2–3 Tage nachweisen lassen. Das sog. „Ruma-Marker-System" arbeitet mit einer vorher eingenommenen Markersubstanz. So ist eine sichere Erkennung von Fremdurinabgaben und Manipulationen der Urinkontrolle ohne Aufsicht möglich. Eine weitere Möglichkeit der Analyse ist durch Speicheltests gegeben, die durch teilweise extreme Absenkungen der Nachweisgrenzen eine den Urinanalysen gleichwertige Beurteilung ermöglichen. Bei der Kapillarblutprobe werden dem Patienten zweimal 50 µL Kapillarblut mit einer Lanzette abgenommen und danach im Labor untersucht.

Weiterführende Informationen

- www.marker-test.de
- www.bas-muenchen.de
- www.ssam.ch

Grundsatz
Im Verlauf der Substitutionsbehandlung müssen unangemeldete, stichprobenartige, qualitative Kontrollen des Konsums psychotroper Substanzen und des Alkoholkonsums durchgeführt werden. Ein Monitoring des Nebenkonsums gelingt durch die zusammenfassende Bewertung von klinischer Untersuchung, Anamneseerhebung und klinisch-chemischem Labornachweis. Untersuchungsumfang und -frequenz richten sich nach den individuellen Gegebenheiten. Dieser Grundsatz basiert auf den Vorschriften der *BtMVV* und den *Richtlinien der Bundesärztekammer* zur Substitutionstherapie Opiatabhängiger.

Nachweis des Konsums von Alkohol
Durch einen Beikonsum mit anderen Drogen oder von Alkohol verstärken sich die Wirkungen und die Nebenwirkungen der Sub-

stitutionspräparate. Es ist deshalb besonders darauf zu achten, dass die Patienten moderat oder am besten gar keinen Alkohol konsumieren, weil Alkohol die atemdepressive Wirkung von Opioiden verstärkt. Wenn der Patient beim Arztbesuch einen alkoholisierten Eindruck macht, hat der Arzt die Möglichkeit, den Promillewert mittels eines Atemalkoholtests festzustellen. Lediglich bei forensischen Fragestellungen muss dieses Messverfahren durch Blutalkoholbestimmungen ergänzt werden. Weist der Test eine deutlich erhöhte Promillekonzentration auf, sollte der Arzt die Substitutionsmittelmenge für den betreffenden Tag reduzieren oder ganz aussetzen.

Die Diagnostik während der Substitutionsbehandlung beruht zunächst primär auf der Messung des Alkohols in der Ausatemluft. Die Erhöhung der Gamma-GT als Indikator einer akuten Leberschädigung und das erhöhte mittlere Erythrozytenvolumen (MCV) spielen als Ausdruck der chronischen Knochenmarkschädigung eine wichtige Rolle. Andere Parameter, wie z. B. die Aktivität der Leberenzyme GPT und GOT, können durch Lebererkrankungen oder der Einnahme von Medikamenten verändert sein und somit zur Fehlinterpretation führen. Die Bestimmung des Carbo-Deficient-Transferrin (CDT) ist spezifisch für einen vorangegangenen Alkoholkonsum von etwa 14–21 Tagen und ca. 60 g Alkoholtrunk pro Tag, sodass sich ein pathologischer CDT-Wert (>6 %) einstellt. Der Test ist aber teuer und kann nicht zu Lasten der GKV abgerechnet werden, weshalb kaum davon Gebrauch gemacht wird.

Ethylglucuronid (ETG) stellt ein direktes Stoffwechselprodukt des Trinkalkohols dar, das in der Leber durch den Abbau von Alkohol entsteht. ETG wird bereits beim Konsum geringer Mengen Alkohol gebildet und zeigt dessen Konsum an.

Im Urin kann ETG bis zu 72 Stunden nach Ende des Konsums nachgewiesen werden.

Weiterführende Informationen

- www.uniklinik-freiburg.de

Praktischer Umgang mit Alkoholkonsum

Wird durch die Atemalkoholbestimmung ein Alkoholkonsum nachgewiesen, muss die Substitution um Stunden verschoben werden, bis das Atemalkoholmessgerät 0,0 Promille anzeigt. Je nach Organisation der Vergabezeiten kann es sich deshalb auch ergeben, dass der Patient an einem Tag keine Substitution erhält. Dies führt häufig zu weitergehenden Komplikationen, da sich die betroffenen Patienten erfahrungsgemäß wiederholt alkoholisiert in der Vergabestelle zeigen. Wenn mehrere Tage wegen der Alkoholisierung keine Substitution stattfinden konnte, ist eine stationäre Entzugsbehandlung dringend angeraten, um den Patienten nicht in einen weiter steigenden, die fehlende Substitution kompensierenden Alkoholkonsum geraten zu lassen.

Psychotrope Substanzen

Die Therapiekontrollen umfassen die Untersuchung auf einen Beigebrauch anderer Opiate, von Barbituraten, Benzodiazepinen, Codeinpräparaten, Kokain, THC und Amphetaminen. Die Untersuchung auf Methadon verringert dabei die Fälschungsmöglichkeiten innerhalb der Substitutionstherapie. Die Anamnese kann Anlass geben, Cannabis, Ecstasy oder andere Designerdrogen, LSD oder PCP in die Drogenanalytik aufzunehmen. Screening-Untersuchungen erfolgen als immunologische Methoden, die aufgrund der möglichen Kreuzreaktionen immer als Gruppenreaktionen zu bewerten sind. Übliche Techniken stellen Enzymimmunoassays (EIA) und Fluoreszenzpolarisationsimmunoassays (FPIA) dar. Spezifischere, aber auch wesentlich aufwendigere Verfahren wie Hochleistungsflüssigkeitschromatographie (HPLC) und Gaschromatographie (GC) in Verbindung mit speziellen Detektoren, wie z. B. Massenspektrometer, werden in aller Regel nur für Bestätigungsanalysen eingesetzt, um falsch-positive Ergebnisse auszuschließen, um quantitative Analysen durchzuführen oder juristisch relevante Fragestellungen absichern zu können. Manuelle Schnelltests sind in der täglichen Routinearbeit sinnvoll, liefern jedoch lediglich qualitative Ergebnisse. Der Konsum von einigen Benzodiazepinen

(z. B. Flunitrazepam, Lorazepam) wird in niedrigeren Dosierungen oft durch die hohe Nachweisgrenze nicht erfasst, sodass hierzu weiterführende Untersuchungen erforderlich sind. Problematisch erscheint, dass Qualitätsstandards zur erforderlichen Sensitivität und Spezifität dieser manuellen Schnelltests in Deutschland fehlen, weshalb der substituierende Arzt bei der Auswahl manueller Schnelltests die kritische Bewertung der Qualität des Tests aufgrund der zur Verfügung gestellten Literatur selbst vornehmen muss. In der Regel werden Urinproben analysiert. Haaranalysen und Untersuchung von Speichelproben bleiben speziellen Fragestellungen vorbehalten. Die Haaranalyse wird vornehmlich in der Vorbereitungszeit der medizinisch psychologischen Testung (MPU) durchgeführt und spielt in der Opioid-Substitution bis auf wenige forensische Fragestellungen ansonsten keine Rolle. Solange Substanzen aus dem Blut in die Haarwurzel übertreten, gelangen sie ins Haar. Basische Verbindungen wie Cocain, Amphetamin und Morphin werden sehr gut eingebaut. Saure Verbindungen wie ein Abbauprodukt des Cannabis-Stoffwechsels (THC-COOH) lagern sich aber schlecht in das Haar ein. Nach dem Einbau wachsen die eingelagerten Stoffe mit dem Haar und entfernen sich immer mehr von der Haarwurzel bzw. der Kopfhaut. Da Haare circa 1 cm pro Monat wachsen, finden sich die Substanzen, die vor 6 Monaten konsumiert wurden, in den Abschnitten des Haars, die etwa 6 cm von der Kopfhaut entfernt liegen. Für die Haaranalyse ist eine Sicherung von mindestens zwei Haarbündeln in Bleistiftdicke mit geeigneter Dokumentation notwendig. Bei chemisch behandeltem Haar, etwa durch Blondierung oder Dauerwelle, ist aufgrund der veränderten Haarstruktur und des damit verbundenen Auswascheffekts die Analyse unmöglich.

Die Verfahren versagen, wenn neue Wirkstoffe mit bisher unbekannter Zubereitung Verwendung finden. Die als „Neue Psychoaktive Substanzen" (NPS) bezeichneten Stoffe betreffen mittlerweile über 1500 Produkte mit rund 160 unterschiedlichen Substanzen und der Gesetzgeber schafft es nur mühsam, jeden einzelnen Stoff zu verbieten.

Weiterführende Informationen

- www.uniklinikum-giessen.de

Häufigkeit der Urinkontrollen
Die Häufigkeit der Urinkontrollen richtet sich letztlich nach der Kostenübernahme, kann aber in Ausnahmefällen aufgrund klinischer Bedeutsamkeit in den ersten Wochen der Behandlung auch wöchentlich erfolgen. Das Intervall kann in der Folgezeit in Abhängigkeit von den Befunden auf zwei bis drei Wochen verlängert werden. Wenn während längerer Behandlungszeiten kein Nebenkonsum nachweisbar ist, sind seltenere Urinkontrollen möglich. Dieses Vorgehen setzt ein sachverständiges Prozedere bei der Auswahl der zu testenden Substanzen voraus, da innerhalb der ersten beiden Quartale der Substitutionstherapie bis zu 40 Einzelbestimmungen pro Quartal möglich sind. Eine gehäufte Detektion ist also dann möglich, wenn nicht, wie häufig üblich, fünf Nachweise als Block verwendet werden, sondern Einzelbestimmungen, z. B. über Opioide, Verwendung finden.

Kostenträger
In der stationären Behandlung ist das Drogenscreening mit den allgemeinen Pflegesätzen abgegolten. Bei der ambulanten Substitutionsbehandlung zu Lasten der gesetzlichen Krankenkassen sind die Ziffern 32137–32147 abrechenbar.

Weiterführende Informationen

- www.kbv.de

Drogentote

Nach der Definition des Bundeskriminalamtes aus dem Jahr 1978 zählen zu den Drogentoten nicht nur akute Intoxikationen durch Drogen, sondern auch tödliche Unfälle unter Drogeneinfluss,

Suizide aufgrund einer Verzweiflung über die von der Drogenproblematik bestimmte Lebenssituation sowie die Mortalität aufgrund von Drogenfolgekrankheiten (z. B. AIDS). Der weit überwiegende Teil der Todesursachen beruht auf einer akuten Intoxikation (ca. 80 %). Letale Kokainvergiftungen oder Mischintoxikation ohne Opiate sind selten. Es überwiegen mit zunehmender Tendenz Mischintoxikationen unter Beteiligung eines oder mehrerer Opiate. Die Zahl von Monointoxikationen mit Heroin hat in den letzten Jahren stark abgenommen, während Intoxikationen mit Methadonbeteiligung eine zunehmende Bedeutung erhalten. Der Nachweis von Methadon bedeutet jedoch noch nicht, dass es auch eine dominante Rolle in der Todesursache hat. Eine umfassende Studie für Hamburg zeigt z. B., dass dies höchstens bei der Hälfte solcher Fälle eingetreten ist und dass davon vor allem Opiatkonsumenten betroffen waren, die sich nicht in einer regulären Substitutionsbehandlung befunden hatten.

Das Mortalitätsrisiko von Opiatabhängigen ist ca. 20- bis 25-fach so hoch wie das der gleichaltrigen Gesamtbevölkerung. In den 80er-Jahren kam es zu einem starken Anstieg der Anzahl der Drogentoten: von 361 Todesfällen 1984 auf 2099 im Jahr 1992. Danach sank die Zahl und stabilisierte sich in den 90er-Jahren auf einem sehr hohen Niveau mit einem Durchschnitt von 1661 Drogentoten. In den Jahren 2000–2013 sank die jeweilige Zahl an Drogentoten, stieg aber bis 2019 stetig an und hatte nach Mitteilung der Drogenbeauftragten der Bundesregierung im Jahr 2019 eine Zahl von 1398 erreicht. Hauptursache sind nach wie vor Überdosierungen von Opioiden wie Heroin oder Morphin sowie die Kombination mit anderen Substanzen. Besonders auffällig ist die Zunahme der Todesfälle aufgrund langjährigen Drogenmissbrauchs. Diese Zahl stieg 2019 binnen einem Jahr von 38 auf 172 Fälle.

Die Substitutionsbehandlung hat – neben der Bereitstellung von Drogenkonsumräumen und Take-Home-Naloxon – auf die Senkung der Mortalitätsrate einen bedeutenden Einfluss:

- Der progrediente Krankheitsverlauf von HIV- oder Hepatitis-C-Infektionen kann durch die Substitutionstherapie direkt nicht beeinflusst werden. Eine Substitutionsbehandlung erleichtert bzw. ermöglicht jedoch die Durchführung der je-

weils angemessenen Therapie und verbessert zugleich die somatischen Voraussetzungen.
- Wissenschaftliche Untersuchungen belegen, dass durch eine qualifizierte substitutionsgestützte Behandlung das Mortalitätsrisiko durch Intoxikationen oder Suizid von Substituierten gegenüber nicht substituierten Opiatabhängigen um 50–70 % gesenkt werden kann. Diese Befunde stellen explizit auch die Grundlage der *Richtlinien der Bundesärztekammer* dar, um eine Substitution auch bei manifester Opiatabhängigkeit ohne weitere Begleiterkrankungen zu empfehlen bzw. als kassenärztliche Versorgungsleistung zu ermöglichen.
- Je besser die Ziele der Substitution – gesundheitliche, psychische, soziale und berufliche Rehabilitation – erreicht werden, desto stärker sinkt das Mortalitätsrisiko und nähert sich dem der Gleichaltrigen an.
- Nach Abbruch einer regulären Substitutionsbehandlung steigt das Mortalitätsrisiko wieder auf das Niveau von Nichtsubstituierten.

Eine vorbestehende und unbehandelte psychiatrische Komorbidität mindert den positiven Effekt einer Substitutionsbehandlung auf die Mortalität.

Literatur
Stöver, H.; Michels, I.I. (2020): Geschichtliche Entwicklung von Drogenkonsumräumen in Deutschland. In Rausch, 8./9. Jahrgang, 4-2019/1-2020, 193–201

E

Elternschaft

Etwa 30 % der Männer und 50 % der Frauen in Substitutionsbehandlung haben eigene Kinder. Wenn minderjährige Kinder im Haushalt dieser Patienten leben, stellt dies sowohl die in Substitutionstherapie befindlichen Eltern als auch die behandelnden Ärztinnen und Ärzte und psychosozialen Fachkräfte vor besondere Anforderungen.

Anforderungen
Für (häufig alleinerziehende) Eltern ergeben sich Anforderungen, die mit einer Berufstätigkeit vergleichbar sind. Dies sollte bei der Betreuung gewürdigt werden, etwa durch individuell angepasste Vergabezeiten in der Substitution. Folgende Kriterien sollten zum Wohlergehen der Kinder gewährleistet sein: adäquate Wohnbedingungen, ausreichende Ernährung und Hygiene, Versorgung mit Kleidung, adäquate medizinische Versorgung, Anwesenheit mindestens einer betreuenden Person, ausreichende emotionale Zuwendung, regelmäßiger Schulbesuch.

Insbesondere bei Mitgabe eines Substituts muss die akzidentelle Einnahme durch die Kinder durch Aufklärung und präzise Anweisungen für die Aufbewahrung (und ggf. sorgfältige Risikoabschätzung bei kritischem Substitutionsverlauf) ausgeschlossen sein. Gefährdungen des Kindeswohls, die etwa bei kritischem

Behandlungsverlauf erkennbar sind oder erwartet werden müssen, bedürfen zwingend einer Intervention der betreuenden oder behandelnden Bezugspersonen.

Komplikationen
Häufige schwere Komplikationen in Familien mit drogenabhängigen Eltern entstehen sowohl aufgrund suchtbedingter erheblicher Beeinträchtigungen der Eltern beim Ausfüllen ihrer Elternrollen als auch aufgrund der von den Suchtkarrieren dieser Eltern geprägten, oft prekären sozialen und materiellen Lebensverhältnisse dieser Familien.

Fortwährender bzw. häufiger Substanzkonsum oder Missbrauch psychoaktiver Medikamente beeinträchtigt die Empathiefähigkeit und Orientierungsfunktion der suchtmittelabhängigen Eltern gegenüber ihren Kindern. In der Kombination von Substanzwirkung mit Kontrollverlust in der Lebensführung sowie Beschaffungsdruck und Entzugssymptomatiken sind suchtmittelabhängige Eltern mit einer geregelten und verantwortlichen Versorgung ihrer Kinder überfordert.

Vernachlässigung und Misshandlungen treten auf. Gelegentlich ist nicht nur das Kind, sondern auch die Mutter Opfer von Gewalttätigkeit; auf entsprechende Zeichen sollte geachtet werden.

Während der *Schwangerschaft* ist eine sorgfältige *Substitution mit Levomethadon* oder *Substitution mit* Buprenorphin eine risikomindernde Maßnahme, insbesondere bezüglich komplikationsreicher Rückfälle. Direkt nach der Geburt ist das *Neugeborene* dem Risiko von Entzugserscheinungen und der Atemdepression ausgesetzt. Im Säuglingsalter ist das Risiko des Auftretens eines plötzlichen Kindstods (SIDS) etwa auf das 3-fache erhöht. Risikomindernd ist Stillen und möglicherweise eine Heimmonitorüberwachung.

Eine gut verlaufende, erfolgreiche Substitutionstherapie ermöglicht den Patienten die Kontrolle gegenüber kritischem Substanzkonsum, mindert die Auswirkungen der Abhängigkeit auf die Lebensführung und kann damit die Voraussetzungen für das Ausfüllen ihrer Elternrollen und eine tragfähige Familiendynamik herstellen. Häufig auch gewinnen die Elternschaft und die Sorge für die Kinder eine hohe motivierende Kraft, die Elternrolle wird als sinnstiftend und befriedigend erlebt. Diese stabilisierende Wirkung geht bei fortgesetztem „Beikonsum" von psychoaktiven Substanzen und Medikamenten jedoch vollständig oder weitgehend verloren.

Aus diesem Grund muss die Substitutionstherapie bei Patienten, in deren Haushalt Kinder leben, stets auch das Kindeswohl mit in den Blick nehmen – insbesondere bei kritischen (Rückfall-) Phasen oder geringer Compliance in der Behandlung. Dramatisches Systemversagen unter der Substitutionstherapie wurden 2006 und 2012 unter großer medialer Aufmerksamkeit bekannt: die Todesfälle von Kindern substituierter Eltern „Kevin" in Bremen und „Chantal" in Hamburg.

Betreuung
In jedem Fall muss die sozial-medizinische und psychosoziale Anamnese bei Einleitung einer Substitutionstherapie alle relevanten Informationen zur Versorgungssituation von Kindern und ggf. Hinweise auf Beeinträchtigungen des Kindeswohls erheben. Es sind verbindliche Absprachen über die Fallführung und Überwachung des Kindeswohls und ggf. Interventionen bei Kindeswohlgefährdungen mit den die Substitutionstherapie unterstützenden und begleitenden Betreuungsdiensten bzw. Maßnahmen der Jugendhilfe zu treffen. Bei Gefährdung des Kindeswohls besteht eine gesetzliche Verpflichtung, unverzüglich das Jugendamt (oder die Polizei) zu informieren.

Anforderungen an die Substitutionstherapie mit drogenabhängigen Eltern
siehe *Kinder von drogenabhängigen Eltern*

Drogenabhängige Eltern scheuen sich häufig, Schwierigkeiten bei der Kindesbetreuung mitzuteilen. Sie haben Angst, dass das Kind dann in eine Pflegefamilie gegeben wird. Daher ist u. U. eine frühzeitig einsetzende, bei Bedarf aufsuchende und langfristige Betreuung durch eine Vertrauensperson (*Case-Management*) wesentlich. Als Vertrauenspersonen können z. B. die „Frühen Hilfen" oder eine vom Jugendamt finanzierte unterstützende und begleitende sozialpädagogische Familienhilfe fungieren.

In Krisensituationen kann es hilfreich sein, wenn eine „Entlastungsfamilie" oder Bezugsperson z. B. aus der Verwandtschaft die Kindesbetreuung vorübergehend übernimmt.

„*Frühe Hilfen*" sind ein freiwilliges und kostenfreies Angebot zur Begleitung und Unterstützung durch Familienhebammen oder Familien-Gesundheits- und Kinderkrankenpflegerinnen oder -pfleger während der Schwangerschaft und nach der Geburt bis zum 3. Lebensjahr des Kindes.

Intensive familiäre Beratung und Begleitung leisten auch die von den kommunalen Jugendämtern beauftragten und finanzierten *Sozialpädagogischen Familienhilfen*.

In der Regel verfügen die örtlichen Sucht- und Drogenberatungsstellen über Kooperationsstrukturen mit Einrichtungen der sozialpädagogischen Familienhilfe und können die substituierenden Arztpraxen bei der Motivierung und Vermittlung der substituierten Eltern in die örtlich vorgehaltenen, häufig auch aufsuchend tätigen Hilfen unterstützen.

Weiterführende Informationen

- https://de.wikipedia.org/wiki/Kindeswohl
- https://www.caritas.de/hilfeundberatung/ratgeber/familie/ueberforderteeltern/fruehe-hilfen-fuer-den-familienstart
- https://de.wikipedia.org/wiki/Familienhilfe
- Positionspapier des Gesamtverbandes für Suchtkrankenhilfe sowie „Berliner Handlungsempfehlungen für die psychosoziale Betreuung substituierter Eltern"
- http://www.sucht.org/fileadmin/user_upload/Service/Publikationen/Thema/Position/GVS_Position_Im_Interesse_der_Kinder.pdf

Entgiftung/Entzug

Entgiftung oder *Entzug* bezeichnet den Prozess der Ausscheidung nach Absetzen eines abhängig konsumierten Suchtmittels bzw. die damit verbundenen Beschwerden (Entzugssymptome). Vegetative Entzugssymptome wie Herzrasen oder Übelkeit sind typisch für den Entzug von Opioiden, Alkohol und Benzodiazepinen. Affektive Labilität und Schlafstörungen können generell im Entzug auftreten. Wird die Intensität der Entzugssymptome medikamentös gelindert, handelt es sich um eine Entzugsbehandlung. Der Begriff der qualifizierten Entzugsbehandlung Drogenabhängiger bezeichnet ein zumeist stationäres, an psychiatrischen Kliniken angesiedeltes spezifisches Behandlungsangebot. Die Ziele der qualifizierten Entzugsbehandlung gehen über die Linderung der Entzugssymptome hinaus und umfassen Diagnostik bzw. Einleitung einer Behandlung komorbider somatischer und psychischer Störungen, Klärung der sozialen Situation, Erstellung eines mittelfristigen Behandlungsplans sowie Motivation und Vermittlung in eine weiterführende Behandlung. Entsprechend der vielfältigen Therapieziele (*Substitution: Therapieziele*) erfolgt die Arbeit im multiprofessionellen Team. Bei einem Teil der Patienten erweist sich während der Behandlung die Entgiftung als nicht indiziert. Zur psychischen, körperlichen und sozialen Stabilisierung kann dann die Einleitung einer Substitutionsbehandlung sinnvoll sein.

Als Entzug bezeichnet man a) die Symptomatik des Opioidentzugssyndroms und b) das Verfahren, um Patienten von Drogen frei zu machen. Die Schwere des Opioidentzugssyndroms hängt von der Dosis und Dauer der Abhängigkeit ab. Erste Symptome machen sich bereits nach 4–6 Stunden bemerkbar und erreichen nach 32–72 Stunden ihren Höhepunkt. Der Heroinentzug verläuft über etwa 5 Tage (*Narkoseentzug*). Entzugssymptome von *Codein*, Dihydrocodein und *Methadon* können länger andauern. Die Symptome treten phasenhaft auf und beinhalten Tränenfluss, Niesen, Schwitzen, Mydriasis, Gänsehaut, eine erhöhte Atem- und Pulsfrequenz, Blutdruckanstieg und schließlich Erbrechen, Muskelkrämpfe, Diarrhöe, Schock und Blutzuckererhöhung. Ein reiner Opiatentzug ist nur selten lebensbedrohlich. Neben der Möglichkeit eines medikamentenfreien Entzugs kann zur Milderung der vegetativen Symptome Clonidin bis zu einer Dosis von 0,9 mg/Tag oral gegeben werden. Ein Entzug Schwangerer sollte nur nach sehr sorgfältiger Abwägung aller Optionen und in Absprache mit einem Gynäkologen erfolgen (*Schwangerschaft*). Insbesondere bei polyvalentem Konsum kann durch die vorhergehende Einnahme von *Benzodiazepinen*, Dihydrocodein oder Barbituraten ein mehrgipfliger Entzug auftreten. In der Regel treten zuerst die Symptome des Opiatentzugs auf, danach bilden sich Symptome des Alkohol-und Barbituratentzugs aus. Eine delirante Symptomatik ist möglich. Um das Ausmaß und die Dauer des Entzugs voraussehen zu können, muss ein *Drogenscreening* des Urins durchgeführt werden. Der methadongestützte Entzug von Heroin kann – nach einer Auftitrierungsphase von 1–3 Tagen – mit einer Dosis von 15–30 mg Levomethadon (30–50 mg Methadon) pro Tag begonnen werden und über lineare oder individuell konzipierte Abbauschemata erfolgen. Dabei sind vor allen Dingen klare Vereinbarungen über Vorgehen, die Dosierung (*Dosier- und Dokumentationssysteme*) und Begleitmedikation sowie Betreuung und Möglichkeiten bei vorzeitigem Abbruch (*Beendigung bei Abbruch*) zu treffen. Im stationären Bereich ist die notwendige Anfangsdosierung einfacher bestimmbar. Die Vorteile einer Levo-/Methadongabe zum Entzug liegen in guter Akzeptanz und effektiver Dosierbarkeit mit der Möglichkeit der einmaligen täglichen Abgabe, wenig Nebenwirkungen, gutem Bekanntheitsgrad und niedrigen Kosten. Nachteilig ist die Möglichkeit eines protrahierten Entzugssyndroms durch den methadongestützten Entzug. Dadurch ist die Rückfallgefahr erhöht.

Weiterführende Informationen

- https://www.dhs.de/einrichtungssuche

Europa/EMCDDA

Seit Anfang der 90er-Jahre hat die Bedeutung der OST (*Substitution*) in allen europäischen Ländern stark zugenommen. Substitutionsbehandlung kombiniert mit psychosozialer Betreuung ist mittlerweile zur bedeutendsten Behandlungsoption für Opioidabhängige in Europa geworden. Sie ist in allen EU-Mitgliedsstaaten und außerdem in der Schweiz flächendeckend verfügbar. In der Regel wird die Substitutionsbehandlung in ambulanter Form durchgeführt – in einigen Ländern wird sie auch im stationären

Bereich angeboten. Die Verschreibung in Hafteinrichtungen nimmt ebenfalls zu. In vielen Ländern sind spezialisierte Ambulanzen die wesentlichen Anbieter der Behandlung, gleichzeitig spielen jedoch die Hausärzte zusammen mit Drogenberatungseinrichtungen eine immer größere Rolle.

In den europäischen Staaten ist die Substitutionsbehandlung sehr unterschiedlich organisiert und finanziert und variiert stark – manchmal sogar innerhalb eines Landes bzw. einer Stadt oder Region. Aktuelle Daten zu europäischen Entwicklungen im Drogenbereich stellt das European Monitoring Center for Drugs and Drug Addicition (EMCDDA) mit den jeweiligen nationalen Knotenpunkten (Reitox Focal Points) in den 27 EU-Ländern zur Verfügung.

Weiterführende Informationen

- https://www.emcdda.europa.eu/

F

Fachkunde „Suchtmedizinische Grundversorgung"

Abhängigkeitserkrankungen, sowohl durch legale als auch durch illegale Drogen, stellen nach Auffassung der Bundesärztekammer besondere Anforderungen an die Qualifikation von Ärzten in der Grundversorgung dar. Der Vorstand der Bundesärztekammer hat deshalb 1998 als besondere Fachkunde die „Suchtmedizinische Grundversorgung" beschlossen. Diese Zusatz-Weiterbildung umfasst alle Suchterkrankungen und stellt dabei ein integratives Konzept für den Bereich legaler wie illegaler Drogen dar. Sie ist die Voraussetzung zur Durchführung der Substitutionsbehandlung Opiatabhängiger gemäß Betäubungsmittel-Verschreibungsverordnung (BtMVV), den Richtlinien der Bundesärztekammer und des Gemeinsamen Bundesausschusses.

Sie soll der Vermittlung, dem Erwerb und dem Nachweis eingehender Kenntnisse, den Erfahrungen und den Fertigkeiten in der Prävention, Diagnostik, Therapie und Frührehabilitation von Suchterkrankungen dienen, die über die im jeweiligen Gebiet aufgeführten Inhalte hinausgehen, und setzt die Teilnahme an einem inhaltlich klar gegliederten Kurs von 50 Stunden Dauer voraus. Das Curriculum beinhaltet einen 50-Stunden-Kurs mit modularem Aufbau der Lerninhalte in 5 Bausteinen. Durch die erfolgreiche Teilnahme am Curriculum „Suchtmedizinische

Grundversorgung" und anschließender Prüfung vor der jeweiligen Ärztekammer kann die Fachkunde erworben werden. Ärzte und Ärztinnen, die in der vertragsärztlichen Versorgung Substitutionsbehandlungen bei opiatabhängigen Patienten durchführen wollen, benötigen gemäß den Richtlinien des Bundesausschusses der Ärzte und Krankenkassen (*RMvV*) eine entsprechende Genehmigung, die erteilt wird, wenn die fachliche Befähigung nachgewiesen wurde. Der Nachweis gilt als erbracht durch Vorlage eines Zeugnisses über den Erwerb der Fachkunde „Suchtmedizinische Grundversorgung" oder durch einen entsprechenden Nachweis, wie von den Ärztekammern festgelegt. Die Fachkunde „Suchtmedizinische Grundversorgung" ist nicht wie häufig angenommen eine reine Fachkunde „Substitution". Sie zielt vielmehr darauf ab, die Qualifikation im Umgang mit dem komplexen Krankheitsbild Sucht insgesamt zu erweitern und zu vertiefen. Dies betrifft nicht nur den Umgang und die Behandlung von illegalen Substanzen abhängiger Patienten, sondern im Schwerpunkt den Umgang mit suchtkranken Patienten, die legale Substanzen wie Tabak und Alkohol konsumieren. Eine daran anschließende Einbindung der Ärzte in Qualitätszirkel oder Balint-Gruppen wird angeraten, um ihr eigenes Handeln im Bereich der Suchtmedizin reflektieren zu können und neue Aspekte der Therapie rasch zu erkennen.

Weiterführende Informationen

- www.baek.de

Fachkunde „Psychosoziale Beratung begleitend zur Substitutionsbehandlung (PSB)"

Die psychosoziale Betreuung bzw. Beratung (PSB) ist ein fester Bestandteil in der Substitutionsbehandlung. Je nach Arbeits- und Zielorientierung werden innerhalb der Suchthilfe eine Vielzahl an Begriffen zur Umschreibung der Psychosozialen Betreuung genutzt: Begleitung, Betreuung, Begleitbetreuung, Beratung, Behandlung oder Begleitbehandlung. Folglich wird in der Praxis eine Vielzahl von konzeptionellen Ansätzen umgesetzt, die sich bezüglich Inhalt und Zielfokus, Bedeutung, Stellenwert, Organisation, aber auch Finanzierung teils sehr deutlich voneinander unterscheiden

Die Deutsche Aids-Hilfe, akzept e.V. (Bundesverband für akzeptierende Drogenarbeit und humane Drogenpolitik) hat zusammen mit dem Landschaftsverband Westfalen-Lippe eine Fortbildung (Zertifikatskurs) entwickelt, die zum Ziel hat das Wissen und die Fertigkeiten der in der Substitutionsbehandlung in Psychosozialen Professionen tätigen Menschen zu verbessern. Die Zielgruppe sind Fachkräfte mit (Fach-)Hochschulabschluss Soziale Arbeit oder Fachkräfte mit alternativem Berufsabschluss mit mindestens einjähriger Praxiserfahrung in der PSB. Diese Fortbildung reiht sich ein in die *Fachkunde „Suchtmedizinische Grundversorgung",* sowie *Fortbildungscurriculum für medizinische Fachangestellte und Arzthelferinnen „Suchtmedizinische Versorgung"* und dient der weiteren Professionalisierung der in der Substitution tätigen Professionen.

Die Wichtigkeit der Psychosozialen Beratung Opiatabhängiger im Rahmen einer Substitutionsbehandlung ist allgemein anerkannt (Deimel, D.; Gerlach, R.; Stöver, H. (2015): Psycho-soziale Betreuung von Menschen in Substitutionsbehandlung – welchen Stellenwert hat die sozialpädagogische Arbeit in Aus- und Fortbildungscurricula? In: Praxis Klinische Verhaltensmedizin & Rehabilitation (Sonderheft). 28(95), 1/2015, S. 64–69).

Alle Erfahrungen belegen, dass ein Zusammenwirken medizinischer, pharmakologischer und psychosozialer Behandlung zu besonders erfolgreichen Behandlungsverläufen führt. Die Förderung und Ermöglichung eines menschenwürdigen, selbständigen Lebens unter psychosozialer und gesundheitlicher Stabilisierung ist das Ziel der psychosozialen Unterstützungsmaßnahmen. In der Praxis der Substitutionsbehandlung gibt es Konfliktlinien, die die psychosoziale Versorgung der Patienten erschweren: mangelnde Verbindlichkeit, unsichere Finanzierung, ungenaue Verortung sowie unklare methodische Zugänge.

Die so entstandene und nach wie vor bundesweit einzigartige Fortbildung soll zu einer qualitativen Optimierung der Versorgung substituierter Opiatabhängiger beitragen. Dies geschieht, indem die Teilnehmer/innen mit rechtlichen, administrativen, organisatorischen, medizinisch-pharmakologischen und fachlich-inhaltlichen Themen vertraut gemacht, vorhandenes Wissen vertieft und ein Austausch über „Gute Praxis" ermöglicht wird. Die Fachkunde „Psychosoziale Beratung begleitend zur Substitutionsbehandlung (PSB)" umfasst 60 Stunden und wird in drei Blöcken innerhalb eines halben Jahres absolviert. Fortbildungsinhalte sind:

- Geschichtliche Entwicklung und aktueller Stand der Substitution und PSB
- Haltungen, Werte, Positionen in der PSB
- Forschungsstand zur Wirksamkeit von PSB
- Möglichkeiten und Grenzen/Ethische Grundlagen
- Rechtliche/finanzielle Rahmenbedingungen
- Bedarfsermittlung und Auftragsklärung der PSB
- Betreuungs- bzw. Hilfeplanung
- Medizinische Grundlagen
- Kooperationen zwischen substituierenden Ärzten, Jugendamt, Justiz und Drogenhilfe
- Internistische und psychiatrische Komorbidität/Krisenintervention
- Vorstellung ausgewählter Methoden und Programme (wie z. B. Motivierende Gesprächsführung, Umgang mit dem weiteren Konsum psychoaktiver Substanzen, KISS, Einführung in die Psychoedukation, individuelle flexible Konsumreduktion, Rückfallprophylaxe)
- Substituierte in der Selbsthilfe
- In der Substitutionspraxis langjährig erfahrene Referentinnen und Referenten führen die Seminare durch. Die Teilnahme wird zertifiziert.

Weiterführende Informationen
https://www.lwl-ks.de/de/Qualifizierung/weiterbildung/zertifikatskurs-psychosoziale-beratung-substituierter/

Fortbildungscurriculum für medizinische Fachangestellte und Arzthelferinnen „Suchtmedizinische Versorgung"

Medizinische Fachangestellte (MFA) wirken intensiv bei der Behandlung suchtkranker Patienten mit. Die Bundesärztekammer hat deshalb 2015 ein Curriculum zum Erwerb, zur Vertiefung und zur Erweiterung von Kenntnissen, Fertigkeiten und Fähigkeiten von Medizinischen Fachangestellten und Arzthelferinnen im Bereich der Suchtmedizin etabliert. Inhaltlich geht es dabei um die Vorbereitung, Durchführung und Nachbereitung von diagnostischen Maßnahmen und therapeutischen Interventionen, bei der die Berufsgruppen fach- und situationsgerecht mitwirken und in diesem Zusammenhang delegierbare ärztliche Leistungen durchführen. Das Curriculum beträgt 60 Stunden als berufsbegleitender Lehrgang, davon 4 Stunden in Form einer Hausarbeit. Die Hausarbeit ist auch Grundlage des abschließenden Prüfungsgesprächs. In der Beschreibung der Anforderungen und Ausbildungsinhalten ist durch die Bundesärztekammer festgeschrieben, dass damit komplexe Handlungskompetenzen erlernt werden und Arbeits- und Versorgungsprozesse zu verdeutlichen sind. Es wird ergänzt, dass „durch die ergebnisorientierte Formulierung von Zielen und Kompetenzen auf verschiedenen Taxonomiestufen (z. B. wissen/verstehen, anwenden/tun, reflektieren/beurteilen) der gewünschte „Outcome" und der Praxisbezug des Curriculums gewährleistet sein soll. Darüber hinaus werden insbesondere durch die Formulierung von Handlungskompetenzen Vorgaben des Europäischen Qualifikationsrahmen (EQR) bzw. des Deutschen Qualifikationsrahmens (DQR) umgesetzt" (Bundesärztekammer 2015). In vielen Kammerbereichen wurden diesbezügliche Curricula bereits umgesetzt und somit eine breite Basis zum Erwerb weitergehender Kenntnisse im Bereich der Suchtmedizin geschaffen.

Weiterführende Informationen

- www.bundesaerztekammer.de

Fahrtüchtigkeit

In der Regel wird auch opiatabhängigen Patient*innen, die sich in einer Substitutionsbehandlung befinden, die Fahrtüchtigkeit abgesprochen. Mit dem Entzug der Fahrerlaubnis wird nicht nur das Führen von Personen- und Lastkraftwagen untersagt, sondern auch das Bedienen von Maschinen im Arbeitsalltag. Die Verweigerung der Fahrerlaubnis kann den Verlust des Arbeitsplatzes bedingen, eine erneute Vermittlung auf den Arbeitsmarkt verhindern und somit die Ausgrenzung ohnehin stigmatisierter Menschen weiterbefördern. Die Teilhabe am gesellschaftlichen Leben und die Möglichkeit mobil zu sein, ist für
opiatabhängige und gesunde Menschen gleichermaßen wichtig.

Unter Fahrtüchtigkeit (Fahrsicherheit) wird die Gesamtqualität verstanden, die für das sichere Führen eines Kraftfahrzeugs im Verkehr erforderlich ist. Eine Beeinträchtigung der Fahrtüchtigkeit, also eine mögliche „Fahruntüchtigkeit" kann durch verschiedene Faktoren gegeben sein, insbesondere auch durch psychotrope Substanzen und Medikamente.

Der Kraftfahrer selbst hat vor Antritt einer Fahrt seinen Gesundheitszustand zu beachten. Zusätzlich trifft den behandelnden Arzt bei der Beratung und Führung des Patienten eine wesentliche Verantwortung. In Studien ist übereinstimmend belegt, dass die Fahreignung, also die ausreichende psychophysische Leistungsfähigkeit, um auch bei Dauerbelastungen ein Kraftfahrzeug sicher im Verkehr führen zu können, durch das Medikament *Levomethadon* oder *Buprenorphin* bei einem von Opioiden abhängigen und für Opioide toleranten Patienten in der Regel nicht in relevanter Weise beeinträchtigt ist. Die hohe Inzidenz des Nebenkonsums psychotroper Substanzen und die oft hohe psychiatrische Komorbidität bei Menschen in Substitutionsbehandlung bedingen jedoch, dass die ärztliche Beurteilung der Fahrtüchtigkeit bei diesen Patienten differenziert vorgenommen werden muss. Das Urteil der behandelnden Ärzte ist einzubeziehen.

Zur Kraftfahreignung gibt es klare Definitionen: Wer Drogen konsumiert, ist in der Regel ungeeignet zum Führen von Kraftfahrzeugen, unabhängig davon, ob er beim Autofahren unter Drogeneinfluss erwischt wird. Wer dem Straßenverkehrsamt als Drogenkonsument bekannt ist, muss mit der Anordnung eines Ärztlichen Gutachtens, einer MPU oder Entziehung der Fahrerlaubnis rechnen. Wer als Heroinabhängiger mit Methadon, Polamidon, Buprenorphin substituiert wird, ist im Hinblick auf eine hinreichend beständige Anpassungs- und Leistungsfähigkeit bezüglich seiner Fahreignung unter besonderen Auflagen zu begutachten

Dass substituierte Opiatabhängige unter bestimmten Voraussetzungen in der Lage sind, ein Fahrzeug sicher zu führen, ist durch aktuelle Studien belegt. Früher wurde bei einer Substitution eine Fahrtauglichkeit aufgrund der pharmakologischen Wirkung der Betäubungsmittel kategorisch ausgeschlossen. Auch bekannte pharmakologische Unterschiede zwischen Substitutionsmitteln wurden nicht berücksichtigt. In einer Studie* wurden für die MPU nötige Leistungsparameter wie Reaktion, Kognitions- und Konzentrationsleistungen sowie Orientierungs- und Aufmerksamkeitsleistungen von Substitutionspatienten, die mit Methadon bzw. Polamidon behandelt wurden, und einer gesunden Kontrollgruppe untersucht. Patienten, die mit Polamidon behandelt wurden, wiesen eine signifikant bessere Reaktionsfähigkeit auf als die mit Methadon-Razemat Substituierten. Ihre Reaktionsfähigkeit war sogar deutlich besser, als die der gesunden Vergleichsgruppe! Bei der MPU fiel die Bestehensquote für die Polamidon-Substituierten um fast 10 Prozentpunkte besser aus als bei den gesunden Teilnehmern. Am Ende muss festgehalten werden: Substitutionspatienten können die Leistungstests der MPU auf Anhieb bestehen!

In der Phase der Neueinstellung und bei deutlicher Änderung der Medikamentendosis in der Substitution darf der Patient kein Kraftfahrzeug führen. Will der Patient die Fahrerlaubnis wiedererlangen, so wird die Verwaltungsbehörde je nach den Umständen das Gutachten des Amts- oder Facharztes oder einer amtlich anerkannten medizinisch-psychologischen Untersuchungsstelle (MPU) oder eines amtlich anerkannten Sachverständigen anordnen. In das aufwendige und teure Untersuchungs- und Begutachtungsverfahren wird das Urteil des behandelnden Arztes in der Regel einbezogen.

Weiterführende Informationen

- http://www.verkehrslexikon.de/Module/FESubstitution.php
- https://www.aidshilfe.de/shop/archiv/substitution-fahrtuchtigkeit
- http://dgvm-verkehrsmedizin.de/beurteilskriterien-fahreignung/

Fast (rapid) metabolizer

Opioide und andere Medikamente, wie etwa Antidepressiva, Antiepileptika, Tuberkulostatika oder HIV-Präparate werden in der Leber durch das *Cytochrom-P450-System* metabolisiert. Dieses System weist genetisch bedingte Varianten auf, so dass unterschiedliche Metabolisierungsgeschwindigkeiten durch den beschleunigten Abbau zu einer Absenkung der Halbwertszeit (die als Zeitspanne definiert ist, in welcher die Konzentration eines Arzneimittels im Organismus/im Blut auf ihren halben Wert (50 %) absinkt) des Methadon/L-Polamidon/Morphin ret. führen kann. Das zweitwichtigste Cytochrom, CYP2D6, wird sehr polymorph vererbt und führt dazu, dass etwa 10 % der Bevölkerung eine stark erhöhte Enzymaktivität aufweisen, durch die Opioide rascher abgebaut werden, als bei dem Rest der Menschen: sie werden als „fast/rapid metabolizer" bezeichnet. Untersuchungen zeigen bei ihnen einen niedrigen Methadon-Spiegel, der mit Entzugssymptomen verbunden ist. Mit der Messung des Spiegels vor der Einnahme („trough"-Spiegel) und vier Stunden nach der Einnahme kann diese Besonderheit des Stoffwechsels erfasst werden. Als trough – Schwellenwert für eine optimale Therapie gilt bei Levomethadon 250 ng/ml. Wird diese Enzymbesonderheit nachgewiesen, dann begründet sie den oftmals hohen Tagesbedarf an Opioiden bei diesen Patienten, deren Einnahmefrequenz auf zwei Tages-Einnahmen auszuweiten ist.

Weiterführende Informationen

- www.ncbi.nlm.nih.gov

G

Gabapentine

Gabapentin ist ein Wirkstoff aus der Gruppe der Antiepileptika mit antiepileptischen und analgetischen Eigenschaften und dient zur Behandlung der Epilepsie und Nervenschmerzen. Es ist ein Mimetikum der gamma-Aminobuttersäure (GABA), dem Überträgerstoff hemmender Nervenzellen im Gehirn, und wirkt über eine Bindung an spannungsabhängigen Calciumkanälen, die für eine Drosselung des Calciumeinstroms sorgen und zu einer weniger starken Erregung der Nervenzellen führen. Als Nachfolger wurde 2004 Pregabalin lanciert, dass zusätzlich zur Behandlung von generalisierten Angststörungen dient. In den USA durfte diese Molekülvariante von Gabapentin erst nach Kennzeichnung als Substanz mit Missbrauchspotenzial auf den Markt gebracht werden. Mehr noch als Gabapentin, das in der Szene auch als „Vitamin G" bekannt ist und ebenso schon früh durch Meldungen im amerikanischen Frühwarnsystem zur Erfassung von Medikamentenmissbrauch aufgefallen war, wird es als dämpfendes Rauschmittel missbraucht. Beide Gabapentinoide führen bei missbräuchlicher Nutzung zu gesteigertem Rauscherleben und Euphorisierung. Es ist deutlich, dass die Gefahren einer Abhängigkeit von Gabapentinoiden unter Konsumenten von Opioiden oder Substituierten als hoch einzuschätzen ist. Vor allem Pregabalin wird auch im medizinischen Bereich zur Linderung von Entzugssymptomen eingesetzt: eine baldige Einstellung der Verordnung nach erfolgter Entzugsbehandlung ist unbedingt angeraten. Zu den häufigsten unerwünschten Wirkungen zählen Schläfrigkeit, Schwindel, Ataxie und Gewichtszunahme sowie Qtc-Zeit – Verlängerung. Des Weiteren Herzinsuffizienz, Leber- und Nierenversagen oder Atemdepression als schwerwiegende Komplikationen. Hiervon sind insbesondere Patienten mit respiratorischen Risikofaktoren *COPD* oder der Einnahme weiterer zentral dämpfender Arzneimittel betroffen. Dazu gehört neben der Opioideinnahme die Anwendung von anderen zentral dämpfenden Medikamenten wie Anxiolytika, Antidepressiva und Antihistaminika.

Weiterführende Informationen

- www.fda.gov

Gefängnis

Menschen mit Drogen- und vor allem Opioidkonsumstörungen sind in Haft überproportional stark vertreten! Die Suchtbehandlung spielt eine große Rolle in der Gefängnismedizin: Studien zufolge umfasst ein Großteil der Arbeit des medizinischen Dienstes im Vollzug die Behandlung von Suchterkrankungen und deren Folgen. Diese gesundheitlichen Störungen der drogenabhängigen Gefangenen absorbieren einen großen Teil der medizinischen Leistungen. Eine Untersuchung der U-Haftanstalt Oldenburg zeigte, dass dort 76 % aller medizinisch betreuten Gefangenen aufgrund ihrer Drogenproblematik behandelt wurden.

Am Stichtag 31.03.2018 befanden sich in zwölf Bundesländern insgesamt 6013 Gefangene (5530 männliche und 483 weibliche) im Justizvollzug, die bei Haftantritt die Kriterien der Substanzabhängigkeit erfüllten und als Hauptsubstanz entweder *Opioide* konsumierten oder einen *multiplen Substanzgebrauch* aufwiesen. Zu diesem Zeitpunkt wurden 1440 Inhaftierte (1181 männliche und 259 weibliche) substituiert. Dies entspricht einer Substitutionsquote von insgesamt 23,9 %.

Von den männlichen Gefangenen, die aufgrund ihrer Abhängigkeitserkrankung theoretisch für eine Substitutionsbehandlung infrage kommen könnten, wurden am Stichtag 31.08.2018 21,4 % substituiert. Von den weiblichen Gefangenen, bei denen eine *Opioidabhängigkeit* oder eine Abhängigkeit mit *multiplem Substanzgebrauch* festgestellt wurde, wurden am Stichtag 53,6 % substituiert.

Wie an den großen Spannweiten – sowohl bei männlichen als auch bei weiblichen Gefangenen – zu erkennen ist, zeigen sich hierbei erhebliche Unterschiede zwischen den Ländern. Die ‚Abdeckungsquote' der Opioidsubstitutionsbehandlung in den 16 Bundesländern variiert sehr stark. Folgende Gründe für die z. T. erhebliche Unterversorgung sind im wesentlichen Verunsicherungen der Ärzt*innen:

- Rechtlich (Behandlungsfehler)
- Fachlich (welche Medikamente, Interaktion mit anderen Behandlungen/Medikationen, komorbide Substanzgebrauchsstörungen, welche Substitutionsmedikamenten sollen eingesetzt werden, keine „Suchtmedizinische Grundversorgung"?)
- Organisatorisch (Übergang, Weiterbehandlung etc.).

Aber auch Engpässe beim Personal spielen eine erhebliche Rolle. Die Gründe für eine Vollversorgung sind:

- Politischer Wille – Beispiel NRW
- Steigerung der Zahl der Substitutionspatient*innen von ca. 100 auf >2000 innerhalb von 10 Jahren
- Partizipativer Einbezug der Ärzteschaft, LÄK etc.
- Erarbeitung der „Ärztliche Behandlungsempfehlungen zur medikamentösen Therapie der Opioidabhängigkeit im Justizvollzug" (Stand: 2018)[1].

Als primäre Indikation steht die Fortführung von in Freiheit begonnenen Substitutionsbehandlungen im Vordergrund. Die mit der intramuralen Substitutionsbehandlung verbundenen Behand-

---

[1] https://www.akzept.org/pdf/volltexte_pdf/4_10/fin_beh_empfNRW2010.pdf.

lungsziele sind deutlich abstinenzorientiert. Entzugsbehandlungen allein führen jedoch in vielen Fällen zu Rückfällen und drogenkonsumbedingten Überdosierungen nach Haftentlassung. Opioidsubstitution als Dauerbehandlung ist effektiver als Entzugsbehandlung; dies drückt sich in einer Förderung der Haltekraft in der Drogenbehandlung in Haft und der (anschließenden) Abstinenz von anderen illegalen Drogen aus.

Außerdem ist die Substitutionsbehandlung nicht nur nützlich für die Gefangenen, sondern auch für die Strafvollzugsinstitution selbst: Sie bietet einen täglichen Kontakt zwischen Gefangenen und medizinischer Abteilung und fördert zugleich Untersuchungen und die Vermittlung anderer gesundheitsrelevanter Botschaften und Verhaltensweisen. Eine Erhöhung der Zahl an Substituierten in Haft erfordert jedoch Investitionen in Personal und deren Ausbildung und Qualifizierung sowie eine verbesserte Kommunikation und Kooperation mit medizinischen Einrichtungen in Freiheit.

Für die Substitution in Gefängnissen gelten die *Richtlinien der Bundesärztekammer*. Der Umfang der medizinischen Versorgung der Inhaftierten ist im Strafvollzugsgesetz (StVollzG) im Kapitel Gesundheitsfürsorge (§§ 56–66) festgelegt. Immer wieder (zum Teil wörtlich) verweist der Gesetzgeber hier auf die Vorgaben der GKV (hier: SGB V). Tenor des Gesetzes ist in diesen Paragraphen eindeutig eine Angleichung der gefängnismedizinischen Versorgung an die Versorgung der in der GKV Versicherten. Darüber hinaus ist in einigen Bundesländern die Substitutionsbehandlung über Erlasse dergestalt geregelt, dass ausdrücklich auf die Vorgaben der o. g. Richtlinien verwiesen wird.

Trotzdem ist die Praxis von Bundesland zu Bundesland sowie von Haftanstalt zu Haftanstalt in den einzelnen Städten unterschiedlich und sehr heterogen – je nach den örtlichen politischen und fachlichen Einschätzungen. Dadurch können sich bei dem Wunsch des Beginns oder der Fortsetzung einer Substitutionsbehandlung unter Haftbedingungen sowie bei Haftverlegungen erhebliche Schwierigkeiten ergeben. Ferner wird tendenziell die Fortsetzung einer Substitutionsbehandlung nur zeitlich befristet gewährt (in einigen Bundesländern 6 Monate).

Auch die Art und Dauer einer Entzugsbehandlung mit Hilfe eines Substitutionsmittels sind sehr unterschiedlich geregelt.

Weiterführende Informationen

- www.gesundinhaft.eu
- https://www.aidshilfe.de/sites/default/files/documents/Brosch%C3%BCre%20substitution%20in%20haft.pdf
- https://www.bas-muenchen.de/aktivitaeten/drogenabhaengigkeit-in-haft.html

Genderaspekte

Frauen und Männer unterscheiden sich bezüglich Ursachen und Verläufen von Suchterkrankungen sowie hinsichtlich ihrer bevorzugten Suchtmittel, Konsummuster und komorbiden Störungen. Auch Essstörungen und pathologisches Glücksspielen treten geschlechtsspezifisch unterschiedlich auf. Die Zuordnung dieser Erkrankungen zu den Süchten ist nicht unumstritten, da sich die diagnostischen Kriterien für Abhängigkeit im Wesentlichen auf Substanzgebrauch und -wirkungen beziehen. Allerdings sprechen nicht nur das subjektive Erleben vieler Betroffener sowie die hieraus erwachsenen Behandlungsstrukturen dafür, diese Erkrankungen auch im Suchtkontext zu behandeln.

Komorbide Störungen treten bei suchtkranken Frauen häufiger auf und gehen der Substanzstörung auch häufiger voraus als bei Männern. Frauen zeigen häufiger Angststörungen, Depressionen, Essstörungen und Erfahrungen sexuellen Missbrauchs, sodass ihre Bedürfnisse in der Betreuung anders als bei Männern ausgebildet sind. Trotz dieser Wahrnehmung ist noch unklar, wie eine genderspezifische Behandlung allgemein auszusehen hat. Bezogen auf die OST kann davon ausgegangen werden, dass bezüglich der Verstoffwechselung von Opioiden Geschlechtsunterschiede bestehen, die aber letztlich keinen Einfluss auf die Dosisfindung oder den Metabolismus haben: hier wirken sich vornehmlich genetische, geschlechtsunabhängige Faktoren aus. Die Deutsche

Hauptstelle für Suchtfragen e. V. (DHS) hatte bereits frühzeitig Anforderungen an die Notwendigkeit geschlechtsspezifischer Suchthilfe formuliert. Demnach muss eine Ermittlung geschlechterspezifischer Bedürfnisse in der ambulanten und stationären Beratung und Therapie stattfinden. Angestrebt wird der Abbau von Schwellen und die Ermöglichung des Zugangs für Frauen und Männer zu Angeboten in allen Segmenten des Suchthilfesystems: Prävention, Diagnostik, Beratung, Therapie, Rehabilitation und Nachsorge. Die Integration zielgruppenspezifischer Beratungs- und Behandlungsangebote z. B. für Eltern und deren Kinder oder für schwangere Drogenabhängige in das ambulante und stationäre Setting wird weiterentwickelt. Die Entwicklung differenzierter und zielgruppenorientierter Präventions- und Beratungs-, und Behandlungsangebote für Mädchen und Jungen soll ausgebaut werden, ebenso die Entwicklung einer männerspezifischen Suchtarbeit, die entsprechend der frauenspezifischen Suchtarbeit (Tödte, Martina; Bernard, Christiane (Hrsg.)Frauensuchtarbeit in Deutschland: Eine Bestandsaufnahme Bielefeld: transcript Verlag, 2016) gesellschaftliche Strukturen und ihre Auswirkungen auf Individuen analysiert und in die Praxis einbezieht (siehe Stöver et al. (2017): „Männlichkeiten und Sucht" LWL). Schließlich erfolgt die Koordination und Vernetzung mit geschlechterspezifischen Angeboten sowie allgemeinen Hilfeangeboten auch außerhalb des Suchthilfesystems (Schwangerschaftskonfliktberatung, Jugendhilfe, Strafvollzug etc.). Wesentlich ist auch die Förderung der Öffentlichkeitsarbeit zur Sensibilisierung der Menschen für die geschlechtsspezifischen Unterschiede.

Geschichte

Die Substitutionstherapie wurde vom Pharmakologen Vincent Dole und der Psychiaterin Mary Nyswander entwickelt, die 1963 am New Yorker Rockefeller Hospital begannen, Drogenabhängige mit Methadon (*Substitution mit Methadon*) zu behandeln. Die Erfolge des Dole-Nyswander-Projekts führten 1970 in den USA zur Anerkennung der Methadonbehandlung als eine zweckmäßige Behandlungsmethode. Seitdem breitete sich diese Therapieform in den USA rasch aus.

In Europa startete das erste Methadonprogramm 1966 in Schweden (Uppsala), das eng an das Dole-Nyswander-Modell angelehnt war. In der Schweiz ist die Substitutionsbehandlung mit Methadon seit etwa 30 Jahren fester Bestandteil des Therapieangebots für Opiatabhängige. Allein im Kanton Zürich wurden 1997 ca. 3000 Heroinabhängige mit Methadon substituiert. Auch in anderen europäischen Ländern wurde im Laufe der 70er-Jahre die Substitutionsbehandlung eingeführt: In den Niederlanden existiert beispielsweise ein vielfältiges Angebot mit unterschiedlichen Zugangsschwellen und Rahmenbedingungen. Heute befinden sich in der Schweiz und in den Niederlanden mehr als 50 % der Heroinabhängigen in einer Methadonbehandlung. In Kanada, Australien und einigen asiatischen Ländern wie Laos und Hongkong gibt es ebenfalls schon seit den 70er-Jahren strukturierte Methadonkonzepte.

Im Gegensatz zu diesen internationalen Erfahrungen ist die Methadonsubstitution in der Bundesrepublik Deutschland eine relativ junge Therapieform zur Behandlung von Heroinabhängigen. Erst zum Beginn der 90er-Jahre setzte sie sich über spezielle Erprobungsvorhaben in einzelnen Bundesländern durch. Es kann deshalb von einem „Sonderfall Deutschland" gesprochen werden, der darauf zurückzuführen ist, dass Politik, Ärzteschaft und Drogenhilfe jahrzehntelang einseitig dem Konzept der stationären Langzeittherapie anhingen. Diese Abstinenzorientierung fand ihren Niederschlag in einem therapeutischen Ausschluss der Methadonbehandlung. Es bestanden solche rechtlichen und standesärztlichen Restriktionen, die einem Methadonverbot gleich kamen. Der § 13 des Betäubungsmittelgesetzes (*BtMG*) regelt, dass das Verschreiben von Betäubungsmitteln medizinisch begründet sein muss, und nur dann erlaubt ist, wenn der beabsichtigte Zweck nicht auf andere Weise erreicht werden kann. Aufgrund dieser Beschränkungen entwickelte sich seit Ende der 70er-Jahre eine „graue" Substitution mit Codeinpräparaten, weil diese Medikamente nicht unter das BtMG fielen (*Substitution mit Codein*). Im Sommer 1992 erfolgte eine rechtliche Klarstellung im BtMG, nach der eine Substitutionsbehandlung in medizinisch begründeten Einzelfällen unter strenger ärztlicher Kontrolle zulässig ist. Ein Jahr zuvor (Juli 1991) hatte der Bundesausschuss der Ärzte und Krankenkassen unter dem Druck der Länderprogramme und einer gewandelten öffentlichen Meinung bundeseinheitliche Richtlinien zur Methadonsubstitution, die NUB-Richtlinien (Neue Behandlungs- und Untersuchungsmethoden, nach denen die Behandlungen durch die Krankenkassen erstattet werden sollten), erlassen. Diese Richtlinien wurden in der Folgezeit als AUB-, dann als *BUB-Richtlinien* fortgeschrieben. Sie sind in ihren Indikationen und Behandlungsanforderungen vergleichsweise restriktiv ausgelegt, auch wenn im Laufe der Zeit der Indikationsspielraum etwas erweitert wurde, trotzdem expandierte die Zahl substituierter Patienten in Deutschland (1992: ca. 1000, 1993: ca. 4500. 1995: ca. 13.500, 1996: ca. 19.000, 2019: ca. 79.700), weil durch das geänderte BtMG erstmalig Rechtssicherheit geschaffen war. Jahrelang stand in Deutschland nur das linksdrehende, etwa doppelt so stark wirkende *Levomethadon* als L-Polamidon für die Verschreibung zur Verfügung. Erst seit 1994 ist das international verwendete Methadon (*Substitution mit Methadon*) auch bei uns verkehrs- und verschreibungsfähig. Seit 1998 konnte auch Levacetylmethadol (LAAM) in der Substitutionsbehandlung eingesetzt werden, das aber aufgrund von kardialen Nebenwirkungen im April 2001 vom europäischen Markt zurückgezogen worden ist. Als weitere Substanz kann seit 2000 Buprenorphin (*Substitution mit Buprenorphin*) zu Substitutionszwecken in Deutschland verschrieben werden.

Seit 2015 ist auch die *Substitution mit retardierten Morphinen* in Deutschland zulässig (*Substitution mit Morphin ret*).

Auch diese Ausweitung möglicher Substitutionsmittel trug zu einem weiteren Anstieg der Substituiertenzahlen in Deutschland bei. Seit dem 01.02.1998 gilt eine neue Betäubungsmittel-Verschreibungsverordnung (*BtMVV*), die einschneidende Veränderungen für die Substitutionstherapie in Deutschland mit sich brachte. Die geänderte BtMVV sieht einerseits Erleichterungen bei der Vergabe von Methadon vor, andererseits wurden aber gleichzeitig Codeinpräparate als „Substitutionsmittel zweiter Wahl" unter das BtMG gestellt, womit eine Begrenzung der Codeinsubstitution (*Substitution mit Codein*) beabsichtigt war.

Eine weitere Fortschreibung der BtMVV vom Juni 2001 sieht vor, dass substituierende Ärzte eine besondere Qualifikation erwerben müssen (*Fachkunde Suchtmedizinische Grundversorgung*) und dass ein zentrales *Substitutionsregister* eingerichtet wird, um Doppelverschreibungen zu erkennen und zu verhindern. Zudem hat die Bundesärztekammer „Richtlinien zur substitutionsgestützten Behandlung" (2002) verabschiedet, die fachliche Standards für diese Behandlungsform setzen.

Im Juli 2002 hat das Bundesministerium für Gesundheit die *BUB-Richtlinien* im Wege einer „Ersatzvornahme" selbst geändert, wonach künftig eine substitutionsgestützte Behandlung auch bei einer manifesten Opiatabhängigkeit ohne weitere Begleiterkrankungen möglich ist und auch keiner speziellen Genehmigung mehr bedarf, sondern nur noch anzuzeigen ist. Im Oktober 2002 wurden die neuen BUB-Richtlinien vom Bundesausschuss der Ärzte und Krankenkassen verabschiedet. Damit scheint der Weg für eine bedarfsgerechte Substitutionsbehandlung frei zu sein, der „Sonderfall" Deutschland endgültig der Vergangenheit anzugehören. Die Originalstoffabgabe mit (Diamorphin/Heroin) an *Schwerstabhängige* ist seit 2002 im Rahmen des bundesdeutschen Modellprojekts zur heroingestützten Behandlung Opiatabhängiger erprobt. Mit breiter Mehrheit hat der Deutsche Bundestag am 28.05.2009 ein Gesetz beschlossen, das die rechtlichen Voraussetzungen für die Überführung der diamorphingestützten Behandlung in die Regelversorgung schafft.

Weiterführende Informationen

- https://www.indro-online.de/dat/methageschichte.pdf

Literatur

Stöver, H.; Vosshagen, A., Bockholt, P.; (2017): Männlichkeiten und Sucht. Hrsg.: Landschaftsverband Westfalen-Lippe – LWL-Landesjugendamt Koordinationsstelle Sucht, Münster. (3. Auflage 2017).

H

Hepatitis

Die Hepatitis-Formen A-E zählen zu den klassischen Virushepatitiden. Die Virushepatitis ist als systemische, akute oder chronische Virusinfektion mit überwiegender Entzündung des Leberparenchyms definiert. Sie wird durch Hepatitis-Viren hervorgerufen. Besonderes Augenmerk liegt auf den Hepatitis-Formen B und C. Beide neigen zur Chronifizierung und langfristig zu einer Leberzirrhose sowie einem hohen Risiko, Leberzellkrebs zu entwickeln. Insbesondere die Hepatitis C ist in der Drogenszene durch gemeinsam benutzte Utensilien, z. B. Spritzen, Kanülen, Löffel, Röhrchen zum Sniefen etc., stark verbreitet.

Hepatitis C wird durch ein RNA-Virus, das zur Gruppe der Flaviviridae gehört, übertragen. Es sind 7 Genotypen und über 100 verschiedene Subtypen mit modifizierten Eigenschaften bekannt. Eine Mehrfachinfektion mit verschiedenen Subtypen ist möglich, eine einmalige Infektion schützt daher nicht vor erneuter Infektion. Eine Neuinfektion („akute Hepatitis C") führt nur selten zu Symptomen und kann bei etwa 20–50 % der Betroffenen in den ersten sechs Monaten von selbst ausheilen. In bis zu 80 % wird die akute Infektion jedoch chronisch und bleibt dann dauerhaft im Körper. Wird sie nicht behandelt, dann kommt es nach zwei bis drei Jahrzehnten bei etwa 1/3 der Betroffenen zu

Spätfolgen wie Zirrhose und Leberkrebs. Die Hepatitis C ist heute fast immer *heilbar*.

Laut World Health Organisation (WHO) sind ca. 3 % der Weltbevölkerung mit Hepatitis C infiziert, allein in Europa 4 Mio. Betroffene. Für Deutschland bedeutet das: ca. 400.000 Hepatitis C infizierte Patienten. Jedes Jahr ca. 5500 neu gemeldete infizierte Personen. Sie war vor Entdeckung ihres Erregers im Jahr 1990 für eine Vielzahl von transfusionsbedingten Hepatitiden verantwortlich, da sie mit Blutprodukten übertragen wurde (sog. Posttransfusionshepatitis). Trotz des Nachweises einer Viruskonzentration im Blut und auch in anderen Körperflüssigkeiten, wie Speichel, Schweiß, Tränen und Sperma, ist eine Ansteckung durch diese Körperflüssigkeit sehr unwahrscheinlich. Ebenso ist der Nachweis in Muttermilch in seiner Wertigkeit umstritten und das Risiko einer vertikalen Virustransmission von der Mutter auf das Kind ist geringer als bei einer HBV-Infektion. Es wird mit 1–6 % angegeben und ist von der Viruskonzentration im mütterlichen Blut abhängig. Etwa 30–98 % unter den Drogenkonsumenten sind auch Träger des Hepatitis-C-Virus. Eine chronische Hepatitis besteht dann, wenn der Krankheitsverlauf nach sechs Monaten noch nicht ausgeheilt ist. Zum größten Teil sind die chronischen Hepatitiden virusindiziert, weniger häufig autoimmun und damit die Leberschäden eine Folge von Alkohol-, Medikamenten- und Drogenkonsum. Klinisch besteht meistens Leistungsminderung, Müdigkeit und eventuell vermehrte Reizbarkeit sowie Appetitlosigkeit. Druckschmerzen der Lebergegend, eventuell Arthralgien, im entzündlichen Schub eventuell Ikterus mit dunklem Urin, die Leber ist meist vergrößert und konsistenzvermehrt tastbar. Es bilden sich Leberhautzeichen wie glatte, rote Lackzunge, Lacklippen, Palmarerythem und Gefäßspinnen.

Medikamentöse Therapien werden über 8 bis 12 Wochen durchgeführt und führen zu einer Heilung, wenn drei und sechs Monate nach dem Therapieende weiterhin keine HCV-RNA im Blut nachweisbar ist. Vor 2014 wurden Peg-Interferon und Ribavirin als notwendiger Bestandteil bei jeder Hepatitis-C-Behandlung eingesetzt. Von 2011 bis 2014 wurden diese auch noch mit einem Proteasehemmer (Boceprevir und Telaprevir) kombiniert, sie werden aber aufgrund starker Neben- und

Wechselwirkungen nicht mehr eingesetzt. Nur Ribavirin kommt in bestimmten Fällen auch bei den neuen Therapien noch zum Einsatz. Seit 2014 sind verschiedene Substanzen zugelassen, die das Virus direkt in der Vermehrung behindern: **Sofosbuvir** (Polymerasehemmer), **Sofosbuvir/Ledipasvir** (Kombinationstablette mit einem Polymerase- und NS5A-Hemmer), **Sofosbuvir/Velpatasvir** (Kombinationstablette mit einem Polymerase- und NS5A-Hemmer), **Elbasvir/Grazoprevir** (Kombinationstablette mit einem NS5A- und einem Proteasehemmer), **Sofosbuvir/Velpatasvir/Voxilaprevir** (Kombinationstablette mit einem Polymerase-, einem NS5A- und einem Proteasehemmer), **Glecaprevir/Pibrentasvir** (Kombinationstablette mit einem Protease- und einem NS5A-Hemmer). Es handelt sich dabei immer um Kombinationstherapien aus mindestens zwei oder mehr Wirkstoffen.

Die Prävention unternimmt Anstrengungen, durch gezielte Informationskampagnen für die Risikogruppe über die Infektionsrisiken durch Spritzentausch und andere Praktiken bei der Drogeninjektion (Aufteilen der Dosis) mit unsterilen Spritzen aufzuklären. Bei Drogenkonsumierenden sollte – sofern keine HCV-Infektion bekannt ist – in mindestens jährlichen Intervallen ein HCV-Antikörpertest durchgeführt werden. Drogenkonsumierende sollten gegen Hepatitis A und B geimpft werden, falls keine Immunität besteht.

Weiterführende Informationen

- www.kompetenznetz-hepatitis.de
- https://www.dgvs.de/pressemitteilungen/dgvs-aktualisiert-leitlinie-nach-zulassung-neuer-medikamentehepatitis-c-therapie-die-revolution-geht-weiter/

HIV/AIDS

Erreger der Immunschwächekrankheit ist das Retrovirus HIV (Human Immune Deficiency Virus). Es werden dabei die Virustypen HIV-1 und HIV-2 unterschieden. Sie variieren in Häufigkeit und Ausprägung. Das HI-Virus gehört zu den sog. RNS-haltigen

Retroviren, die das Enzym Reverse Transkriptase besitzen und danach benannt sind. Das Virus ist lymphozytotrop und neurotrop, d. h., das Immun- und Nervensystem wird direkt geschädigt. Der HIV-Infizierte bildet zwar Antikörper gegen das Virus, diese führen aber nicht zu einer Viruseliminierung. Die individuellen Verläufe und Krankheitsbilder sind vielfältig. Allen Patienten gemeinsam sind ausgeprägte und irreversible Störungen der zellulären Immunabwehr. Die schweren, meist lebensbedrohlichen werden als „Acquired Immune Deficiency Syndrom" – „AIDS" bezeichnet. Der schwere Immundefekt (AIDS) manifestiert sich in der überwiegenden Zahl (70 %) der bis dahin unerkannten bzw. nicht antiretroviral behandelten Fälle in Form lebensbedrohlicher opportunistischer Infektionen. Die bedeutsamsten sind die Pneumonien durch Pneumocystis jirovecii (früher Pneumocystis carinii), Ösophagitiden durch Candida albicans, durch Toxoplasmen verursachte zerebrale Abszesse und Reaktivierungen von Zytomegalievirus-Infektionen mit unterschiedlicher Lokalisation (Auge, Lunge, Hirn, Darm). Bei den opportunistischen Krankheitserregern handelt es sich meist um ubiquitäre und/oder persistierende Keime. Die weltweite HIV/AIDS-Epidemie betrifft derzeit etwa 40 Mio. Menschen. In Deutschland ist die Zahl der Betroffenen auch aufgrund der effektiv durchgeführten Präventionsmaßnahmen im europäischen und internationalen Vergleich relativ günstig. Unter den Übertragungen dominieren sexuelle und parenterale Infektionen. Unter i. v.-Drogenkonsumenten besteht ein hohes Infektionsrisiko durch Nadeltausch oder unsterile Injektionstechniken. Besonders in den letzten Jahren kam es unter ihnen zu einer zusätzlichen starken Durchseuchung mit Hepatitis-C-Viren (*Hepatitis*). Die höchste HIV-Inzidenz unter Drogenabhängigen war etwa um 1986 herum und damit um zwei Jahre später als bei homo- und bisexuellen Männern feststellbar. In der HIV-Therapie steht eine Reihe von Substanzen zur Verfügung: Inhibitoren viraler Enzyme, welche essenzielle Funktionen im Vermehrungszyklus des Virus wahrnehmen, und um Stoffe, die das Eindringen des Virus in seine Zielzellen verhindern. Die Enzyminhibitoren lassen sich unterteilen in zwei Gruppen von Inhibitoren der Reversen Transkriptase, Nukleosidanaloga und nichtnukleosidische Hemmstoffe sowie

Hemmstoffe der viralen Protease. Integrase-Inhibitoren, die die Integration proviraler DNA in die Zell-DNA verhindern.

Insbesondere die Postexpositionsprophylaxe führte nach klinischen Erfahrungen zu Empfehlungen für den medikamentösen Einsatz: es ist bekannt, dass das Risiko einer HIV-Übertragung durch eine Exposition nach perkutaner Exposition mit Blut von HIV-Infizierten, die eine messbare Viruslast aufweisen, bei etwa 0,3 % liegt. Das heißt, dass im Durchschnitt eine von 330 Expositionen zu einer HIV-Infektion führt. Ein gegenüber dem durchschnittlichen Risiko erhöhtes Infektionsrisiko im individuellen Fall besteht dabei je nach Verletzungs- und Expositionsart. Der Beginn einer Prophylaxe soll so früh wie möglich nach einer Exposition, möglichst innerhalb von 24 Stunden, besser aber noch innerhalb von 2 Stunden, stattfinden. Sind mehr als 72 Stunden zwischen Exposition vergangen, dann kann nach derzeitigem Kenntnisstand eine Prophylaxe nicht mehr empfohlen werden. Tritt ein akutes, mit fieberhaftem Verlauf einhergehendes Krankheitsbild 2 Monate nach Exposition bzw. nach Ende der medikamentösen Prophylaxe auf, dann sollte eine primäre HIV-Infektion diagnostisch abgeklärt werden. Ist der Antikörpernachweis negativ, ggf. auch durch Nachweis viraler Nukleinsäuren (NAT, HIV-PCR). Besonders verdächtig ist ein akutes Krankheitsbild innerhalb der ersten vier Wochen nach Exposition bzw. Ende der PEP.

Weiterführende Informationen

- www.deutschland.hiv-facts.net
- www.daignet.de
- https://www.rki.de/DE/Content/InfAZ/H/HIVAIDS/Studien/DRUCK-Studie/DruckStudie.html

I

Impfungen

Schutzimpfungen können die Entstehung einer Erkrankung verhindern und besitzen deshalb als wirksame vorbeugende Maßnahmen eine große Bedeutung. Viele Erwachsene verfügen aber nicht über einen ausreichenden Impfschutz: diese Situation ist im Bereich der Drogenkonsumenten wahrscheinlich noch höher einzuschätzen, als dies in der sonstigen Bevölkerung der Fall ist. Auch unter ihnen herrscht, wie allgemein, eine Unsicherheit, wann – und ob – die Durchführung einer Impfung angezeigt ist. Grundlegend gilt, dass für alle Erwachsenen ein ausreichender Impfschutz gegen Diphtherie, Poliomyelitis (Kinderlähmung) und Tetanus (Wundstarrkrampf) notwendig ist . Diese Impfungen müssen zunächst als eine „dreifache Impfung" durchgeführt werden, um einen ausreichenden Impfschutz zu gewährleisten. Dadurch entsteht bereits in der Kindheit eine sog. „Grundimmunisierung". Im Erwachsenenalter sollte dann regelmäßig alle 10 Jahre eine kombinierte Auffrischungsimpfung gegen Diphtherie und Tetanus durchgeführt werden. Sofern die Grundimmunisierung für Poliomyelitis regelgerecht durchgeführt worden ist, wird dagegen keine generelle Auffrischung im Erwachsenenalter empfohlen. Sie kann aber notwendig werden, wenn ein Kontakt zu Erkrankten besteht oder eine Reise in Gebiete mit großer Erkrankungshäufigkeit geplant wird. (Die Gefahr der Diphtherie wird vielfach unterschätzt: Aufgrund steigender Erkrankungszahlen insbesondere in Osteuropa kann keine Entwarnung gegeben werden). Das gleiche gilt für den Wundstarrkrampf (Tetanus). Der Erreger des Wundstarrkrampfes, das Tetanus-Bakterium, ist in der Umwelt weit verbreitet und kann durch kleinste Verletzungen eine Erkrankung auslösen. Hier ist insbesondere die oftmals unsterile Form des Drogenkonsums und die mit belasteten Lebensformen verbundene Gefahr von Verletzungen bei Drogenkonsumenten hervorzuheben. Die Hepatitisviren A, B und C zählen zu den bekanntesten Auslösern der klassischen infektiösen Leberentzündung, auch Hepatitis genannt. Hepatitis A verläuft in der Regel als akute Leberentzündung, die wieder ausheilt. Hingegen können Hepatitis-B- oder Hepatitis-C-Viren nicht nur akute Leberentzündungen verursachen, sondern oft auch chronische Infektionen, die zu Leberzirrhose oder Leberkrebs führen können, verursachen. Das Hepatitis B Virus kann eine Entzündung und Schädigung der Leber hervorrufen. Übertragen wird das Virus vor allem sexuell oder durch den gemeinsamen Gebrauch von Spritzen. Die Hepatitis B-Impfung wird für Erwachsene für einige Berufsgruppen (speziell medizinisches Personal), Patienten mit chronischen Lebererkrankungen, Dialysepatienten, Hämophilie-Patienten, Drogenabhängige und Prostituierte empfohlen.

Weiterführende Informationen

- www.rki.de + https://www.rki.de/DE/Content/Kommissionen/STIKO/stiko_node.html

Interaktion, medikamentöse

Als medikamentöse Interaktion (Arzneimittelwechselwirkungen) werden Veränderungen der Aktivität, der Verfügbarkeit oder des Effektes eines Arzneimittels durch die gleichzeitige Gabe eines anderen Arzneimittels bezeichnet. Sie können zur Wirkungsabschwächung bis zur Wirkungslosigkeit oder Wirkungsverstärkung bis zur Intoxikation führen und auf unterschiedliche Art und Weise entstehen. Es sind pharmakodynamische von pharmakokinetischen

Arzneimittelinteraktionen zu unterscheiden. Davon zu trennen sind pharmazeutische Interaktionen (z. B. Inkompatibilitäten), die im Unterschied zu pharmakokinetischen und -dynamischen Interaktionen ex vivo auftreten. So kann es bei der Verordnung unterschiedlicher Medikamente in der Opoid-Substitution, als auch bedingt durch eigeninitiative Zufuhr von anderweitigen Substanzen zu medikamentösen Interaktionen mit klinisch relevanten Folgen kommen. Intoxikationen treten nach der Kombination von Alkohol und/oder Drogen, Benzodiazepinen und Substitutionspräparaten gehäuft auf. Diese Substanzen können die Metabolisierung von Substitutionspräparaten beschleunigen, d. h., der Konsum eines oder mehrerer dieser Mittel kann zu deren verkürzter Wirkdauer führen. Andererseits addieren sich sedierende und letztlich atemdepressiv wirkende Faktoren, sodass eine Vielzahl der mit der Substitutionstherapie oder der Einnahme von Substitutionspräparaten in Verbindung gebrachten Todesfälle auf eine solche Mischintoxikation zurückzuführen ist. Rifampicin und Phenytom beschleunigen als Enzyminduktoren den Metabolismus von Methadon/Levomethadon, wodurch teilweise exzessiv hohe Dosen und auch mehrfach tägliche Einnahmen notwendig sind. Substanzen, die den Urin ansäuern oder alkalisieren, können die Pharmakokinetik von Methadon beeinflussen. Anders und oftmals ebenso überraschend stellen sich Komplikationen im Bereich der notwendigen Medikation einer HIV-Infektion dar. Die dabei eingesetzten Protease-Inhibitoren können je nach Substanz zu einer, meistens aber eher geringgradigen, Wirkungsabschwächung oder auch Wirkungsverstärkung von Methadon/Levomethadon führen. Die geschilderten Wechselwirkungen gelten prinzipiell in gleicher Weise auch für Buprenorphin, sind hier insgesamt aber weniger stark ausgeprägt als bei Methadon/Levomethadon. Insbesondere scheinen trotz nachweisbarer pharmakologischer Interaktionen mit Reduktion der Buprenorphin-Spiegel seltener klinische Entzugserscheinungen aufzutreten.

Die Wirkungen von Methadon/Levomethadon können sowohl durch pharmakodynamische als auch pharmakokinetische Wechselwirkungen abgeschwächt werden. Opioid-Agonisten mit antagonistischen Eigenschaften wie Buprenorphin, Pentazocin oder Tilidin können die Wirksamkeit von vollen Agonisten wie

Methadon/Levomethadon einschränken. Die partiellen Opioid-Agonisten blockieren die Opioid-Rezeptoren kompetitiv, sodass sich die Dosis-Wirkungs-Kurven der vollen Agonisten zu höheren Dosen verschieben. Das heißt, um die gleiche Wirkung zu erzielen, sind bei Gabe eines partiellen Opioid-Antagonisten wesentlich höhere Methadon/Levomethadon-Dosen erforderlich. Diese Stoffe können also Entzugserscheinungen bei den Patienten hervorrufen. Daher dürfen Opioid-Analgetika mit antagonistischen Eigenschaften während einer Substitutionsbehandlung nicht gegeben werden. Auch reine Opioid-Antagonisten wie Naloxon (z. B. Narcanti®) antagonisieren die Methadon/L-Polamidon/Buprenorphin/Morphin-Wirkung, weshalb sie auch bei Intoxikationen indiziert sind. Hier handelt es sich um eine erwünschte pharmakodynamische Interaktion. Die Kombination Tilidin/Naloxon ist als Analgetikum bei Patienten unter Substitution kontraindiziert. Der zur Unterstützung der Opioid-Entwöhnung eingesetzte Opioid-Antagonist Naltrexon (Nemexin®) darf während der Methadon-Substitution ebenfalls nicht gegeben werden. Arzneistoffe, die die Cytochrom-P450-abhängigen Enzyme induzieren, können auf pharmakokinetischem Wege die Wirkungen von Methadon abschwächen und so Entzugserscheinungen hervorrufen. Derartige Wechselwirkungen sind für Induktoren von CYP3A4 dokumentiert. Methadon und Levomethadon werden bei gleichzeitiger Gabe dieser Arzneistoffe schneller abgebaut. Verminderte Methadon/Levomethadon-Plasma- und Urinkonzentrationen sowie ein vermehrter Gehalt von Methadon-Metaboliten im Urin wurden bei gleichzeitiger Gabe von Nevirapin (Viramune®), Phenytoin (z. B. Zentropil®) und Rifampicin (Rifa® u. a.) gefunden. Benötigen die Patienten ein zusätzliches Analgetikum, ist Paracetamol Mittel der ersten Wahl. Reicht dies nicht aus, sind perorale Gaben kurzwirksamer Opioid-Analgetika wie Morphin (z. B. MST®) oder Hydromorphon (beispielsweise Dilaudid®) angezeigt. Es ist nicht sinnvoll, die Methadon-Dosis bei gleichzeitiger Gabe eines partiellen Antagonisten zu erhöhen. Während einer Substitutionsbehandlung mit Methadon werden erhöhte Plasmakonzentrationen des trizyklischen Antidepressivums Desipramin und des reversen Transkriptase-Hemmers Zidovudin gefunden. Das bedeutet nicht, dass diese Arzneistoffe während der Substitutionsbehandlung nicht eingesetzt werden dürfen. Es sollte aber an die Möglichkeit einer Interaktion gedacht werden. Bei gleichzeitiger Gabe von irreversiblen Monoaminoxidase-A-Hemmern wie Tranylcypromin und Morphin beziehungsweise Pethidin kam es zu schweren Zwischenfällen wie Exzitation, Krämpfen, Blutdruckabfall, Hyperthermie, Schweißausbrüchen, kardiovaskulärer Instabilität, Koma und Atemlähmung. Es wird vermutet, dass die Wechselwirkung auf einer Erhöhung der Serotonin-Konzentration im ZNS beruht. Einige Opioid-Analgetika blockieren die neuronale Wiederaufnahme von Serotonin, MAO-Hemmer hemmen den Serotonin-Abbau durch die Monoaminoxidase A. Die Symptome der Wechselwirkung ähneln dem „Serotonin-Syndrom": es kann dabei zu Diarrhoe, Agitiertheit, Verwirrtheit, Hypomanie, Tremor, Rigor, Myoklonus, Hyperreflexie und Ataxie, labilem Blutdruck, Tachykardie, Schüttelfrost, Hyperthermie und möglicherweise Koma kommen. Generell kann sich das Serotonin-Syndrom sehr unterschiedlich äußern und reicht von milden Symptomen bis zu einem lebensbedrohlichen Syndrom mit Fieber über 40° und Delirium.

Weiterführende Informationen

- www.akdae.de

J

Jugendliche mit substanzbezogenen Störungen

Jugendliche mit substanzbezogenen Störungen weisen, genauso wie Erwachsene, überzufällig häufig psychiatrische Erkrankungen, einschließlich altersspezifischer Verhaltensstörungen, auf.

Bei Jugendlichen ist zudem die dynamische Entwicklung der Persönlichkeit zu berücksichtigen, die Abweichungen und Auffälligkeiten einerseits, andererseits aber auch Entwicklungsoffenheit und Plastizität beinhaltet. Man kennt heute eine Reihe von Belastungsfaktoren, die initialen Drogengebrauch und Abhängigkeitsentwicklung fördern. Hierzu gehören u. a. psychiatrische Erkrankungen, psychischer, physischer oder sexueller Missbrauch, Selbstwertprobleme, Depressionen, Ängste, gestörte Identitätsentwicklung, deviantes Verhalten und Delinquenz, Zugehörigkeit zu einer Gleichaltrigengruppe mit Rauschmittelorientierung, Abhängigkeitserkrankung anderer Familienangehöriger, unvollständige Familien, kritische Lebensereignisse, Probleme in Schul- und Berufsausbildung, ökonomische Benachteiligung.

Im Zusammenwirken mit solchen Belastungsfaktoren ist die Bewältigung alterstypischen Entwicklungsaufgaben der Adoleszenz oft maßgeblicher Faktor bei der Entstehung einer Abhängigkeit. Die Bewältigung dieser Aufgaben ist abhängig von der biographischen Vorerfahrung und der aktuellen Lebenssituation. Im Bewältigungsprozess erst bilden sich sukzessive stabilere

Problemlösungsmuster heraus und die Identitäts- und Persönlichkeitsentwicklung gewinnt an Kontur. Zu den typischen Anforderungen dieser Entwicklungsphase gehören: neue Beziehungen mit Altersgenossen beiderlei Geschlechts aufbauen, emotionale Unabhängigkeit von Eltern und anderen Erwachsenen erlangen, Berufswahl und Berufsvorbereitung, Entwickeln von intellektuellen Fertigkeiten und Begriffen, die für staatsbürgerliche Kompetenz erforderlich sind, das Anstreben und Erreichen von sozialverantwortlichem Verhalten, Vorbereitung auf Partnerschaft und Familienleben, das Ausbilden von bewussten Werthaltungen, die mit einem angemessenen und konsensfähigen Weltbild harmonieren.

Diese u. a. Entwicklungsaufgaben müssen in der Adoleszenz (also in der Lebensspanne zwischen 12 und 18 Jahren) als Anforderungen erlebt und wahrgenommen, angenommen und bewältigt werden. Rauschmittelmissbrauch stört diesen Bewältigungsprozess oft nachhaltig. Probleme bei der Bewältigung dieser Phase fördern die Neigung zum Rauschmittelkonsum als Möglichkeit, die gestellten Aufgaben zu verleugnen, illusionäre Vorstellungen und Phantasien über die eigenen Bewältigungsmöglichkeiten zu bilden oder die mit den Entwicklungsaufgaben verbundenen alltäglichen Problemsituationen nicht wahrzunehmen. Rauschmittelkonsum blockiert zusätzlich die Chancen zur Lösung der Entwicklungsaufgaben (siehe Konzeption der Therapeutischen Einrichtung für minderjährige Abhängige Eppenhain).

Es liegt auf der Hand, dass Hilfemaßnahmen und therapeutische Interventionen für suchtgefährdete und suchtmittelabhängige Jugendliche in besonderer Weise eingebettet sein müssen in professionelle Fachdienste der Jugendhilfe, Suchtrehabilitation oder Kinder- und Jugendpsychiatrie.

Die Abwägung, ob eine vorübergehende Opioidsubstitution bei Heroinabhängigkeit auch vor Erreichen des Erwachsenenalters zulässig und indiziert sei, setzt gem. Richtlinien der Bundesärztekammer eine besondere Sorgfalt bei der Indikationsstellung und Begründung in der Behandlungsdokumentation voraus.

Substitutionstherapie kann in dieser Zielgruppe nur eine nachrangige und übergangsweise Option sein mit dem Ziel, weitergehenden Schädigungen entgegenzuwirken, sofern bei den jugendlichen und heranwachsenden Patienten keine Motivation oder Compliance bezgl. abstinenzorientierter Hilfen und Therapien zu erzielen ist. Vorrangige Hilfeoptionen bleiben ambulante oder stationäre Abstinenztherapie und Jugendhilfemaßnahmen in dafür gut qualifizierten und spezialisierten Einrichtungen.

Weiterführende Informationen

- https://jj-ev.de/therapeutische-einrichtung-eppenhain

K

Kinder von drogenabhängigen Eltern

Kinder von Eltern mit akuten Suchtstörungen sind ihrer Entwicklung deutlich erhöhten Belastungen, mitunter auch akuten Gefährdungen ausgesetzt. Die medial mit großer Aufmerksamkeit verfolgten Todesfälle von „Kevin" in Bremen 2006 und „Chantal" in Hamburg 2012, beide im Kontext von Substitutionstherapien, verwiesen auf ein gravierendes Systemversagen hinsichtlich der Wahrnehmung von gravierenden Kindeswohlgefährdungen und fehlende Absprachen zwischen behandelnden und betreuenden Arztpraxen, Jugendhilfe und Betreuungsdiensten (obwohl im Fall „Kevin" zahlreiche professionelle Fachkräfte aus den Professionen Medizin, Sozialarbeit und Jugendhilfe involviert waren). In diesem Kontext durchgeführte Untersuchungen geben Hinweise auf ein seiner Größe noch unbekanntes Dunkelfeld der Verabreichung von Drogen und Substitutionsmitteln von drogenabhängigen Eltern an ihre Kinder.

Auch unterhalb des Niveaus lebensbedrohlicher Gefährdungen bergen die in diesen Familien häufig vorgefundenen Lebensumstände, Versorgungsmängel und Überforderungen erhebliche Risiken für die gesundheitliche, psychische und soziale Entwicklung der Kinder: dazu gehören erhöhtes Armutsrisiko und verminderte Chancen einer gesellschaftliche Teilhabe und verfestigte soziale Randständigkeit, häufige Trennungserfahrungen und fehlende Beziehungskonstanz, die Ausbildung von Verhaltensauffälligkeiten im Kindes- und Schulalter, und frühe Konfrontation mit dissozialen Verhaltensweisen bis hin zur Ruhigstellung durch Rauschmittel und psychoaktive Substanzen. Etwa ein Drittel der bei suchtmittelabhängigen Eltern aufwachsenden Kinder entwickelt psychische Störungen oder Suchtstörungen im weiteren Lebensverlauf.

Qualifizierte Substitutionstherapie kann diese Risiken erheblich minimieren, sofern die Lebensumstände der Familien und das Kindeswohl durch eine interdisziplinäre Zusammenarbeit von Medizin, Psychosozialen Hilfen und Jugendhilfe/Familienhilfe in den Focus der Aufmerksamkeit genommen werden. *Elternschaft*

Besondere Anforderungen an die Substitutionstherapie
Eine gut strukturierte Substitutionstherapie kann den opioidabhängigen Eltern bei guter Compliance die für das Ausfüllen ihrer Elternrollen erforderliche Stabilität vermitteln und eine verantwortungsvolle Elternschaft ermöglichen. Bei krisenhaft verlaufenden Behandlungen oder Kontrollverlust durch Beikonsum muss jedoch von einer latenten oder akuten Gefährdung des Wohls der in der Familie lebenden Kinder ausgegangen werden. Entsprechend sorgfältig ist die Entscheidung und Kontrolle bei Take-Home-Verschreibungen zu gestalten und ein hoher Standard bei der Durchführung der Kontrollen auf Beigebrauch zu gewährleisten.

- Eine umfassende interdisziplinäre Betreuung der Frauen ab der Schwangerschaft einschließlich Substitution, Beratung, Anleitung und aufsuchender Hilfen ist unbedingt erforderlich und kann die Gesamtprognose entscheidend verbessern.
- Die Ermittlung des psychosozialen Hilfebedarfs muss in jedem Fall die Lebenssituation und Versorgungsqualität der in der Familie lebenden Kinder und ggf. Unterstützungsbedarf bei ihrer Versorgung und Erziehung einbeziehen.
- Obligatorisch sind verbindliche Absprachen, regelmäßiger Austausch und definierte Verantwortlichkeiten bzgl. der Überwachung des Kindeswohls und der Abwendung konkreter Gefährdungssituationen zwischen den an der Substitutionstherapie beteiligten

Hilfe- und Betreuungsagenturen (Arztpraxis, Sucht-/Drogenhilfe) und dem Jugendamt bzw. den ggf. involvierten Familienhilfe-/Jugendhilfe-Diensten
- Es ist insbesondere auch wichtig, die Patienten zu informieren, dass die an der Behandlung Beteiligten im Falle einer Gefährdung des Kindeswohls gesetzlich verpflichtet sind, unverzüglich das Jugendamt zu informieren.

Eine Orientierung der Substitutionstherapie und psychosozialen Betreuung an dem Positionspapier „Im Interesse der Kinder eine angemessene Kontrolle bei Opiat- und polytoxikomaner Abhängigkeit entwickeln" des Gesamtverbandes für Suchtkrankenhilfe GVS (Juni 2012) mit Anhang der „Berliner Handlungsempfehlungen für die psychosoziale Betreuung substituierter Eltern" v. 22.01.2007 dringend anzuraten

Weiterführende Informationen

- Übersichtsartikel Klein, M.: Kinder drogenabhängiger Eltern. Fakten, Hintergründe, Perspektiven http://psydok.psycharchives.de/jspui/bitstream/20.500.11780/3546/1/report_psychologie_06-2003_1.pdf
- Positionspapier des Gesamtverbandes für Suchtkrankenhilfe
- http://www.sucht.org/fileadmin/user_upload/Service/Publikationen/Thema/Position/GVS_Position_Im_Interesse_der_Kinder.pdf
- https://de.wikipedia.org/wiki/Kindeswohl
- https://www.drogenbeauftragte.de/fileadmin/dateien-dba/Drogenbeauftragte/2_Themen/1_Drogenpolitik/Kinder_suchtbelasteter_Familien_070531_Drogenbeauftragte.pdf

Kokain

Kokain stammt aus der Coca-Pflanze, die im Wesentlichen in den Andenstaaten Südamerikas angebaut wird. Bereits 1859 wurde Kokain in Deutschland synthetisiert. 1884 fand es Eingang in die Schulmedizin als Therapeutikum bei der Entwöhnungsbehandlung von Alkoholikern und Morphinisten durch Sigmund Freud. Auch die lokalanästhetische Wirkung, insbesondere auf Schleimhäute, wurde damals entdeckt und in die operative Augen- und HNO Heilkunde eingeführt. Die abhängigkeitserzeugende Wirkung wurde aber bereits von S. Freud um die Jahrhundertwende beschrieben. Kokain ist ein Alkaloid, das in einer Hydrochloridverbindung als weißes, wasserlösliches Pulver (sog. Schnee) auf dem illegalen Markt gehandelt wird. Als Lokalanästhetikum ist es in 1- bis 10 %iger wässriger Lösung vorhanden. Kokain blockiert einerseits die Wiederaufnahme der Katecholamine Dopamin, Adrenalin und Noradrenalin aus dem synaptischen Spalt in die Nervenzelle und führt andererseits auch zu einer vermehrten Dopaminausschüttung im sog. zentralen Belohnungssystem des Gehirns.

Konsumiert wird Kokain in der westlichen Welt als Pulver über die Nasenschleimhäute durch Schnupfen (Sniefen) oder nach Auflösung im Wasser subkutan oder intravenös injiziert, teilweise auch in Mixturen mit Heroin, sog. Speedballs. Eine neuere Konsumform ist das Inhalieren von sog. Crack, das aus Kokainhydrochlorid durch Erhitzen mit Amonium oder Backpulver entsteht. Die Wirkung beginnt nach i. v.-Injektion innerhalb weniger Sekunden, beim Schnupfen nach 6–10 Minuten. Dauer der Wirkung: nach Injektion 15–30 Minuten (Kick), nach Schnupfen 1–2 Stunden. Crack wird in Pfeifen geraucht. Konsumenten bewerten die Wirkung von Crack als intensiver als die von Kokain. Historisch epidemiologisch ist bemerkenswert, dass Europa bereits drei Kokainwellen hinter sich hat, nämlich bei seiner Entdeckung Ende des letzten Jahrhunderts, vor dem 1. und zusätzlich vor dem 2. Weltkrieg. Während diese drei Wellen sich im Wesentlichen in abgeschlossenen Künstlerkreisen ausbreiteten, findet die heutige vierte Welle seit Ende der 70er-Jahre mehr in einkommensärmeren Schichten und vor allem bei Jugendlichen Eingang. Die Verbreitung des Kokainmissbrauchs in Deutschland hat in den letzten Jahren deutlich zugenommen, ist absolut jedoch wegen einer hohen Dunkelziffer nicht präzis abschätzbar. Seit den 80er-Jahren verbreitete sich der Konsum von Crack massiv in US-amerikanischen Großstädten. Ein zunehmender Crack-Konsum wird seit Mitte der 90er-Jahre auch in Hamburg und Frankfurt am Main beobachtet. Kokain- und Crackkonsum sind oft Teil eines polytoxikomanen Konsummusters, z. T. auch bei gleichzeitiger Substitutionsbehandlung. Andere Kokain- und Crackkonsumenten grenzen sich durch inhalativen Konsum auch in ihrem Selbstwert gegenüber intravenös applizierenden Drogenabhängigen ab. Die Wirkung des Kokains führt zu euphorischer Grundstimmung mit Zunahme von Kontakt- und Risikofreude. Aktivitäts- und Rededrang nehmen zu bei parallel herabgesetzter Kritikfähigkeit. Bei weiterer Steigerung treten zunehmend Angst und Misstrauen auf, zuweilen begleitet von illusionären Verkennungen und Beziehungsideen. Der Zustand kann dann in eine Intoxikationspsychose übergehen. Nach Abklingen der Wirkung folgt oft eine Gegenreaktion in Form gedrückter Stimmung und vermehrten Schlafbedürfnisses. Dies kann zu erneutem Bedürfnis nach Substanzwirkung führen mit zunehmender Dosiserhöhung und Toleranzentwicklung. Daraus ergibt sich das typische Kokainkonsummuster, das sog. „Coke-Binging". Werden mehrere Konsumzyklen hintereinander absolviert, kommt es eventuell zu völliger körperlicher und seelischer Erschöpfung mit mehrtägigen Abstinenzerholungsphasen. Psychische Komplikationen des Kokainkonsums treten in der sog. Kokainpsychose auf. Es kommt zu schweren Angstzuständen, Misstrauen und Beziehungsideen, teilweise zu Verfolgungswahn und lebhaften optischen, akustischen und gelegentlich auch taktilen Halluzinationen. Die Psychose tritt nicht am Beginn der Akutwirkung auf, sondern meist mit einer Latenz von mehreren Stunden. Unter den körperlichen Komplikationen ist die Wirkung auf das Gefäßsystem besonders wichtig: Durch Vasokonstriktion kann es zum plötzlichen Herzinfarkt oder schweren Herzrhythmusstörungen kommen, bei den peripheren Gefäßen in den Extremitäten zu disseminierten Thrombosen und Rhabdomyolyse (Muskelschädigung). Kokain kann auch die Krampfschwelle senken und damit zu zerebralen Krampfanfällen führen. Bei chronischem Konsum kommt es zur Toleranzentwicklung im Bereich Stimmungsaufhellung und Pulsbeschleunigung. Umgekehrt entwickelt sich auch eine Empfindlichkeitssteigerung für muskuläre Funktionen mit Entwicklung von stereotypen Bewegungen. Auch die psychische Wirkung führt über eine Empfindlichkeitssteigerung zur Entwicklung einer chronischen Psychose. Die Kokainvergiftung (Intoxikationspsychose) wird mit klassischen Neuroleptika (z. B. Haloperidol) behandelt. Die Behandlung der zerebralen Krampfanfälle erfolgt mit Benzodiazepinen/Tranquilizern. Wegen der depressiven Nachschwankungen wird im Entzug oft mit stimulierenden Antidepressiva behandelt. Medikamentöse und psychotherapeutische Strategien der abstinenzorientierten Behandlung werden derzeit wissenschaftlich geprüft. Eine abschließende Behandlungsempfehlung ist noch nicht möglich.

Weiterführende Informationen

- www.emcdda.europa.eu

Komorbidität, psychiatrische

Grundlage
Fehlende Berücksichtigung der psychiatrischen Komorbidität bei Diagnostik und Therapieplanung kann zu ungünstigem Behandlungsverlauf, erhöhter Abbrecherrate oder verlängertem Konsum psychotroper Substanzen führen. Bei einer Reihe opiatabhängiger Patienten kann entsprechend der „Self-medication-These" von Khantzian der Missbrauch psychotroper Substanzen als ein unzulänglicher Versuch der „Selbsttherapie" aufgefasst werden. Durch den kontinuierlichen Konsum von Opiaten oder anderen Drogen werden psychische Störungen häufig verdeckt und erst unter der Methadonsubstitution bei Reduktion des Konsums psychotroper Substanzen allmählich demaskiert. Der Versuch, bestimmte Drogen zur „Bekämpfung" psychischer Probleme oder zur Unterdrückung unerwünschter emotionaler Zustände einzusetzen, kann für etliche Patienten somit ein vorrangiges bewusstes oder unbewusstes Motiv des Drogenkonsums darstellen.

Prävalenz psychischer Störungen bei Opioidabhängigen
Es ist belegt, dass das relative Risiko für Drogenabhängige, an einer weiteren psychischen Störung zu leiden, im Vergleich zur Normalbevölkerung deutlich erhöht ist. Für Opioidabhängige betrug das relative Risiko, an einer zusätzlichen psychischen

Störung zu leiden, das 6,7-fache des Risikos für die Normalbevölkerung. Insbesondere die Prävalenz von depressiven Störungen, Persönlichkeitsstörungen und von Alkoholmissbrauch und -abhängigkeit war in der Gruppe der Drogenabhängigen im Vergleich zur Normalbevölkerung deutlich erhöht. Diese Befunde konnten in der am häufigsten und intensivsten untersuchten Gruppe der Methadonsubstituierten bestätigt werden. Aufgrund amerikanischer Untersuchungen gibt es begründete Anhaltspunkte, dass bei opiatabhängigen Frauen insbesondere Angststörungen und depressive Störungen, bei opiatabhängigen Männern Persönlichkeitsstörungen, vor allem auch antisoziale Persönlichkeitsstörungen deutlich überrepräsentiert sind. Diese Ergebnisse weisen darauf hin, dass opiatabhängige Frauen und Männer unterschiedliche psychosoziale und psychiatrische Therapieanforderungen aufweisen. Die Übertragbarkeit dieser Ergebnisse auf den deutschsprachigen Raum wird unter anderem durch die Befunde des nordrhein-westfälischen Methadon-Erprobungsvorhabens gestützt:

70 % der substituierten Patienten wiesen neben der Abhängigkeit andere psychische Störungen nach DSM-IV (diagnostisches und statistisches Manual psychischer Störungen) auf, vor allem Persönlichkeits-, depressive und Angststörungen. Bei 46 % aller Patienten wurden Persönlichkeitsstörungen diagnostiziert. Der Schweregrad der psychiatrischen Komorbidität wurde zu jeweils etwa der Hälfte als „mittel" oder „schwer" eingestuft. Unter den Persönlichkeitsstörungen traten insbesondere die der Gruppe B (antisoziale Persönlichkeitsstörungen, Borderline-Persönlichkeitsstörungen, histrionische Persönlichkeitsstörungen und narzisstische Persönlichkeitsstörungen) häufig auf. Innerhalb der Persönlichkeitsstörungen der Gruppe B weist in amerikanischen Untersuchungen die antisoziale Persönlichkeitsstörung die häufigste Prävalenz auf, während in Untersuchungen des deutschen Sprachraums narzisstische und Borderline-Persönlichkeitsstörungen überwiegen.

Beginn und Verlauf der psychischen Erkrankungen
Drogenabhängigkeit und psychische Erkrankungen können in unterschiedlicher Weise in Verbindung stehen:

a. Die psychische Erkrankung (z. B. Borderline-Persönlichkeitsstörung oder Depression) kann die Entstehung der Drogenabhängigkeit mitbedingen.
b. Die psychische Erkrankung kann den Verlauf und die Schwere der Drogenabhängigkeit beeinflussen.
c. Die psychische Erkrankung kann als Resultat der Drogenabhängigkeit auftreten.
d. Drogenabhängigkeit und psychische Erkrankung können nebeneinander auftreten, ohne dass eindeutige Wechselwirkungen bestehen.

Mögliche Wechselwirkungen zwischen Entstehung und Verlauf der Drogenabhängigkeit einerseits und der psychiatrischen Komorbidität andererseits bedürfen der weiteren Erforschung. Nach heutigem Kenntnisstand geht bei einer Reihe der Patienten die psychiatrische Erkrankung der Drogenabhängigkeit voraus und bedingt deren Entstehung mit. Bei anderen Patienten sind psychische Störungen auch als Belastungsreaktion auf den mit der Drogenabhängigkeit verbundenen Lebensstil zu sehen.

Praktisches Vorgehen
Die hohe Inzidenz psychischer Störungen bei opioidabhängigen Patienten hat wesentlichen Einfluss auf die Anforderungen an die Gestaltung und Durchführung der Substitutionsbehandlung: Psychische Anamnese und Erhebung des psychischen Befundes sind wesentlicher Bestandteil der ausführlichen diagnostischen Abklärung. Bei Verdacht auf Vorliegen einer psychischen Erkrankung sollte eine fachärztliche psychiatrische Diagnostik erfolgen. Wenn die Substitution bei niedergelassenen Ärzten durchgeführt wird, so muss sie häufig durch psychiatrische oder psychotherapeutische Mitbehandlung ergänzt werden. In Substitutionsambulanzen sollten in der Psychiatrie erfahrene Ärzte oder Psychologen zum Behandlungsteam gehören. Bei therapiebedürftiger psychiatrischer Komorbidität muss die psychiatrische Behandlung in den Therapieplan integriert werden Psychopharmakotherapie und Psychotherapie sollten hier nicht Alternativen, sondern als sich ergänzende Therapiebausteine gesehen werden. Da viele Studien darauf hinweisen, dass die psychiatrische Komorbidität

zu ungünstigeren Therapieverläufen, erhöhter Abbrecherrate und häufigerem Vorkommen polyvalenten Drogenkonsums führen kann, stellt die psychiatrische Mitbehandlung einen sehr wesentlichen Baustein der Substitutionstherapie dar. Vor dem Hintergrund der individuellen psychiatrischen Komorbidität kann auch das Auftreten von Nebenkonsum häufig spezifische Bewertungen erfahren, die eine Intensivierung der Therapiemaßnahmen bedingen: Das Auftreten von *Beikonsum* ist häufig durch innerpsychische Konfliktkonstellationen mitbedingt, in denen auf bekannte und eingefahrene Verhaltensmechanismen des Substanzkonsums zurückgegriffen wird. Das psychotherapeutische Gespräch kann hier Motivation zum Erlernen neuer Bewältigungsstrategien geben. Damit wird die Krise des Nebenkonsums zum Anstoß für neue Verhaltensstrategien und des Erlernens neuer Bewältigungskonzepte.

Komorbidität, somatische

Die Bedingungen, unter denen Drogen konsumiert werden, führen zu einer jährlichen Sterblichkeit von bis zu 3 % aller Konsumenten. Zusätzlich zu diesen tödlich verlaufenden Komplikationen ziehen sich etwa 70 % der Konsumenten Hepatitis-C-Infektionen (*Hepatitis*) und etwa 50 % Hepatitis-B – Infektionen zu. Die HIV-Durchseuchungsraten (*HIV/AIDS*) liegen bei durchschnittlich 20 %. Diese Zahlen geben wieder, dass die Hälfte der Drogenkonsumenten unter erheblichen und vital bedrohlichen Erkrankungen leidet, wobei die nochmals komplizierende Situation zusätzlicher *psychiatrischer Komorbidität* noch nicht mit eingerechnet wurde! Mögliche Ursachen der hohen Infektionsrate und auch der für diese Altersgruppe außergewöhnlich hohen Sterblichkeit liegen vor allem in einem erschwerten Zugang zum medizinischen Hilfssystem, der unhygienischen und wenig selbstschützenden Lebensweise, der Mangelernährung und an Injektionsfolgen. Hier sind die unbekannte Konzentration der gekauften Drogen, infiziertes Besteck und Nekrosen bzw. Abszesse durch wiederholt unhygienische Verabreichung der Drogen zu nennen. Zu den somatischen Folgeerkrankungen des Drogenkonsums gehören auch Endokarditis und Tuberkulose. Hier finden sich zunehmend komplikationsreiche Verläufe und die Ursache vermehrter Todesfälle.

Kontrazeption

Die Opioidabhängigkeit beeinträchtigt das hypothalamisch-hypophysäre System mit einem verminderten Einfluss der LH/FSH-Releasing Hormone und einer Zyklusunregelmäßigkeit oder sekundären Amenorrhoe.

Oft haben sich die Frauen bereits an das Ausbleiben der Menstruation gewöhnt und somit keine Kontrazeption vorgenommen. Schwangerschaften werden aufgrund fehlender Körperwahrnehmung nicht erwartet und erst spät (oft ab der 20. SSW) bemerkt. Innerhalb der Opioid-Substitution ist das Angebot, eine Kontrazeption durchzuführen, ein wesentlicher Bestandteil der Behandlungsplanung. Kontrazeptiva interagieren nicht mit Substitutionsmedikamenten. Die zu wählende Kontrazeption muss die oftmals instabile Lebenssituation der Frauen berücksichtigen, sodass sich eine Methode empfiehlt, die relativ wenig Anforderungen an die Compliance stellt:

- Dreimonatsspritze: mit dem Hormon Gestagen. Sie wird während der ersten fünf Tage nach Beginn der Menstruationsblutung in den Gesäß- oder Oberarmmuskel gespritzt und im Abstand von drei Monaten wiederholt.
- Implantiertes Hormonstäbchen: ein 4 cm langes und 2 mm dünnes, weiches Kunststoffstäbchen, das Gestagen enthält und den Eisprung für drei Jahre hemmt. Zusätzlich bewirkt das Hormon eine Veränderung des Schleimes im Muttermund, wodurch es den Samenzellen erschwert wird, in die Gebärmutter zu wandern. Das Implantat wird nach lokaler Betäubung unter der Haut in den Oberarm eingesetzt. Anschließend wird ein Verband angelegt, der nach 24 Stunden entfernt werden kann.
- Spirale: wird am besten in den letzten Tagen der Regelblutung durch den Muttermund in die Gebärmutter eingesetzt. Das

darin enthaltene Kupfer verändert den Schleim an Muttermund und Gebärmutter, sodass die Spermien kaum zur Eizelle vordringen können.

Die Kosten der Kontrazeption gehen zu Lasten der Betroffenen. Um sich vor sexuell übertragbaren Infektionskrankheiten zu schützen, soll der zusätzliche Gebrauch von Kondomen oder Femidomen dringend angeraten werden.

Kooperationsmodelle

Die somatisch-psychisch-soziale Komplexität des Krankheitsbildes Drogenabhängigkeit erfordert sowohl im Rahmen der die substitutionsgestützten als auch der abstinenzorientierten Suchtbehandlung in der Regel eine multidisziplinäre Zusammenarbeit von Ärzten und Fachkräften der Suchthilfe. Die Richtlinien der Bundesärztekammer schreiben die Einbindung der substitutionsgestützten Behandlung in ein umfassendes individuelles Therapiekonzept vor, um *der Vielfältigkeit der mit der Erkrankung einhergehenden medizinischen, psychiatrischen und psychosozialen Problemlagen gerecht zu werden.*

Für die praktische Umsetzung dieser Anforderung reichen bloße ärztliche Empfehlungen an die Patienten i. d. R. nicht aus. Für eine qualifizierte Substitutionstherapie mit Patienten, die vor dem Hintergrund überwiegend langjähriger Suchtverläufe und damit einhergehender psychischer und sozialer Belastungen häufig nur eine eingeschränkte Compliance aufweisen, bedarf es strukturierter, kontinuierlicher und fachlich qualifizierter Abstimmungen zwischen substituierenden Arztpraxen und Facheinrichtungen der Suchtberatung und psychosozialen Betreuung. Gleichwohl wird diese Anforderung in der Praxis der Substitution überwiegend n i c h t eingelöst.

In den vergangenen Jahrzehnten konnten allerdings mit Unterstützung von Bundesländern und Kommunen sowie einiger bei der Qualitätssicherung der Opiatsubstitution besonders engagierter KV-Bezirke auch beispielgebende Modelle für die geforderte Kooperation entwickelt werden.

Kooperationsvereinbarungen zwischen Arztpraxen und Drogenberatungsstellen
Abhängig von den lokalen Gegebenheiten umfasst die Zusammenarbeit gemeinsame Qualitätszirkel und Qualifizierungsmaßnahmen zu Fragen der Suchtbehandlung, gemeinsame Fallbesprechungen von Ärzten und Drogenberatern, gemeinsame Durchführung von Informations- und Gesprächsgruppen mit Patienten auch Sprechstunden bzw. Präsenzzeiten von Fachkräften der Drogenhilfe in Arztpraxen. In der Behandlungsvereinbarung sollte die Zusammenarbeit im Verbund von Arztpraxis und Fachdiensten jeweils explizit festgehalten und das Einverständnis des Patienten zusammen mit einer Entbindung von der Schweigepflicht zwischen den Kooperationspartnern eingeholt werden.

Ärztliche Schwerpunktpraxen mit eigenem suchttherapeutisch qualifiziertem Personal.
Als Voraussetzung für eine Finanzierung des psychosozialen Fachpersonals aus Einnahmen der Schwerpunktpraxis werden dieser erhöhte Patientenzahlen auf Grundlage einer Ausnahmegenehmigung bewilligt. In einigen Kommunen erfolgt die Finanzierung von psychosozialen Fachkräften in Schwerpunktpraxen durch Zuschüsse aus dem kommunalen Haushalt.

Substitutionsambulanzen mit interdisziplinären Teams von Medizinern, Suchttherapeuten und Sozialarbeitern.
Zahlreiche bewährte Modelle für die Durchführung der Substitutionstherapie in multidisziplinären *Ambulanzen* existieren in Trägerschaft von Kliniken, Drogenhilfe oder Gesundheitsämtern auf Grundlage von kassenärztlichen Institutsermächtigungen, meist kombiniert mit komplementärer Finanzierung der psychosozialen Maßnahmen durch die kommunalen Suchthilfeetats oder durch einzelfallfinanzierte Eingliederungshilfe bei seelischer Behinderung – z. B. ambulant Betreutes Wohnen – in kommunaler oder überörtlicher Zuständigkeit. (Referenz für Institutsermächtigungen siehe Qualitätssicherungskommission Substitution bei der Kassenärztlichen Vereinigung Hessen).

Behandlungsverbund von Drogenberatungsstellen und Arztpraxen im Stadtteil und in ländlichen Gebieten/ Durchführung der Substitutionsvergabe in Drogenberatungsstellen.

Im Stadtteil oder in Landkreisen tätige niedergelassene Ärzte bilden mit der für ihre Patienten zuständigen Sucht- und Drogenberatungsstellen einen Behandlungsverbund. Die beteiligten Ärzte führen die tägliche Methadonvergabe in der kooperierenden Drogenberatungsstelle durch und organisieren über dieses Kooperationsmodell gleichzeitig die Wochenendvergabe für die mehrere Praxen im Einzugsbereich der Drogenhilfe-Einrichtung. Die Kontinuität der Betreuung wird durch die Bildung von ärztlich-sozialtherapeutischen „Behandler-Tandems" gewährleistet, die jeweils für eine feste Gruppe von Patienten zuständig sind. In regelmäßigen Fallbesprechungen erfolgt kollegiale Supervision, Therapiezielüberprüfung und Behandlungsplanung. In Frankfurt am Main und benachbarten Landkreisen wird dieses Modell kombiniert mit Institutsermächtigungen der Drogenberatungsstelle. (http://www. drogenberatung-jj.de).

Bei der Behandlung von Abhängigen mit guter sozialer Integration und Compliance in der Substitution können Behandlungssettings, die die psychotherapeutischen und suchttherapeutischen Maßnahmen von der medizinischen Substitutionsbehandlung trennen, von Vorteil sein. Ein solches Setting mit geringen institutionellen Reglementierungen und Kontrollen kann, sofern die genannten Voraussetzungen bei den Patienten vorliegen, die Eigenverantwortlichkeit fördern und bietet gute Chancen für eine substitutionsgestützte psychotherapeutische Behandlung der Suchterkrankung.

Bei Abhängigen mit hoher Einbindung in die Drogenszene und hochgradiger Prägung des Verhaltens durch das Drogenmilieu sollten die therapeutischen und pädagogischen Gestaltungsmöglichkeiten eines integrierten medizinisch-sozialtherapeutischen Behandlungssettings gezielt genutzt werden: Verbindung der Methadonsubstitution mit lebenspraktischen Hilfestellungen wie Tagesaufenthalt, Übernachtungsangeboten, Betreutem Wohnen; Angebote zur Integration in ein von der Drogenszene distanziertes soziales Milieu, motivierende Initiativen des Behandlungsteams, Strukturierung durch Grenzen und Regeln, bei problematischem medizinischem und sozialem Verlauf der Maßnahme angemessene Formen der Intervention und ggf. Konfrontation durch das Behandlungsteam (*Psychosoziale Betreuung, Indikationsstellung*).

Kostenträger

Für die Finanzierung und Bereitstellung der „psychosozialen Betreuung" fehlen einheitliche Zuständigkeitsregelungen. Eine Klärung über die Kostenzuständigkeit zwischen Krankenkassen und öffentlichen Haushalten ist derzeit nicht absehbar. Vor diesem Hintergrund werden die von der Suchthilfe geleisteten psychosozialen Hilfen überwiegend als freiwillige Leistungen durch die Kommunen und Gebietskörperschaften, ggf. mit Zuwendungen aus den Landeshaushalten, bestritten.

Daneben können psychosoziale Betreuungsleistungen als Eingliederungshilfe bei seelischer Behinderung – z. B. im Rahmen des betreuten Wohnens – finanziert werden. Von besonderer Bedeutung für die Förderung der Arbeitsintegration sind die vom Jobcenter auf der Grundlage des SGB II finanzierten und eingerichteten Arbeitsgelegenheiten AGH („1-Euro-Jobs"). Nicht selten werden auf dieser Grundlage auch spezielle Maßnahmen für Substituierte in Zusammenarbeit von Jobcentern und Trägern der Suchthilfe oder gemeinnützigen Beschäftigungsträgern eingerichtet. Tagesstrukturierende Maßnahmen und Integrationshilfen für Abhängige werden in vielen Regionen auf Grundlage des SGB XII vom überörtlichen Sozialhilfeträger finanziert.

Die Kostenzuständigkeit für die übergangsweise substitutionsunterstützte ambulante und stationäre Suchtrehabilitation liegt bei den Rentenversicherungen bzw. Krankenkassen als Leistungsträgern der medizinischen Rehabilitation.

Für ausländische Drogenabhängige, die Sozialleistungen nach dem Asylbewerberleistungsgesetz erhalten, werden nur eingeschränkte medizinische Leistungen zur Behandlung akuter Erkrankungen und Schmerzzustände gewährt. Hier ist jeweils im Einzelfall eine Klärung erforderlich, ob eine Kostenübernahme für die Substitution im Rahmen des Asylbewerberleistungsgesetzes erfolgt.

L

Leberzirrhose

Die Leberzirrhose ist eine Zerstörung der Leber mit entzündlicher Fibrose und knotiger Regeneratbildung. Funktionelle Folgen stellen Leberinsuffizienz und portale Hypertension dar. Sie ist das Endstadium chronischer Lebererkrankungen. Die Läppchen- und Gefäßstruktur der Leber wird durch stetige, irreversible Schädigung zerstört und das Organ wandelt sich nachfolgend in narbiges Bindegewebe um. Diese narbigen Areale können mehr als 50 % des gesamten Gewebes einer zirrhotischen Leber einnehmen. Als Folge ist die Durchblutung der Leber gestört und im Bereich der Pfortader staut sich das Blut vor der Leber: portale Hypertension. Die normalen Funktionen der Leber werden dabei eingeschränkt, was zu teilweise lebensbedrohlichen Komplikationen führen kann. Ursächlich sind hauptsächlich Alkoholabusus und Virushepatitis. Allgemeinsymptome sind Abgeschlagenheit, Leistungsminderung, Druck- oder Völlegefühl im Oberbauch, Übelkeit und Gewichtsabnahme über einen längeren Zeitraum. Klinisch sieht man Leberhautzeichen, z. B. Gefäßspinnen, Teleangiektasien, Palmar- und Plantarerythem sowie eventuell Ikterus mit Pruritus und Kratzeffekten, Weißnägel und Weißflecke sowie Dupuytren-Kontrakturen. Beim Mann kommt es oft zum Verlust der männlichen Sekundärbehaarung, Potenzstörungen und Hodenatrophie, da Testosteron verringert und Östrogen vermehrt ist. Bei der Frau treten Menstruationsstörungen und eventuell sekundäre Amenorrhöe auf. Die Leber ist oft vergrößert, verhärtet und eventuell mit höckriger Oberfläche zu tasten. Im weiteren Verlauf kommt es zu hepatischer Enzephalopathie und Leberausfallskoma durch mangelnde Entgiftung. Ursache dafür sind u. a. vermehrte Ammoniakbildung im Darm (durch gastrointestinale Blutungen, z. B. der Varizen, und nach eiweißreichem Essen oder bei Obstipation), außerdem die verstärkte Diffusion freien Ammoniaks ins Gehirn bei Alkalose, der verstärkte Eiweißkatabolismus bei fieberhaften Infekten, iatrogen bedingte Veränderungen z. B. durch die Therapie mit Benzodiazepinen, Sedativa, Analgetika, oder intensive Diuretikatherapie mit Hypovolämie. Die Therapie besteht in der kausalen Behandlung der Leberzirrhose, der Beseitigung der auslösenden Faktoren wie gastrointestinale Blutung, Blutstillung und Darmreinigung, Absetzen von Diuretika und Sedativa, eventuelle Gabe von Benzodiazepinantagonisten und die Reduktion ZNS-toxischer Eiweißmetaboliten des Darms. In schweren Fällen von Leberzirrhose kann eine Lebertransplantation notwendig werden. Hierfür müssen bestimmte Kriterien erfüllt sein, die vom Transplantationszentrum festgelegt werden. Etwa 70 % der transplantierten Lebern funktionieren nach einem Jahr, nach fünf Jahren sind es noch etwa 59 %. Eine Lebertransplantation kann nicht durchgeführt werden bei Sepsis und Tumoren, fortgeschrittene Herz-Kreislauf-Erkrankungen oder ein positiver HIV-Nachweis verbieten eine Lebertransplantation ebenfalls. Eine eingeschränkte Indikation ergibt sich bei Patienten über 60 Jahre, ausgeprägter Nierenschädigung, Verschluss der Pfortader oder chronischem Alkoholmissbrauch. Eine erfolgreiche Transplantation ergibt sich einerseits aus der Operation selbst, andererseits aus der notwendigen Compliance des Patienten. Fehlende Patientenkooperation sowie psychische Erkrankungen wie Depressionen oder Psychosen können somit auch als relative Kontraindikationen betrachtet werden. Für substituierte Patienten gelten diese allgemeinen Kriterien und es werden weitergehende Bedingungen an die Einbringung in eine potenzielle Empfängerliste geknüpft. Dabei sind eine stabile Substitution und die langfristige Beigebrauchsfreiheit Grundlage aller weiteren Überlegungen.

Weiterführende Informationen

- www.lebertag.org

Levomethadon

Levomethadon (auch L-Methadon oder R-Methadon) ist der gereinigte pharmakologisch wirksame Bestandteil des Opiats Methadon (*Substitution mit Methadon*). Es wurde im Jahr 1965 unter dem Namen L-Polamidon® als starkes Analgetikum ausgeboten und war eine Weiterentwicklung des Polamidon® (Methadon). Es wird oral, i. v., s. c und i. m. angewendet. In der Substitutionstherapie wird es seit Beginn dieser Behandlung in Deutschland eingesetzt, seit Februar 2001 ist es auch als L-Polamidon-Lösung zur Substitution auf dem Markt und wird in dieser Form als orales Medikament zur Opiat-Substitution verordnet. Levomethadon ist ein starkes Opioid mit ausgeprägter Lipophilie und exzellenter oraler Bioverfügbarkeit. Es werden keine aktiven Metabolite gebildet. Nach der oralen Gabe von Levomethadon erfolgt eine rasche Resorption, die jedoch nicht wie bei i. v.-Gabe zu einem plötzlichen Anfluten im Gehirn führt. Die analgetische Wirkung erfolgt opiatspezifisch über die m-Rezeptoren. Der analgetische Effekt wird durch die gleichzeitige Blockade am NMDA-Rezeptor-Kanal als auch durch Hemmung der Serotonin-Wiederaufnahme verstärkt. Nebenwirkungen sind Sedierung, Atemdepression (erst nach 4 Stunden einsetzend, bis zu 72 Stunden anhaltend!), Euphorie, Miosis, vermehrtes Schwitzen, selten Hypotonie, Tachykardie, Antidiurese und andere Opiatnebenwirkungen. In der Substitution werden die entsprechenden Heroinentzugssymptome unterdrückt (*Substitution mit Methadon*). Zeichen einer Überdosierung sind Miosis, starke Atemdepression, Bewusstseinsstörung bis zum Koma, starker Blutdruckabfall, Tachykardie, abgeschwächte Reflexe und Hypothermie. Diese Wirkungen können durch *Naloxon* aufgehoben werden. Da Levomethadon sehr lipophil ist, kann es zur Anreicherung in gut perfundierten Organen bei einem hohen Verteilungsvolumen von 34 Litern/kg kommen. Deswegen kann auch noch Wochen nach dem Absetzen des Levomethadons aus dem Fettgewebe protrahiert freigesetzte Substanz nachgewiesen werden. Ein stabiler Plasmaspiegel stellt sich nach etwa 4–5 Tagen ein. Die Plasmahalbwertszeiten schwanken zwischen 28 und 72 Stunden und verlängern sich im Alter und bei chronischen Lebererkrankungen. Die Substanz tritt in die Muttermilch (*Neugeborene*) über und überwindet die Plazentaschranke (*Schwangerschaft*). In der Schwangerschaft darf das Medikament nur bei strenger Indikationsstellung angewendet werden. Der Abbau erfolgt hepatobiliär (*Cytochrom P450*), hauptsächlich über CPY3A4, aber auch über CPY2D6 und P450 1A2. Die Ausscheidung erfolgt sowohl renal als auch biliär, dabei fast zur Hälfte als unveränderte Substanz. Levomethadon ist nicht dialysabel, wird jedoch im Falle von Niereninsuffizienz kompensatorisch biliär ausgeschieden. Es gibt sog. Schnellmetabolisierer, die trotz hoher Dosierung keine erhöhten Plasmaspiegel aufweisen. Spiegelbestimmungen oder Festlegungen von sog. Wirkspiegeln sind wenig sinnvoll, da interindividuell erhebliche Schwankungen bei den gemessenen Plasmaspiegeln auftreten. Derzeit gibt es keinen Nachweis eines kanzerogenen, teratogenen oder embryotoxischen Potenzials. Zentral dämpfende und atemdepressive Substanzen können die zentralnervöse/atemdepressive Wirkung verstärken. Die gleichzeitige Gabe enzyminduzierender Substanzen wie Carbamazepin, Phenobarbital, Phenytoin oder Rifampicin (*Cytochrom P450*) führt zu einem verstärkten Abbau von Levomethadon und kann eventuell Entzugssymptome während der Substitution hervorrufen. Durch die gleichzeitige Einnahme von Antimykotika, Antiarrhythmika sowie Kontrazeptiva tritt eine Hemmung derselben Enzyme und damit eine Wirkungsverlängerung auf. Die in Verbindung mit der Behandlung HIV-infizierter Patienten gegebenen Proteaseinhibitoren führen bis auf Ritonavir (Norvir®), das eine Erhöhung der Tagesdosis von Levomethadon notwendig machen kann, klinisch kaum zu Interaktionen.

Weiterführende Informationen

- www.substitutionsportal.de

Libidostörungen

Opioide (z.B. Methadon) senken vor allem in hohen Dosierungen bei Männern die Plasma-Testosteron-Konzentration (PTK). Heroin und auch Buprenorphin hingegen scheinen im Gegensatz dazu die gonadale Achse weniger zu supprimieren und daher seltener sexuelle Dysfunktionen zu verursachen. Die sexuellen Störungen aufgrund der Senkung des Testosteronspiegels können sich physiologisch in folgenden Bereichen auswirken:

Erektionsfunktionen, verzögerte Ejakulation, Orgasmusfähigkeit, Reduktion der Menge des Samenergusses, Produktion von Scheidenflüssigkeit, Unregelmäßigkeit der Menstruation.

Ursächlich dafür ist eine Störung in der Hypophyse (Hirnanhangsdrüse) oder dem Hypothalamus (Zwischenhirn). Aufgrund des Hormonmangels werden Hoden oder Eierstöcke zu wenig stimuliert, bleiben aber prinzipiell funktionsfähig. Nach Absetzen der Opioide verschwinden sexuelle Störungen in der Regel und die Libido entwickelt sich wieder. Die dauerhafte Einnahme von insbesondere hochdosiertem Methadon kann einen zentralen Hypogonadismus mit sexueller Dysfunktion verursachen. Neben der sexuellen Dysfunktion können bei postpubertärem Testosteronmangel weitere körperliche Symptome auftreten wie Osteoporose, Verlust von Muskelmasse, Abnahme des Hodenvolumens, Abnahme von Achsel- und Schambehaarung und Infertilität.

Opioide hemmen die Sekretion des Gonadotropin Releasing Hormons (GnRH), sodass bei Frauen der Progesteron- und bei Männern der Testosteronspiegel sinkt. Sollten Patienten unter Opioid-Dauertherapie Symptome eines Testosteronmangels zeigen, kann eine Umstellung auf Buprenorphin erwogen werden oder der Ersatz des Sexualhormons, etwa mittels eines Testosteronhaltigen Gels.

M

Minderjährige und Substitution

Während die Indikationen zur substitutionsgestützten Behandlung Opiatabhängiger für Patienten über dem 18. Lebensjahr klar definiert sind, werden für die Substitution jüngerer Opiatabhängiger jeweils individuelle Überlegungen anzustellen sein. Dennoch können für die Überlegung einer solchen Therapiemaßnahme Bedingungen formuliert werden, die bei der Beurteilung der Behandlungsmöglichkeiten und -risiken Beachtung finden sollten. Eine Opiatabhängigkeit muss zweifelsfrei festgestellt sein, da der episodische Heroinkonsum keine Grundlage für eine Substitutionsbehandlung darstellt. Als Entscheidungsgrundlage sollte eine multiaxiale Diagnostik nach ICD-10 herangezogen werden. Wie bei Älteren gefordert, so ist auch hier klargestellt, dass das Behandlungsziel der Schadensminimierung sich nachweislich nicht auf anderweitige Weise erreichen lässt. Die Fachstellen der Jugend- und Suchthilfe müssen in einem Hilfeplangespräch mit eingeschlossen werden. Ein hochriskanter Konsum kann oftmals nicht durch eine Substitutionstherapie korrigiert werden, sodass ein mehrwöchiger stationärer Aufenthalt unter absteigender Dosierung des Substitutionsmittels mit dem Ziel der Abstinenz eine bessere Möglichkeit der Behandlung darstellt. Die enge Kooperation und Vernetzung zwischen medizinischem Bereich, Suchthilfe und Jugendhilfe ist erforderlich und sollte in gegenseitigem

Einvernehmen verbindlich festgelegt und institutionalisiert werden. Ebenso ist ein Maßnahmenplan, der die Vorgehensweise von Justiz, Beratungsstellen, städtischen Ämtern und Medizinern regelt, sinnvoll. Der Umfang der Einbeziehung der Sorgeberechtigten sollte verbindlich im Hilfeplan festgelegt werden. Spezielle Beratung und Betreuung Jugendlicher in Drogenberatungsstellen mit und ohne Elterngruppen ist wünschenswert.

Nach den Richtlinien der Bundesärztekammer ist der substituierende Arzt bei Patienten unter 18 Jahren gehalten, unverzüglich mit Aufnahme der Substitutionsbehandlung die patientenbezogene Dokumentation mit den jeweiligen Therapiekonzepten sowie den Behandlungsdokumentationen an die Substitutionskommission zur Prüfung zu übermitteln.

Weiterführende Informationen

- www.bas-muenchen.de

i.v.-Konsum, missbräuchliche Verwendung

Die Substitutionsbehandlung als ärztliche Behandlung von opioidabhängigen Personen ist mit oral zu verabreichenden opioidhaltigen Arzneimitteln als Ersatz für missbräuchlich zugeführte Opioide durchzuführen. Die in der Substitutionsbehandlung eingesetzten Medikamente erlauben (bis auf Codein) eine einmalige orale Einnahme pro Tag und sollen so die gleichbleibende Wirkung über 24 Stunden ermöglichen. Viele Substituierte konsumieren die erhaltenen oder am Schwarzmarkt gekauften Substitutionsmedikamente aber intravenös oder gelegentlich auch nasal und verwenden sie daher missbräuchlich. Gesucht wird offenbar der dem Heroinkonsum ähnliche Flash durch das plötzliche Anfluten der Medikamentenwirkung. Schrittweise wird so eine Dosissteigerung zum Erzielen einer gleichbleibenden Wirkung notwendig. Die Gründe für einen i. v.-Konsum der Substitutionspräparate können in einer insuffizienten Opioid-Erhaltungsdosis und geringer Bioverfügbarkeit liegen, dem Wunsch nach „Anfluten" am μ-Rezeptor entspringen, ritualisiertes Verhalten ausdrücken oder auch Selbstverletzungen im Kontext einer komorbiden psychiatrischen Erkrankung (z. B. PTSD) darstellen. Der i. v. Konsum birgt schwerwiegende gesundheitliche Risiken mit der Gefahr der tödlichen Überdosierung in sich. Neben der Gefahr, sich mit HIV oder HCV zu infizieren, werden Thrombosen bzw. Thromboembolien oder akzidentelle intraarterielle Injektionen sowie Organschäden durch Begleitstoffe wie Talkum riskiert. Die Problematik soll offen angesprochen werden, um eine Verhaltensänderung hin zur Reduzierung oder Einstellung des i. v.-Konsums zu schaffen. Dies kann durch Anpassung der pharmakologischen Therapie und weiterführende psychosoziale Behandlungen umgesetzt werden. Für i. v. Konsumenten bestehen zunächst keine Kontraindikation für die Substitutionsbehandlung, da der i. v.-Konsum als ein Symptom der Erkrankung zu betrachten ist und zu einer offenen Auseinandersetzung mit Behandlung und Reflexion führen sollte. Stets ist über „safer-use"-Methoden aufzuklären und es müssen wiederholte medizinische Untersuchung und Behandlungen der Einstichstellen stattfinden.

Morphin

Dieses Hauptalkaloid des Opiums wurde 1805 erstmals chemisch dargestellt. Zwei Jahrzehnte später begann die kommerzielle Vermarktung des Morphiums bei Merck/Darmstadt, ab 1946 wurde es auch synthetisch produziert. Es ist eine Einnahme als Tablette oder die Gabe als intravenöse/intramuskuläre Injektion möglich. Die zentralnervöse Wirkung bewirkt Analgesie, Schläfrigkeit und Stimmungsänderung, eine längerfristige Anwendung führt zur Abhängigkeit. Therapeutisch wird es vornehmlich zur Behandlung von Schmerzen genutzt. Seine Verordnung unterliegt der Betäubungsmittelverschreibungsverordnung (*BtMVV*). Auf dem Schwarzmarkt spielt es innerhalb der letzten Jahrzehnte nur noch eine untergeordnete Rolle. Als illegale Droge wird es oral, i.v., i.m., sublingual, intranasal, rektal und inhalativ konsumiert. Freies Morphin verlässt die Blutbahn sehr rasch und akkumuliert in parenchymatösen Organen wie Niere, Lunge, Leber und Milz. Seine Halbwertzeit beträgt 2–3 Stunden und kann bei älteren

Personen etwas verlängert sein. Es wird durch Konjugierung mit Glukoronsäure abgebaut, danach finden sich geringe Mengen von Morphin in freier Form und größere Quantitäten als Metaboliten im Urin. Obwohl es nach etwa 6 Stunden aus dem Körper eliminiert ist, lassen sich Spuren noch nach über 48 Stunden nachweisen. Während der Schwangerschaft passiert es die Plazentaschranke, wodurch es bei dem Ungeborenen zu höheren Morphinplasmakonzentrationen als bei der Mutter kommt. Eine atemdepressorische Wirkung tritt bereits bei einer Dosierung von 2–4 mg, niedriger als in therapeutischer Dosis, auf. Die zentrale Atemlähmung tritt bei Erwachsenen nach 0,1 g bei parenteraler und nach 0,3–1,5 g bei peroraler Applikation auf. Säuglinge können schon nach 2–3 Tropfen Opiumtinktur vital bedroht sein. Akute Intoxikationen bewirken unter anderem Atemdepression, Bewusstlosigkeit, Miosis, Lungenödem, Bradykardie und Herzstillstand. Der chronische Konsum ist von Obstipation, Appetitminderung, trockener und fahl-gelber Haut, Müdigkeit und Bradykardie begleitet.

Weiterführende Informationen

- www.suchtmittel.de, www.dhs.de

Motivierende Beratung/Motivationale Interventionen

Das von Rollnick und Miller begründete „Motivational Interviewing" (MI) wurde in vielen Praxisfeldern der Suchthilfe adaptiert und hat sich als eine Standardmethode der Suchtberatung etabliert. Die Methode basiert auf der Annahme, dass bei Suchtmittelabhängigen unterschiedliche Stadien der Veränderungsmotivation identifizierbar und mit geeigneten Methoden der Gesprächsführung beeinflussbar sind.

Im Gegensatz zu kontraproduktivem, weil Widerstand provozierendem direktivem Drängen, Konfrontieren und Argumentieren in Richtung einer Veränderung des Konsums, wie es oft von Angehörigen und Laien praktiziert wird, zielt MI darauf, durch die Reflexion des Konsumverhaltens und der Ambivalenz des Klienten die bei diesen vorhandenen Veränderungsoptionen und -potenziale zu erkennen und zu verstärken. Wesentlich ist dabei, dass der Klient alle Argumente selbst liefert, anstatt von Außenstehenden zu einer Verhaltensänderung überredet zu werden. In der weiteren Beratung sollen dann konkrete Ziele und Wege zur Zielerreichung herausgearbeitet werden.

Zu den Grundprinzipien des MI gehören:

- Empathie und respektvolles Zuhören sowie Akzeptanz des Klienten, seiner Einstellungen und Haltungen,
- Diskrepanzen zwischen aktuellem (Konsum-)verhalten und auf Veränderung zielende Orientierungen und Absichten bewusstmachen und weiterentwickeln,
- geschmeidig mit Widerständen umgehen,
- Selbstwirksamkeit fördern und damit die intrinsische Motivation stärken.

MI kann mit vergleichsweise geringem Aufwand als Beratungstechnik gelernt, trainiert und supervisiert werden. Die Methode wird bei Früh- und Kurzinterventionen zur Suchtberatung ebenso eingesetzt wie in langfristigen psychosozialen Betreuungsprozessen. Im Rahmen der bundesdeutschen Heroinstudie wurde die Motivationale Beratung in Kombination mit Case-Management bei der psychosozialen Betreuung der mit Diamorphin behandelten Studiengruppe sowie der mit Methadon behandelten Kontrollgruppe systematisch und kontrolliert eingesetzt und evaluiert.

Weiterführende Informationen

- www.motivational-interview.de/
- http://www.drogenkonferenz.de/fileadmin/artikel/Koerkel_Veltrup.pdf

N

Naloxon/Naltrexon

Naloxon (Narcanti®), 17-Normorphin, ist ein reiner Opiatantagonist mit starker Affinität zum m-Rezeptor. Er ist schnell wirkend mit nur kurzer Wirkdauer Bei Überdosierung von Opioiden injiziert, blockiert 1 mg Naloxon i. v. 25 mg Heroin für eine Stunde. Der Atemstillstand wird sofort behoben. Wegen der kurzen Wirkdauer besteht aber die Gefahr von erneutem Stillstand der Atmung oder, bei neuerlichem Konsum, von tödlicher Überdosierung. Daher ist eine mehrstündige Überwachung des Patienten erforderlich. Durch Naloxon werden Opioide von freien Rezeptoren im zentralen Nervensystem verdrängt, ohne dass dadurch pharmakodynamische (agonistische) Wirkungen auftreten. Allerdings ist das Auslösen akuter Entzugssymptome nach vorangegangenem chronischem Opiatkonsum möglich. In der Abstinenztherapie Opiatabhängiger wird hingegen die Substanz *Naltrexon* mit längerer Halbwertzeit eingesetzt. Vor einer Entwöhnungsbehandlung mit Naltrexon (Nemexin) sollte ein opiatfreies Intervall von sieben bis zehn Tagen gesichert sein, das durch wiederholte Nachweise im Drogenscreening gesichert werden muss. Eine noch nicht erfolgte Opiatentgiftung ist eine Kontraindikation für den Behandlungsbeginn. Bei der Zufuhr hoher Opiatdosen unter Naltrexon-Gabe besteht die Gefahr einer lebensgefährlichen, opiatinduzierten Atemdepression mit Kreislaufstillstand, da die opiatantagonistische Wirkung von Naltrexon durchbrochen werden kann. Es besteht Lebensgefahr bei der Selbstverabreichung auch relativ niedriger Dosen von Opiaten nach Absetzen von Naltrexon, da aufgrund einer Supersensitivität von Opiatrezeptoren die Opiatwirkungen stärker ausgeprägt sein können. Naltrexon-Implantate, die den Wirkstoff von zwei Monaten bis zu einem Jahr lang freisetzen, können Rückfälle verhindern. Allerdings werden die recht großen Implantate nicht immer gut vertragen und der Patient muss innerhalb eines therapeutischen Gesamtkonzepts eingebunden sein, um etwaigen Komplikationen begegnen zu können. Eine weitere Möglichkeit des Einsatzes von Naloxon besteht in der Drogennotfallprophylaxe. Im Rahmen des Projekts „Analyse der Drogennotfallprophylaxe mit der Vergabe von Naloxon bei Opiatabhängigen" (abgekürzt = DroNoPro) wird die Einführung bis Ende März 2015 unter anderem durch die Frankfurt University of Applied Sciences in Zusammenarbeit mit der Integrativen Drogenhilfe (IDH) Frankfurt evaluiert, da Drogenkonsumenten, die sich Opiate mit Spritzen injizieren, mit dem Risiko der Überdosierung leben und bei Intoxikationen rasche Hilfe benötigen. Die Injektion von Naloxon hat sich als effizientestes Mittel erwiesen, da er die Wirkung von Opiaten/Opioiden teilweise oder ganz und ohne Nebenwirkungen aufhebt. In anderen EU-Ländern und den USA ist die Vergabe von Naloxon an die genannten Zielgruppen nach entsprechenden Trainings als Standardangebot der Suchtkrankenhilfe bereits implementiert.

Naloxon-Nasenspray (Nyxoid®)

Opioide wie Heroin, Oxycodon, Tilidin oder Fentanyl sind ursächlich für Drogenintoxikationen und Todesfälle. Naloxon kann bei einer vermuteten Opioid-Überdosierung, die sich als Atemdepression und/oder Depression des Zentralnervensystems (ZNS) manifestiert, sowohl im nicht-medizinischen als auch im medizinischen Umfeld lebensrettend sein. Es ist als Gegenmittel leicht anzuwenden, kann nicht missbraucht werden und wirkt schnell und hoch effektiv. Bisher muss der kompetitive Opioid-Antagonist gespritzt oder improvisiert und umständlich mit einem Aufsatz in die Nase gesprüht werden. Das Fertigpräparat Nyxoid®, abgepackt in Einzeldosisbehältnissen mit 1,8 mg Naloxon, wird als Sprühstoß in ein Nasenloch bei Verdacht auf Opioid-Überdosierung gegeben. Falls der erste Sprühstoß keine Wirkung zeigt, sollte nach zwei bis drei Minuten eine zweite Dosis in das andere Nasenloch verabreicht werden, ebenso, wenn die erste Dosis zwar zunächst gut wirkt, der Zustand des Patienten sich jedoch verschlechtert. Das Medikament wird Patienten/Anwendern erst ausgehändigt, nachdem die Eignung und Kompetenz einer Person festgestellt wurde, es unter den entsprechenden Umständen verabreichen zu können. Vor jeder Laienverabreichung ist zwingend der Notarzt zu rufen. Patienten, die zufriedenstellend auf Nyxoid® ansprechen, müssen dennoch engmaschig überwacht werden, da die Wirkung einiger Opioide länger andauern kann als die Wirkung von Naloxon, was dazu führen kann, dass eine Atemdepression erneut auftritt und weitere Dosen Naloxon erforderlich sind. Auch kann die Anwendung von Nyxoid zu einer schnellen Aufhebung der Opioid-Wirkung führen und ein akutes Entzugssyndrom auslösen. Patienten verspüren nach der Anwendung von Nyxoid® möglicherweise Opioid-Entzugserscheinungen. Damit Naloxon-Nasenspray hierzulande breiter eingesetzt werden kann, ist es notwendig, die Verschreibungspflicht aufzuheben, wie dies in anderen Ländern bereits geschieht. Bislang ist es Ärzten nur erlaubt, das Medikament ausschließlich an Opioid-Konsumenten zu verschreiben, nicht aber an potenzielle Ersthelfer wie Angehörigen, Sozialarbeitern oder Pflegekräften. Eine wichtige Voraussetzung für einen Naloxon-Einsatz wäre nach Daten des Instituts für Therapieforschung München durchaus gegeben: Bei fast jeder dritten Opioid-Überdosis gebe es einen Rettungsversuch, in fast jedem fünften Fall seien Dritte anwesend. In Bayern und im Saarland werden Modellprojekte durchgeführt, um dieses Medikament, das in den USA und Kanada bereits flächendeckend bei Polizei und Helfern eingesetzt wurde und offenbar hunderte Todesfälle vermeiden half, auch für Deutschland anwendbar machen zu können.

Weiterführende Informationen

- www.gifte.de/Antidote/narcanti.htm, www.drogen-wissen.de

Naltrexon

Naltrexon ist ein Wirkstoff aus der Gruppe der Opioidantagonisten, der die Wirkung der Opioide aufhebt und ist in Deutschland zur medikamentösen Unterstützung bei der psychotherapeutisch oder psychologisch geführten Entwöhnungsbehandlung ehemaliger Opiatabhängiger nach einer erfolgreichen Opiatentgiftung zugelassen (mind. sieben Tage opiatfrei). Naltrexon ist ein mehrere Tage wirksamer Antagonist der Opioide, im Handel als Nemexin ® erhältlich. Es unterliegt der Rezeptpflicht. Naltrexon verhindert die Wirkung von Opioiden wie Heroin oder Morphin. Deshalb wird es in der (ambulanten) abstinenzorientierten Therapie Opiatabhängiger eingesetzt.

Als sehr häufige Nebenwirkungen sind Schlafstörungen, Angstzustände und gesteigerte Erregbarkeit beschrieben. Auch Bauchschmerzen, Übelkeit und Erbrechen, Gelenk- und Muskelschmerzen sowie Kopfschmerzen treten sehr häufig auf. Besondere Vorsicht ist bei Patienten mit eingeschränkter Leber- oder Nierenfunktion geboten. Bei gleichzeitiger Verwendung von Opiaten kann es zu einer tödlichen Überdosis durch verstärkte bzw. verlängerte Atemdepression kommen.

Auf eine erneute Heroineinnahme erfolgt nicht das erwartete Ergebnis. Für eine stabile Abstinenz ist eine Behandlung über mindestens sechs Monate erforderlich. Durch persönliches Erscheinen des Patienten oder durch Absprache mit dem sozialen Umfeld ist die regelmäßige Einnahme des Medikamentes sicherzustellen. Begleitend sind mindestens stützende Gespräche zur Bewältigung der aktuellen Lebenssituation notwendig.

Weiterführende Informationen

- http://www.pharmawiki.ch/wiki/index.php?wiki=Naltrexon

Narkoseentzug

Narkoseentzug (*Entgiftung/Entzug;* Synonyme: Turboentzug, Ultrakurzentgiftung: ROD oder UROD = Ultra Rapid opiate detoxification). Durch hochdosierte Gabe von Opiatantagonisten (*Naloxon/*

Naltrexon) wird ein Opiatentzug ausgelöst, der jedoch in seiner intensivsten Phase vom Abhängigen nicht erlebt wird, da dieser sich während der akuten Antagonisierung in Narkose befindet. Dies soll zur Verkürzung der Entzugsdauer auf allenfalls wenige Tage sowie zur Linderung der Entzugsintensität führen. Diese Form der Entzugsbehandlung konnte sich nicht durchsetzen. Dies beruht unter anderem auf einem hohen Personal- und Kostenaufwand. Hinsichtlich schwerer Nebenwirkungen und der Ergebnisse bezüglich Therapieverlauf, Entzugssymptomatik und Haltequote erscheinen anderweitige Entzugsmethoden sinnvoller.

Weiterführende Informationen

- www.turboentzug.de/

NET-Neuro-Elektrische Therapie

Der Ursprung der Neuro-Elektrischen Therapie als therapeutische Elektrostimulation reicht bis in die Antike zurück. Bereits im alten Ägypten wurden die elektrischen Entladungen des Nil-Zitterwelses therapeutisch genutzt. Auch die Römer setzten sinngemäß Zitterrochen zur Behandlung von Kopf- und Zahnschmerz ein. In der heutigen Zeit geht der Einsatz der Elektrostimulation auf zahlreiche Arbeiten in der ganzen Welt zurück. Penfield in den USA entdeckte 1950 die Auswirkungen der Elektrostimulation auf das Gedächtnis, die Lernfähigkeit, das Sprachvermögen und verschiedene Emotionen. Der schottischen Neurochirurgin Margret (Meg) Patterson fiel bei ihrer Arbeit mit Opiatabhängigen in Hongkong auf, dass alle die neurochirurgischen Patienten, die mit einer bestimmten Form der Elektroakupunktur narkotisiert und postoperativ schmerztherapiert worden waren, keine Opiatentzugssymptome zeigten. Sie und der chinesische Arzt Dr. Wen erforschten dieses Phänomen systematisch und entwickelten daraus eine neue Entzugsmethode, bei der schwache elektrische Ströme meist über retroaurikuläre Punkte eingesetzt werden und so gezielt eine Stimulation der Neurotransmitter im Gehirn ermöglicht wird. Dadurch wird die Produktion und Ausschüttung der wichtigsten Neurotransmitter normalisiert und somit der elektro-chemische Stoffwechsel des Gehirns wieder reguliert. Die Entzugssymptome werden stark abgemildert und beeinflussen die Stimmung des Patienten positiv – depressive Stimmungslagen können damit umgangen werden und die Motivation für die Suchttherapie bleibt erhalten.

Weiterführende Informationen

- www.detox7.org/files/images/OMNIArtikelKurz.pdf

Neugeborene/NAS

Neugeborene von drogenabhängigen und auch substituierten Müttern (*Schwangerschaft*) können nach der Geburt Entzugserscheinungen zeigen, abhängig von der Substanz, die die Mutter eingenommen hat. Diese werden als „Newborn-abstinence-syndrom" (NAS) bezeichnet. Der Beginn ist unmittelbar bis etwa 1–2 Wochen nach Geburt. Es kommt vor allem zu Hyperaktivität, abnormem Schlafmuster, hohem Schreien, Tremor, Erbrechen, Diarrhöe, Gewichtsverlust und Unfähigkeit, an Gewicht zuzunehmen. Diese generalisierte ZNS-Erregung dauert etwa 4–6 Monate nach der Geburt an. Es lässt sich keine Korrelation zwischen z. B. der Methadonkonzentration im Serum des Neugeborenen und der Stärke des Entzugs herstellen. Ebenso wenig besteht eine Korrelation zwischen der Dosis der Mutter bei Geburt, ihrem Serumspiegel und dem Methadonspiegel des Neugeborenen. Respiratorische Insuffizienzen wurden nach Methadonexposition mehr als nach Heroinexposition beobachtet. Das „SIDS-Syndrom" (Plötzlicher Kindstod, *Elternschaft*) ist unter drogenexponierten Kindern häufiger als unter nichtexponierten und unter jenen, die methadonsubstituierte Mütter haben, nochmals größer als unter jenen, deren Mütter Kokain konsumierten. Neuropsychologisch zeigten die meisten Kinder, die von substituierten Müttern geboren wurden, Auffälligkeiten. So treten vor allem Schwierigkeiten in der frühen Sprachentwicklung, größere Ängstlichkeit, Aggression und Zurückweisung sowie niedriger IQ auf.

„Methadonkinder" waren auffälliger als „Heroinkinder". Die bisherigen und durchaus über lange Jahre gemachten Erfahrungen mit der Substitution schwangerer opiatabhängiger Frauen mit Methadon/*Levomethadon* werden um die Beobachtungen der wachsenden Zahl von Kindern *Buprenorphin*-substituierter Frauen ergänzt. Die geminderten Entzugssymptome verweisen auf eine Alternative in der Substitutionsbehandlung Schwangerer. In der akuten Entzugssituation wird bei den Neugeborenen Morphinhydrochlorid-Lösung eingesetzt, um vor allem auch gastrointestinale Beschwerden zu mildern. Es ist in der BtMVV nicht als Mittel zur Substitution aufgeführt, kann jedoch zur Behandlung des neonatalen Opioid-Entzugssyndroms verordnet werden. Zur Herstellung des Rezepturarzneimittels steht die NRF Vorschrift 29.3 für eine Morphinhydrochlorid-Trihydrat-Konzentration 0,5 mg/ml zur Verfügung.

Weiterführende Informationen

- www.g-netz.de, idw-online.de

O

Opioid-induzierte Obstipation (OIC)

Opioide führen durch die Aktivierung peripherer μ-Opioidrezeptoren im enterischen Nervensystem zu verschiedenen gastrointestinalen Nebenwirkungen. Ein führendes Problem stellt dabei die opioidinduzierte Obstipation (opioid-induced obstipation, OIC) dar, da Opioide im Gastrointestinaltrakt zu einer Entkoppelung der physiologischen peristaltischen Mechanismen führen und damit sämtliche Darmreflexe, Motilitäts- und Sekretionsprozesse lahmlegen. Der Mechanismus ist bei allen Opioiden identisch und die Beschwerden bleiben auch im Laufe der Behandlung meist bestehen.

Wässerige Stühle und Blähungen sind unter Methadon, Buprenorphin oder Heroinkonsum häufig. Die opioidbedingte Darmlähmung tritt im Colon ascendens oder dem Colon transversum auf und führt zur Stuhleindickung. Künstliche Süssstoffe, Alkohol oder auch Milch und Milchprodukte können diese Darmbeschwerden noch verstärken. Zu Beginn jeder Opioidtherapie ist es deshalb wichtig, die Patienten im Rahmen der Aufklärung über das gesamte Nebenwirkungsspektrum der Opioide auch über das mögliche Auftreten einer OIC zu informieren und bereits prophylaktisch ein Makrogolpräparat mit zu verschreiben. Regelmäßig sollen Stuhlfrequenz, Stuhlkonsistenz und Beschwerden im Zusammenhang mit dem Stuhlgang abgefragt werden. Als

Messinstrument bietet sich dafür zum Beispiel der für die OIC validierte Bowel Function Index (BFI) an. Dieser Index erfasst mittels einer numerischen Analogskala drei Bereiche: Leichtigkeit der Defäkation, Gefühl der inkompletten Entleerung und persönliche Einschätzung der Obstipation.

Mittel der Wahl sind konventionelle Laxanzien wie Macrogol (Polyethylenglykol), Bisacodyl, Natriumpicosulfat und Sennapräparate. Allerdings gibt es keine Evidenz für den Einsatz konventioneller Laxanzien bei OIC.

Ziel der Laxantientherapie ist eine weiche Stuhlentleerung täglich bzw. jeden zweiten bzw. dritten Tag. Bei manchen Patienten ist die Kombination von zwei bis drei Laxantien möglichst aus unterschiedlichen Klassen notwendig. Eine Besserung tritt aber erst nach einigen Tagen regelmäßiger Einnahme auf. Diese Behandlung muss während der ganzen Substitution weitergeführt werden und mit genügender Flüssigkeitszufuhr begleitet werden. Ausreichende Bewegung und eine angepasste Ernährung kann sich positiv auswirken (Ballaststoffe, faserreiche Kost, getrocknete Feigen, Pflaumen und Datteln, abführende Fruchtsäfte, viel trinken).

Weiterführende Informationen

- www. dgs-praxisleitlinien.de

Opiate/Opioide

Entsprechend der Begründung zur dritten Verordnung zur Änderung der BtMVV wurde der neue Begriff „Opioid", der auch synthetische Opioide umfasst, eingeführt, um die moderne wissenschaftliche Nomenklatur fortzuschreiben. Mit einer entsprechenden Änderung in der MVV-RL wird die Verwendung einer einheitlichen Terminologie in den einschlägigen Normtexten des Betäubungsmittelgesetzes (BtMG), der BtMVV, der Richtlinie der Bundesärztekammer zur Durchführung der substitutionsgestützten Behandlung Opioidabhängiger und der MVV-RL hergestellt.

Als Opiate werden die im Schlafmohn (Papaver somniferum) vorkommenden ausschließlich natürlichen Alkaloide bezeichnet. Das Rohopium enthält hauptsächlich Morphin (ca. 3–23 %) und Codein (ca. 0,2–3,5 %) als Prodrug, das erst im Körper durch die Metabolisierung zu einem Anteil von etwa 8–12 % in wirksames Morphin umgewandelt wird. Nicht euphorisch wirkende Vertreter sind Narcotin, Thebain, Papaverin, Narcein, Xanthalin und noch etwa 20 weitere. Im Gegensatz zu Opiaten sind Opioide synthetisch hergestellte Substanzen, die eine morphinähnliche Wirkung haben. Das bekannteste halbsynthetische Opioid ist Heroin, das durch Acetylierung aus Morphin hergestellt wird. Opioide vermitteln ihre Wirkung über spezifische Opioidrezeptoren, dazu zählen sowohl die synthetischen- als auch die natürlich vorkommenden Substanzen. Vollsynthetische Opioide sind beispielsweise Fentanyl oder Methadon. Zu dieser Gruppe zählt auch das Antidiarrhoikum Loperamid, das jedoch keine berauschenden Wirkungen induziert, da es im Zentralnervensystem nicht an die Rezeptoren anbinden kann und so nur im Magen-Darm-Trakt und anderen peripheren Opioidrezeptorpopulationen wirksam ist. Somit ist die sprachliche Formulierung der „Opiatabhängigkeit" von Heroinkonsumenten letztlich nicht korrekt, wird aber aufgrund der historisch gewachsenen umgangssprachlichen Verwendung auch in Publikationen geführt. Als problematisch hat sich diese Differenzierung bei der zunehmend diskutierten Substitution schmerzmittelabhängiger Patienten erwiesen, da von einigen Kostenträgern neben inhaltlichen Bedenken der Verfahrensausweitung auch und gerade die Wortwahl „Opioidabhängigkeit" als eben nicht substitutionsfähig eingestuft wurde: Nur ist eben aber gerade jene seit Jahrzehnten substituierte Substanz Heroin ein Opioid und kein Opiat!

Osteoporose

Unter der Opioid-Substitutionstherapie kann eine verminderte Knochendichte (vor allem auch bei Männern) beobachtet werden, da Methadon und Levomethdon (in geringerem Ausmaß) die Hypothalamus-Hypophysen-Achse beeinflussen. Zusätzlich zu dieser, auf hormoneller Ebene angesiedelten Störung, wird ein direkter Einfluss auf Osteblasten und Osteocalcin-Synthese diskutiert. Durch die Osteoporose entsteht ein Knochenschwund, da die Knochenmasse im Verlauf der Osteoporose immer mehr abgebaut wird. Die Knochen werden instabil und brechen leichter, besonders im Bereich der Wirbelkörper. Das häufigste Symptom ist daher der Knochenbruch ohne ersichtlichen Grund. Sobald zum ersten Mal ein solcher Knochenbruch auftritt, liegt eine sogenannte manifeste Osteoporose vor. Auch durch Alkohol, Übergewicht, Virusinfektionen oder andere Medikamente verursachte Knochenschäden dürfen allerdings nicht übersehen werden. Zu den sonstigen Risikofaktoren zählen Östrogenmangel, Amennorrhö, Testosteronmangel, Hyperprolaktinämie, niedriger Body-Mass-Index, geringe Sonnenexposition und Arzneimittel wie Kortikosteroide, Antiepileptika oder HIV-Medikamente. Deshalb sollen Patienten, die sich in langfristiger Substitution befinden, über das Osteoporose-Risiko aufgeklärt werden. Bei Risikoverdacht soll neben der Anamnese und der Untersuchung mit konventionellem Röntgen auch die Beurteilung des Frakturrisikos durch eine Sturzanamnese und der Bestimmung des WHO „Fracture Risk Assessment" (FRAX-Score) erhoben werden. Die Hinzuziehung eines Spezialisten und die Durchführung einer Densometrie ist bei Indikation zu überlegen. Ein Vitamin-D und Kalzium-Mangel ist auszugleichen, ein Hormon - Mangel von Östrogen und Testosteron muss beurteilt und evtl. behandelt werden.

Weiterführende Informationen

- www.ssam.ch
- www.shef.ac.uk/FRAX/tool.jsp

P

Pankreatitis

Die Pankreatitis ist eine entzündliche Erkrankung der Bauchspeicheldrüse unterschiedlicher Genese. Ursächlich sind Infektionen, stumpfe Bauchtraumata, Operationen, Medikamente (hier muss insbesondere auf einige antiretrovirale Präparate wie z. B. DDI, Videx® geachtet werden), Schwangerschaft, Alkoholmissbrauch, Stoffwechselleiden oder Allergien. Es gibt auch idiopathisch vorkommende Formen. Es werden akut reversible von chronisch progredienten Pankreatitiden unterschieden. Die Symptomatik besteht in akutem oder akut rezidivierendem Oberbauchschmerz, gespanntem Abdomen, Schocksymptomatik, Fieber, Leukozytose, erhöhter Serumaktivität von Amylase und Lipase sowie Pankreasinsuffizienz. Die Diagnose erfolgt über das Labor mit Serum- und Urinamylase, die beide erhöht sind. Bei chronisch rezidivierenden Pankreatitiden können die Werte im Normbereich liegen! Die weitergehende Diagnostik besteht in Sonographie und Computertomogramm des Abdomens sowie der Überprüfung des Chymotrypsingehalts im Stuhl und der Stuhlfettausscheidung. Die Therapie der akuten Pankreatitis besteht in der Schockprophylaxe, Nulldiät, Schmerzbekämpfung (Ausnahme Morphin und dessen Derivate) und der eventuellen chirurgischen Intervention. Die chronische Pankreatitis wird mit Alkoholabstinenz, Hemmung der Pankreassekretion durch Calcitonin sowie eventuell der

Substitution mit Pankreasenzympräparaten behandelt. Dieses Vorgehen wird auch bei Substituierten gewählt. Hierbei kommt der *Schmerztherapie* eine besondere Bedeutung zu. Eventuell ist die Tagesdosis des Substitutionspräparats aufgrund der enormen Stressreaktion zu erhöhen. Die Wiedereinführung der Nahrung erfolgt durch einen Stufenplan:

- Stufe 1 – Nahrungskarenz, keine orale Nährstoff- und Flüssigkeitszufuhr,
- Stufe 2 – Kohlenhydrate; gesüßter Tee, Zwieback, Schleimsuppe,
- Stufe 3 – fettarmes Protein; Magermilchprodukte, Weißbrot, Fleisch und Fisch (fettarm),
- Stufe 4 – Ballaststoffe; ballaststoffreiche Lebensmittel, Kartoffeln, Gemüse, größere Portionen,
- Stufe 5 – Fettzulage in kleinen Portionen, Käse und Milch (fettarm), Ei, Fleisch und Fisch,
- Stufe 6 – leichte Vollkost, Vollkornprodukte, keine Rohkost, keine blähenden Gemüse und Hülsenfrüchte, 6–8 kleine Mahlzeiten, die schonend zubereitet sein sollten: Garen und Dünsten, Braten mit wenig Fett.

Weiterführende Informationen

- www.medizin-netz.de

Polytoxikomanie

Polytoxikomanie (Mehrfachabhängigkeit; auch multipler Substanzmissbrauch) bezeichnet die abhängige Einnahme von mindestens drei Suchtmitteln über einen Zeitraum von mindestens sechs Monaten, wobei keine Substanz für sich allein den Konsum dominiert. Nach ICD-10 liegt vor allem ein chaotischer und wahlloser Konsum vor oder bestimmte Substanzbestandteile sind untrennbar vermischt. Die parallel verlaufenden Abhängigkeiten erfordern u. U. eine jeweils eigene Behandlung, wie z. B. bei Opiat- und

Benzodiazepinabhängigkeit. Opiatabhängige sind oft auch abhängig von *Benzodiazepinen*/Hypnotika, *Alkohol* und *Kokain*. Die Einnahme verschiedener Substanzen kann einerseits die gegensätzlichen Wirkungen von aufputschend bis dämpfend haben und sich andererseits auch nach Verfügbarkeit sowie Austauschbarkeit der Mittel richten. Die Gründe für die gleichzeitige Einnahme von verschiedenen Suchtstoffen können in einer gleichzeitigen Abhängigkeit von mehreren Substanzen liegen oder deren wechselseitige Verstärkung ihrer Wirkungen betreffen. Andererseits kann die gewünschte neue Wirkung gegen Entzugserscheinungen die Abschwächung negativer Wirkungen einer Droge durch eine andere oder die Wiederherstellung der ursprünglichen Wirkung bei einer erhöhten Toleranz sein.

Besteht eine erhöhte Toleranz einer Droge gegenüber, dann bildet sich ebenso eine erhöhte Toleranz, sog. „cross-addiction", einer Droge der gleichen Klasse gegenüber aus. Alkoholabhängige sind besonders anfällig dafür, von Beruhigungsmitteln abhängig zu werden, da sie die gleichen chemischen Wirkungsmechanismen aufweisen.

Polytoxikomanie ohne spezifische Behandlung gilt als Kontraindikation der *Substitution* Opiatabhängiger. Deshalb wird in diesem Fall dem Beginn der Substitution eine sog. selektive Entgiftung vorgeschaltet. Diese muss meistens stationär erfolgen, um unerwartete Folgen von Entzugssyndromen rasch und gezielt auffangen zu können. Die Prognose bezüglich der mittelfristigen Abstinenz ist bei Polytoxikomanie schlechter als bei Einzelabhängigkeit.

Weiterführende Informationen

- www.drogen-wissen.de/DRUGS/DW_GE/polytoxikomanie.shtml

Psychoedukation

Psychoedukation wird als begleitendes Verfahren zu medikamentösen und psychotherapeutischen Behandlungen angewendet. Sie hat ihre Wurzeln in der kognitiven Verhaltenstherapie und wurde als psychotherapeutisch-pädagogische Methode („psychiatry" + „education") im Rahmen der Therapie schizophrener Erkrankungen entwickelt. Seit den neunziger Jahren wurde sie in zahlreichen klinischen und sozialtherapeutischen Praxisfeldern adaptiert und findet heute Anwendung bei der Behandlung u. a. von Borderline-Persönlichkeitsstörungen, Angst- und Panikstörungen, Depressionen sowie als wirksame Methode zur Anleitung von Patienten und Angehörigen in der Psychosomatik und Psychoonkologie sowie bei der Behandlung von Diabetes und Essstörungen.

Auch in der Suchtberatung und Suchttherapie sind Informations- und Psychoedukationsgruppen für Patienten und Angehörige seit vielen Jahren etabliert: als Therapievorbereitung bei Alkoholabhängigkeit, in der ambulanten und stationären Suchtrehabilitation, in Raucherentwöhnungskursen und Angehörigenseminaren.

Eine systematische Anwendung und Evaluation von Psychoedukation als Methode der psychosozialen Betreuung unter der Substitution erfolgte erstmals in der 2002 bis 2006 durchgeführten bundesdeutschen Heroinstudie. Ein 12 Einheiten umfassendes psycho-edukatives Gruppenprogramm wurde manualisiert (EPOS = Edukative Psychotherapie für opiatabhängige Substituierte) und mit Patienten der heroingestützten Behandlung sowie mit einer methadonsubstituierten Kontrollgruppe durchgeführt. Die Befunde der Studie geben Anlass, die verbreitete Skepsis gegenüber der Möglichkeit gruppenorientierter Arbeitsweisen in der ambulanten Behandlung und Betreuung von Drogenabhängigen, insbesondere auch im Rahmen der Substitutionstherapie und der psychosozialen Betreuung, zu revidieren.

Information – Kommunikation – Ressourcenaktivierung: Psychoedukation verbindet Informationsvermittlung mit der Förderung von Kommunikation und sozialen Kompetenzen und strebt eine Aktivierung von Ressourcen und Handlungspotenzialen der Patienten an. In themenzentrierten Informationseinheiten wird das Wissen der Patienten über ihre Krankheit vertieft (Suchtverständnis/somatische, psychische und soziale Suchtfolgen) und durch Erfahrungsaustausch in der Gruppe mit dem eigenen Erleben verknüpft und integriert. Die verbesserte Einsicht in Mechanismen und Dynamik der Suchterkrankung und der Austausch in der Gruppe tragen zur emotionalen Entlastung und Reduktion von Ängsten bei. Informationen über Angebote und Navigation im Hilfesystem werden verbunden mit der Reflexion über Potenziale der Gruppenteilnehmer. Problemlösestrategien und Vorschläge zu Verhaltensänderung werden thematisiert und im Gruppengespräch reflektiert.

Förderliche Voraussetzungen für das Gelingen psychoedukativer Gruppen in der Zielgruppe sind nach den Erfahrungen der Heroinstudie:

- die Haltung der Gruppenleitung ist akzeptierend und unterstützend,
- die Gruppenleitung ist als Fachkraft im Gesamtbehandlungsprogramm tätig,
- das Gruppenangebot ist möglichst in die substituierende Einrichtung integriert,
- die Patienten werden im Rahmen der medizinischen und psychosozialen Einzelgespräche zur Teilnahme und Aufrechterhaltung ihrer Mitarbeit motiviert,
- die Patienten werden in der Psychoedukationsgruppe als Experten mit umfassenden Erfahrungen angesprochen und erleben sich nicht als Objekte einer Informationsveranstaltung,
- das Programm der Psychoedukationsgruppe ist transparent und mit überschaubaren und nachvollziehbaren Einheiten, klar definiertem Thema, Anfang und Ende gut strukturiert,
- die Psychoedukationsgruppe wird klar abgegrenzt von Ansprüchen, Erwartungen und Ängsten gegenüber einer „Gruppentherapie".

Weiterführende Informationen

- http://www.heroinstudie.de/manual_epos_01.html

Psychosoziale Betreuung/Beratung

Indikationsstellung
Der Arzt hat insbesondere zu Beginn einer Substitutionsbehandlung die Verpflichtung, die Notwendigkeit und den Umfang einer psychosozialen Behandlung zu prüfen. Dabei ist eine Einzelfallabschätzung unter Berücksichtigung der Biographie, der Verursachungskomplexe und der aktuellen Bedingungen des Patienten erforderlich. Indikatoren für eine psychosoziale Behandlung können sich u. a. ergeben aus

- der Biographie der Patienten (z. B. fortwirkende traumatische Erlebnisse: Gewalt, Vergewaltigung, Suizidalität u. a. m.),
- fortwirkenden (z. T. terminalen) Erkrankungen HIV, Hepatitis u. a. m.),
- dem Ausmaß an sozialer Verelendung und Desintegration (Dauer der *Drogenkarriere*, Gefängniskarrieren, Einbindung in die Drogenszene und in drogenbestimmte Lebenskontexte (drogenabhängige Partner, Freunde usw.),
- Verschuldung, fehlender beruflicher und sozialer Integration und Einschränkungen der gesellschaftlichen und beruflichen Teilhabe,
- gescheiterten Therapieversuchen und *Entzügen*,
- dem Grad aktueller psychischer Beeinträchtigungen bzw. *psychiatrischer Komorbidität* und fehlender Lebensperspektiven.

Eine besondere Beachtung erfordern Patienten mit fortbestehenden und faktisch unzureichend therapierten psychischen Symptomen wie Depressionen, Angstzustände und psychotische Störungen. Solche psychischen Probleme können manchmal erst unter den Bedingungen der Substitution hervortreten (Demaskierung), da sie zuvor, z. T. unter hoher Dosierung mit Heroin überdeckt worden sind. In diesem Zusammenhang sind insbesondere Strategien der Selbstmedikation mit Benzodiazepinen durch die Patienten zu berücksichtigen, die damit ihre Depressivität oder Ängste und Trauma-Symptomatiken dämpfen. Bei solchen Diagnosen ist eine spezielle fachgerechte Behandlung erforderlich, da sonst die Chancen psychosozialer Behandlung nicht optimal genutzt werden können.

Auch wenn die Patienten relativ integriert in einem familiären und sozialen Kontext leben und in einem Beschäftigungsverhältnis stehen, kann eine psychosoziale oder suchttherapeutische Betreuung sinnvoll sein, um eine hinreichende Stabilität und Rückfallvermeidung zu erreichen. Dies ermöglicht den Patienten Erfolgserlebnisse, die für den Ablösungsprozess vom Drogenkonsum von sehr großer Bedeutung sein können.

Einen erheblichen Einfluss auf die Fortschritte während der Substitution hat die Motivation der Patienten, sich in der psychosozialen Betreuung aktiv zu engagieren. Eine solche Motivation stellt daher ein wichtiges Indikationskriterium für die psychosoziale Behandlung dar. Dabei sollte allerdings beachtet werden, dass die Motivation sich erst im Verlauf der Substitution ergeben kann. Daher gehört es zur ärztlichen Indikation, den sinnvollen Zeitpunkt für eine psychosoziale Behandlung zu bestimmen.

Unterstützung
Unter dem Oberbegriff „psychosoziale Betreuung" werden die sozialen, soziotherapeutischen und psychotherapeutischen Angebote und Maßnahmen zusammengefasst, die als Elemente eines integrierten suchttherapeutischen Hilfe- und Behandlungsplanes zur Entwicklung und Stabilisierung der materiellen, sozialen und psychischen Situation der Patienten beitragen bzw. soziale und psychische Rehabilitationsprozesse initiieren und fördern sollen.

Sowohl die früheren BUB-Richtlinien, als auch die heute geltende folgende *Richtlinie Methoden vertragsärztliche Versorgung* gehen davon aus, dass das alleinige Auswechseln des Opiats durch ein Substitutionsmittel keine geeignete Behandlungsmethode darstellt.

Sie fordern auf der Grundlage der Richtlinien der Bundesärztekammer ein Behandlungskonzept, das in einem umfassenden Sinne eine ggf. erforderliche psychotherapeutische Behandlung oder psychosoziale Betreuungsmaßnahme mit einbezieht. Allerdings werden weder über die Dauer und Intensität dieser Maßnahmen noch über die Kostenträger Aussagen getroffen. Ebenso wenig ist die Teilnahme an einer psychosozialen Behandlung Voraussetzung für die Substitution, wenngleich in den *Richtlinien der Bundesärztekammer zur Durchführung der substitutionsgestützten Behandlung Opiatabhängiger* formuliert wird, dass dem Patienten *regelhaft* eine psychosoziale Betreuung empfohlen werden soll. Insofern besteht ein Gestaltungsspielraum, der gemäß den spezifischen Anforderungen der einzelnen Patienten variiert werden kann.

Ist eine psychosoziale Betreuung indiziert, so ist deren Durchführung in der Regel mit einem nicht unerheblichen Zeitaufwand verbunden und sollte in einem Kooperationsverbund von Ärzten und psychotherapeutischen bzw. sozialtherapeutischen Fachkräften durchgeführt werden. Dazu bieten sich je nach den örtlichen Bedingungen an:

- Substitutionsambulanzen mit interdisziplinären Fachteams (*Ambulanz*),
- ärztliche Schwerpunktpraxen mit Fachkräften für psychosoziale Betreuung,
- Einrichtungen der Drogenhilfe mit integriertem Substitutionsangebot oder
- *Kooperationsmodelle* zwischen Arztpraxen und Drogenberatungsstellen bzw. spezialisierten Einrichtungen für psychosoziale Betreuung.

Grundsätzlich ist zu berücksichtigen, dass die Substitution eine ambulante Therapieform ist, weshalb die aktuellen Lebensverhältnisse der Patienten einen erheblichen Einfluss auf den Fortgang der Therapie haben und in die Behandlung mit einbezogen werden müssen. Aufgrund dieser Bedingungen kommt es in der psychosozialen Betreuung häufig zu einem Wechsel von sozial- und psychotherapeutischen Ansätzen.

Psychosoziale Hilfen und sozialtherapeutische Ansätze stehen vor allem dann im Vordergrund, wenn die Wohn- und Einkommenssituation sehr problematisch ist und der Drogenkontext – Drogenszene, Stoffbeschaffung, drogenabhängige Partner und Freunde – noch dominant ist. Solange soziale Grundbedürfnisse nicht zureichend gewährleistet sind oder drogenbezogene Kontexte dies konterkarieren, ist eine ausschließlich psychotherapeutische Betreuung meistens nicht adäquat.

Psychotherapeutische Ansätze lassen sich hauptsächlich dann systematisch realisieren, wenn die aktuelle Lebenspraxis der Patienten nicht mehr durch soziale Defizite geprägt ist. Dann sind psychotherapeutische Prozesse möglich, die denen einer ambulanten Abstinenztherapie vergleichbar sind.

Weiterführende Informationen

- Der Stellenwert der Psychosozialen Begleitung in der Substitutionsbehandlung. Ein Positionspapier von akzept (Bundesverband für akzeptierende Drogenarbeit und humane Drogenpolitik e.V.), der Deutschen AIDS-Hilfe, dem JES Bundesverband, mudra -Alternative Jugend-und Drogenhilfe e.V., Palette Hamburg e.V., sowie vista gGmbH
- https://www.akzept.org/upload19/PSBpositionspapierfinal.pdf
- Fachverband Drogen und Rauschmittel: Leitlinien der Psychosozialen Betreuung Substituierter
- https://kadesch.de/wp-content/uploads/2018/11/PSB_Leitlinien.pdf
- Bayerische Akademie für Sucht-und Gesundheitsfragen: Empfehlungen für die psychosoziale Betreuung substituierter opiatabhängiger Frauen und Männer
- https://www.bas-muenchen.de/fileadmin/documents/pdf/Publikationen/BAS_EmpfehlungenPSB_2014.pdf

Psychotherapie

Der Stellenwert einer Psychotherapie im Rahmen einer Substitutionstherapie war in den Anfangsjahren der Substitutionstherapie umstritten. Dole und Nyswander, die Initiatoren der Substitutionstherapie, hielten im Kontext einer metabolischen Theorie der Abhängigkeit die Substitution für ausreichend zur psychischen Stabilisierung der Abhängigen. Darüber hinaus bestehe nur ein Bedarf an sozial-rehabilitativen Maßnahmen. Andere Autoren stellten zwar psychiatrische Störungen wie Persönlichkeitsstörungen oder neurotische Entwicklungen bei Abhängigen fest, waren aber äußerst pessimistisch hinsichtlich der Zugänglichkeit und

Eignung von Drogenabhängigen für psychotherapeutische Maßnahmen. Im Gegensatz hierzu belegte eine der bedeutsamsten Untersuchungen der Psychotherapieforschung (Woody 1983) die Wirksamkeit von manualisierten halbjährigen Einzelpsychotherapien bei Patienten in Methadonsubstitution (*Substitution mit Methadon*), nämlich einer psychodynamischen Fokaltherapie und einer kognitiv-verhaltenstherapeutisch orientierten Therapie. Zwischen den beiden Therapieformen bestand in dieser Studie kein Wirksamkeitsunterschied.

Bedarf und Indikation von Psychotherapie unter der Substitution:
Die 2007 bis 2011 durchgeführte PREMOS-Langzeitstudie zu Effekten und Verläufen der langfristigen Substitution Opiodabhängiger gelangt zu dem Ergebnis, dass sich die bemerkenswert hohe psychiatrische Komorbidität im 6-Jahres-Verlauf *nicht* deutlich verbessert habe. Die Studie findet sogar eine signifikante Zunahme von depressiven, stress- und traumabezogenen Störungen, Angst- und Schlafstörungen ebenso wie von psychotischen Syndromen und Persönlichkeitsstörungen. Sie gelangt zu der Schlussfolgerung: *Für nahezu alle Diagnosen reduzierte sich der Schweregrad bei den Erkrankten nicht.* Trotz der dokumentierten hohen Belastungen durch komorbide psychische Störungen finde nur ein geringer Anteil der substituierten Patienten Zugang zu einer qualifizierten psychiatrischen Mitbehandlung – und, trotz häufig von den substituierenden Praxen mitverordneter psychiatrischer Medikation, findet eine störungsspezifische Psychotherapie der komorbiden psychischen Störungen nicht statt.

Im Vergleich zu dem hohen Ausmaß an psychischen Störungen (...) und der hohen Einschätzung eines Behandlungsbedarfs durch die Ärzte (...) ist der Anteil der Einrichtungen mit einer entsprechenden regelmäßigen Zusammenarbeit gering (18 % Psychotherapie, 22,4 % Psychiatrie; für kleinere Einrichtungen etwas bessere Angaben).

Während Psychotherapie in der ambulanten und stationären Suchtrehabilitation und Abstinenztherapie bereits seit den 1980er-Jahren auf Grundlage der tiefenpsychologischen und insbesondere der humanistischen (Gestalttherapie/Psychodrama) und verhaltenstherapeutischen und in jüngerer Zeit auch systemischen Verfahren verankert ist, wurden erst 2011 die Indikationen für die Durchführung von Psychotherapie mit substituierten Opioidabhängigen in den Richtlinien Psychotherapie des gemeinsamen Bundesausschusses erweitert. In der Fassung von 2011/2019 erweitert die Richtlinie die Indikationen für Psychotherapie auf

> ... *Psychische und Verhaltensstörungen durch Opioide und gleichzeitige stabile substitutionsgestützte Behandlung gemäß Richtlinie „Methoden vertragsärztliche Versorgung", Anlage I, 2. (Substitutionsgestützte Behandlung Opiatabhängiger), beschränkt auf den Zustand der Beigebrauchsfreiheit*

Unter Berücksichtigung einer notwendigen basalen sozialen Stabilität der Patienten ist die Indikation wahrscheinlich nur bei einem Teil der substituierten Patienten gegeben. Es ist zweifelhaft, ob es in Deutschland hinreichend viele im Umgang mit Suchtkranken erfahrene Psychotherapeuten für die ambulante Psychotherapie substituierter Patienten gibt.

Positive Erfahrungen mit Psychotherapie im Kontext der Substitutionstherapie werden vor allem aus psychiatrisch und psychotherapeutisch qualifizierten Ambulanzen und vereinzelt von niedergelassenen Psychotherapeuten berichtet *(vgl. Scherbaum, Lüdecke u. a. in: Substitution und Psychotherapie im stationären und ambulanten Setting. Fachtagung am 02.12.2011 in Berlin). Kooperationsmodelle. Ambulanzen.*

Dabei erscheint vor allem auch die psychotherapeutische Nutzung der alltäglichen Kontakte mit den Substitutionspatienten im Rahmen der Vergabesituation (Scherbaum) sowie von Psychotherapie in einer Kombination stationären und ambulanten Therapiephasen (Lüdecke u. a.) vorteilhaft.

Weiterführende Informationen

- Richtlinie Psychotherapie des Gemeinsamen Bundesausschusses, siehe § 27 (2) 1b
- https://www.g-ba.de/downloads/62-492-2029/PT-RL_2019-11-22_iK-2020-01-24.pdf

- https://www.akzept.org/experten_gespraech/pdf_4_10/reha_doku021211web.pdf
- Scherbaum,N., Specka,M.: Die Psychotherapie Drogenabhängiger in Substitutionsbehandlung in: SUCHT (2011), 57, pp. 347–352., © 2011 Hogrefe AG.
- https://doi.org/10.1024/0939-5911.a000136.
- Lüdecke, C., Sachsse, U., Faure, H. (Hrsg): Sucht -Bindung – Trauma. Psychotherapie von Sucht und Traumafolgen im neurobiologischen Kontext. Stuttgart 2010
- Zur PREMOS-Studie: https://www.liga-rlp.de/fileadmin/LIGA/Internet/Downloads/Landesstelle_Sucht/Dokumente/Dokumente_2012/Premos-Studie_-_Zusammenfassung_der_Ergebnisse.pdf
- https://www.bundesgesundheitsministerium.de/fileadmin/Dateien/5_Publikationen/Drogen_und_Sucht/Berichte/Forschungsbericht/Projektbericht_PREMOS_-_Langfristige_Substitution_Opiatabhaengiger.pdf

Q

Qtc-Zeitverlängerung

Von Methadon über 100 mg/d ist bekannt, dass es die frequenzkorrigierte QTc-Zeit verlängert. Eine QTc-Zeit-Verlängerung kann wiederum in die lebensgefährliche Herzrhythmusstörung Torsade de pointes münden. Torsade de pointes tritt bei ca. 2 % der Patienten mit QTc-Verlängerung auf.

Die QTc-Verlängerung durch Methadon bildet sich in der Regel nach Absetzen zurück, tritt jedoch bei Wiedereinnahme erneut auf.

Durch ein US-Expertengremium wurden praktische Leitlinien zum diesbezüglichen Umgang mit substituierten Patienten ausgearbeitet:

- Aufklärung der Patienten über das Arrhythmierisiko unter Methadon
- Anamnese: Gezieltes Befragen nach bekannten Herzrhythmusstörungen, Arrhythmien oder auch Synkopen
- Durchführung von EKG-Untersuchung: Messung der QTc vor Therapie, nach 30 Tagen nach Therapiebeginn, und dann jährlich. Falls die Dosis >100 mg/d beträgt, oder unklare Synkopen auftreten, sollten die QTc-Messungen häufiger erfolgen.
- Verlängerte QTc unter Methadon: Mit den Patienten über Nutzen/Schaden der Methadon-Therapie diskutieren, und häufiger

QTc-Messungen durchführen, wenn die QTc-Zeit >450 ms oder <500 ms beträgt. Wenn die QTc-Zeit >500 ms liegt, sollten die Ärzte bei diesen Patienten ein Absetzen oder eine Reduktion von Methadon anstreben, und weitere Arrhythmie-Risiken (wie z. B. andere Medikamente wie Diuretika, die Hypokaliämie verursachen können) beseitigen

- Überprüfung der Co-Medikation: Es sollte kontrolliert werden, ob der Methadon-Patient weitere Medikamente einnimmt, die ebenfalls zu einer QTc-Verlängerung führen, oder die Methadon-Abbau im Körper verändern können
- Wenn diesbezügliche Risiken bestehen, so kann ein Wechsel von Methadon auf Buprenorphin, Morphin, Diacetylmorphin oder Levomethadon erfolgen. Es ist auch eine jährliche Neubeurteilung der Risikosituation zu empfehlen.

Weiterführende Informationen

- http://www.therapie.de/psyche/info/index/diagnose/sucht/drogen-und-psychische-stoerungen/

Qualitätssicherung

Die Substitution Opioidabhängiger erfordert die Berücksichtigung einer großen Menge spezieller Vorgaben. Diese Anforderungen an den Arzt ergeben sich aus den einschlägigen Passagen des *BtMG*, der *BtMVV* und ärztlicher Richtlinien zur Ausführung der Substitution. Die multiprofessionelle Ausrichtung dieser Behandlungsform ist von Beginn an gewünscht und auch notwendig, sodass spezielle Merkmale einer qualitätssichernden Tätigkeit zu fordern sind. Da der Gesetzgeber von den im Gesundheitswesen tätigen Einrichtungen den Aufbau von Qualitätsmanagement-Systemen (QM-Systemen) fordert, stellt die Berücksichtigung dieser Vorgaben auch im Bereich der Substitutionstherapie einen Pfeiler der gesamten Tätigkeit dar. Dabei sind solche QM-Systeme, wie sie im internen Bereich zur Anwendung kommen und eine mögliche Optimierung der Abläufe in der Substitution bedingen, von jenen Systemen zur Qualitätssicherung zu unterscheiden, die von außen betrachtet und überprüfbar sind. Beispielhaft wurde eine solche Verknüpfung und die Implementierung eines QM-Systems in der Substitution, wie sie auch auf übrige Bereiche ärztlicher Tätigkeit erweiterbar ist, durch das bei der Ärztekammer Westfalen-Lippe angesiedelte Projekt ASTO (Ambulante Substitutions-Therapie Opiatabhängiger) umgesetzt. Hier kann anhand praxisorientierter Vorgaben zur Abwicklung der Substitution mit all ihren einzelnen Aspekten unter Einbindung unterschiedlicher Berufsgruppen und im Zuschnitt auf die jeweilige Praxissituation ein QM-System etabliert werden. Regional angesiedelte Arbeitsgruppen begleiten das Projekt in einem mehrjährigen Verlauf.

Weiterführende Informationen

- Ärztekammer Westfalen-Lippe, Beratungskommission Sucht und Drogen, Gartenstr. 210–240, 48147 Münster, Telefon: 0251/929-2601, -2649, E-Mail: anke.follmann@aeklw.de

R

Rehabilitation – medizinische Rehabilitation bei Abhängigkeitserkrankungen

Medizinische Rehabilitation bezeichnet die Wiedereingliederung in das gesellschaftliche und berufliche Leben nach Krankheit oder bei anhaltender Erkrankung. Sie wird als medizinische Maßnahme mit umfassenden sozio- und psychotherapeutischen Elementen durchgeführt bei Abhängigkeitserkrankungen („Entwöhnungsbehandlung") und ist abzugrenzen von der Beruflichen Rehabilitation, die Maßnahmen zur Umschulung, Qualifizierung und Eingliederung ins Erwerbsleben umfasst.

Der rehabilitative Denkansatz bildet die internationale Klassifikation der Funktionsfähigkeit, Behinderung und Gesundheit ab, die als Beurteilung des funktionalen Gesundheitszustandes, der Behinderung, der sozialen Beeinträchtigung und der relevanten Umgebungsfaktoren einer Person dient. Ziel der medizinischen Rehabilitation ist die Suchtmittelabstinenz zur Sicherung einer umfassenden beruflichen und gesellschaftlichen Teilhabe. Nach dem SGB IX umfassen diese Leistungen zur Teilhabe Maßnahmen die notwendig sind, um die Behinderung abzuwenden, zu beseitigen, zu mindern, ihre Verschlimmerung zu verhüten oder ihre Folgen zu mildern, Einschränkungen der Erwerbsfähigkeit oder Pflegebedürftigkeit zu vermeiden, zu überwinden, zu mindern oder eine Verschlimmerung zu verhüten sowie den vorzeitigen oder laufenden Bezug von Sozialleistungen zu vermeiden bzw. zu mindern; die Teilhabe am Arbeitsleben dauerhaft zu sichern; die persönliche Entwicklung ganzheitlich zu fördern oder die Teilhabe am Leben in der Gesellschaft sowie eine möglichst selbstständige und selbstbestimmte Lebensführung zu ermöglichen oder zu erleichtern.

Angesichts eines sehr häufig bereits in der Adoleszenz einsetzenden Drogenkonsums und daraus resultierender schwerwiegender Sozialisationsdefizite, z. B. fehlender Schulabschlüsse und Berufsausbildungen, erfordert die Rehabilitation Opiatabhängiger oftmals eine Erweiterung hin zu einer erstmaligen Eingliederung in die Berufswelt und kann nur bei einem Teil der Patienten an bereits vor der Abhängigkeit bestehende Arbeits- und Berufserfahrung anknüpfen.

In der Vereinbarung „Abhängigkeitserkrankungen" (2001) zwischen Krankenkassen und Rentenversicherungsträgern ist eine Rehabilitation Drogenabhängiger auch während der Substitutionsbehandlung ausdrücklich vorgesehen. *Rehabilitation substitutionsunterstützt*

Die „Vereinbarung Abhängigkeitserkrankungen" der Krankenkassen und Rentenversicherungsträger vom 01.07.2001 legt Ziele, Indikationen, Verfahren und Qualitätsstandards für die ambulante und stationäre Rehabilitation fest. Für die Durchführung von ambulanter oder stationärer medizinischer Rehabilitation Abhängigkeitskranker können Einrichtungen anerkannt werden, die die nachstehenden Voraussetzungen und Qualitätsanforderungen erfüllen:

- wissenschaftlich fundiertes Therapiekonzept,
- integriertes Programm zur Betreuung Abhängigkeitskranker bzw. begleitende Hilfen im sozialen Umfeld,
- definierte Qualitätsstandards hinsichtlich der personellen Zusammensetzung und der sucht-/sozialtherapeutischen Qualifikationen der behandelnden Ärzte, Psychologen und Sozialtherapeuten,
- Anforderungen an Diagnostik, Behandlungsplanung und Behandlungsdokumentation.

Die Kostenübernahme für die Suchtrehabilitation erfolgt nach Vorbereitung in einer Suchtberatungsstelle und ggf. nach einer ambulanten oder stationären Entgiftung auf Antrag durch den Rentenversicherungsträger oder die Krankenkasse oder, bei fehlender Anspruchsberechtigung im Ausnahmefall, durch einen überörtlichen Sozialhilfeträger.

Die *ambulante Rehabilitation* wird von anerkannten Drogen- und Suchtberatungsstellen sowie von Fachambulanzen als Einzel- und Gruppentherapie durchgeführt. In der Regel erfolgt die Vorbereitung im Rahmen einer von Suchtberatungsstellen durchgeführten „Motivierungsphase". Gegebenenfalls erfolgt im Verlauf der Vorbereitung eine stationäre oder ambulante Entgiftung.

Eine *ambulante Entwöhnung* (= *ambulante Suchtrehabilitation*) kann indiziert sein, wenn die Ausprägung der Störungen auf seelischem, körperlichem und sozialem Gebiet keine stationäre Behandlung erfordert und wenn

- die Bereitschaft und Fähigkeit des Patienten, abstinent zu leben,
- eine stabile Wohnsituation und hinreichende Integration der Patienten in drogenfreie soziale Bezüge,
- noch bestehende berufliche Integration bzw. Tagesstruktur oder die Chance, diese im Verlauf der ambulanten Behandlung wiederherzustellen,
- hinreichende Behandlungs- und Veränderungsmotivation sowie
- die Fähigkeit und Bereitschaft zur zuverlässigen Teilnahme an den Therapiemaßnahmen vorliegen.

In Rückfallkrisen bzw. als Maßnahme zur Rückfallprophylaxe kann die ambulante Therapie mit der Vergabe von Opiatantagonisten unterstützt werden (*Naltrexon*).

Eine *stationäre Entwöhnungsbehandlung* ist indiziert, wenn die Schwere der Abhängigkeit, das Ausmaß der sozialen Desintegration und die fehlende Fähigkeit zur kontinuierlichen Mitarbeit ein ambulantes Behandlungssetting ausschließen.

Die stationäre Entwöhnung in Therapieeinrichtungen oder Fachkliniken basiert auf einem Milieuwechsel des Patienten, durch den Distanz zum drogenzentrierten sozialen Umfeld und den malignen Beziehungs- und Konfliktkonstellationen, die zur Aufrechterhaltung der Abhängigkeit beitragen, hergestellt wird. Das therapeutische Milieu der Therapieeinrichtung dient dabei als Trainingsfeld für die Auseinandersetzung mit den Anforderungen einer suchtmittelfreien Lebensführung und einer verbesserten sozialen und beruflichen Integration.

Die *Suchtrehabilitation* wird entsprechend den Vorgaben der Rehabilitationsträger im interdisziplinären Team aus Ärzten, Psychologen und Sozialarbeitern/Sozialpädagogen mit psycho- und sozialtherapeutischer Ausbildung durchgeführt. Verbreitet sind dabei Verfahren der humanistischen Psychotherapie (Integrative Therapie/Gestalttherapie und Psychodrama) sowie verhaltenstherapeutisch oder psychoanalytisch fundierte Sozialtherapie.

Die Entwöhnungsbehandlung umfasst Soziotherapie und Psychotherapie, soziales Kompetenztraining und Rückfallprophylaxe im Setting von Einzel- und Gruppentherapie, Arbeitstherapie sowie die Förderung von Freizeitaktivitäten. Sie zielt auf eine tiefergehende Persönlichkeitsveränderung bzw. eine Neuorientierung auf der kognitiven, psychischen, sozialen und Verhaltensebene. Zu ihren Themen gehören die Identifikation und Bewältigung von rückfallkritischen Situationen und Auslösern, die Bearbeitung von biografischen Traumatisierungen und von Defiziten bei der Bewältigung von Entwicklungsaufgaben oder von Störungen bei der gesellschaftlichen und beruflichen Integration, die der Suchtentwicklung zugrunde liegen oder als Suchtfolgen entstanden sind. Bei der Bearbeitung von Konflikten und Spannungen in der Partnerbeziehung oder in der Beziehung zur Herkunftsfamilie werden nach Möglichkeit die Bezugspersonen einbezogen.

Zu den angestrebten Qualitätsstandards der Entwöhnungsbehandlung gehört ihre Integration in regionale Netzwerke, in denen suchtbegleitende und psychosoziale Hilfen und Krisenintervention, Entgiftung, ambulante und stationäre Entwöhnung, Nachsorge, betreutes Wohnen und schulische/berufliche Rehabilitation unter dem Dach eines Trägers oder als trägerübergreifender Verbund aufeinander abgestimmt werden.

Weiterführende Informationen

- Informationen der Deutschen Rentenversicherung über Suchtrehabilitation:
- https://www.deutsche-rentenversicherung.de/DRV/DE/Reha/Medizinische-Reha/Sucht-Reha/sucht-reha.html
- Adressendatenbank der Deutschen Hauptstelle für Suchtfragen mit ambulanten und stationären Einrichtungen der Krisenhilfen, Suchtberatung, Entgiftung, Suchtrehabilitation und Eingliederungshilfen bei substanzbezogener Abhängigkeit:
- https://www.dhs.de/einrichtungssuche.html
- Links zu den Landesstellen für Suchtfragen mit Orientierungen über die regionalen Angebote: https://www.dhs.de/dhs/landesstellen.html

Rehabilitation, substitutionsunterstützt

Rehabilitation ist ein zentrales Ziel auch in der Substitutionsbehandlung Opiatabhängiger. Die Vergabe des Substitutionsmittels ist daher nur Teil eines vernetzten Angebotes, das auch rehabilitative Hilfen (medizinische Rehabilitation, Berufsberatung, Arbeitserprobung etc.) umfasst.

Die Neufassung der „Vereinbarung Abhängigkeitserkrankungen" von Juli 2001 erlaubt die Durchführung der ambulanten und stationären medizinischen Rehabilitation auch unter übergangsweisem Einsatz von Substitutionsmitteln.

Die von den Reha-Trägern formulierten gemeinsamen Ziele und Entscheidungsgrundlagen sind für diese Variante der medizinischen Rehabilitation allerdings eher restriktiv gefasst:

„Eine medizinische Rehabilitation Drogenabhängiger bei übergangsweisem Einsatz von einem Substitutionsmittel ist sozialmedizinisch dann begründet, wenn … ein positiver Verlauf der Rehabilitation insbesondere hinsichtlich des Rehabilitationszieles zu erwarten ist. Eine positive Rehabilitationsprognose ist vor allem dann gegeben, wenn die Versicherten langfristig eine Abstinenz anstreben, über ein funktionsfähiges soziales Netz verfügen und über eine abgeschlossene Schul- oder Berufsausbildung verfügen."

Es wird i. d. R. eine sechsmonatige Vorbereitung mit vorläufig stabiler Behandlungsdosis und erreichter Beikonsumfreiheit sowie eine Stabilisierung der Wohn- und Lebenssituation bei Antragstellung erwartet.

Das übergeordnete Rehabilitationsziel lautet auch bei dieser Patientengruppe eine umfassende berufliche und gesellschaftliche Teilhabe bei vollständiger Abstinenz. Die Beikonsumfreihcit der substituierten Patienten wird in gleicher Weise durch Drogen- und Alkoholscreenings kontrolliert wie die Suchtmittelabstinenz der übrigen Patienten.

Als Orientierung für die Durchführung der Abdosierung gilt je nach Therapieprogramm und Dosis des Substituts ein Zeitraum von sechs bis zwölf Behandlungswochen. Vielfach wird die Verlängerung einer Maßnahme nach Ablauf der auf drei oder sechs Monate befristeten ersten Kostenzusage von der Abstinenzprognose im weiteren Verlauf der Reha abhängig gemacht, sofern nicht (sozial-)medizinische Gründe für die Fortsetzung der Substitution vorgetragen werden. In ihren Entscheidungen berücksichtigen die regionalen Reha-Träger und Krankenkassen jedoch zunehmend akzeptierend die jeweils individuellen Voraussetzungen der Antragsteller und die ärztliche Einschätzung des individuellen Reha-Verlaufes und nutzen ihre durchaus bestehenden Entscheidungsspielräume, oft in direkter Abstimmung mit den durchführenden Fachkliniken.

Da für die Mehrzahl der langjährig substituierten Patientinnen und Patienten eine Abdosierung der Substitutionsmedikation vor Beginn einer ambulanten oder stationären Suchtrehabilitation unrealistisch erscheint und da häufig die Erhaltung oder Wiederherstellung der Erwerbsfähigkeit ohne eine substitutionsgestützte Suchtrehabilitation aussichtslos wäre, sollte diese Behandlungsoption in einzelfallbezogener Abstimmung mit einer Fachklinik oder einer ambulanten Behandlungseinrichtung vorbereitet werden, die von der Deutschen Rentenversicherung für die substitutionsgestützte ambulante oder stationäre medizinische Rehabilitation anerkannt sind.

Des Weiteren sollte die Option einer substitutionsgestützten Rehabilitation in Betracht gezogen werden, wenn die Rentenversicherung die Prüfung der Rehabilitationsfähigkeit im Kontext einer Entscheidung über die Berentung von substituierten Patienten veranlasst.

Weiterführende Informationen

- Ziele und Entscheidungsgrundlagen der Rentenversicherung für substitutionsgestützte Rehabilitation siehe:
- https://www.dhs.de/fileadmin/user_upload/pdf/Arbeitsfeld_ Suchthilfe/Vereinbarung_Abhaengigkeitserkrankungen_Anlage4.pdf

Rente – Verrentung und medizinische Rehabilitation bei Erwerbsminderung

Versicherte, deren Erwerbsfähigkeit dauerhaft gemindert oder weggefallen ist, haben, sofern sie die versicherungsrechtlichen Voraussetzungen erfüllen, Anspruch auf eine Rente wegen verminderter Erwerbsfähigkeit. Eine teilweise Erwerbsminderung besteht, wenn wegen Krankheit oder Behinderung auf nicht absehbare Zeit eine Erwerbstätigkeit von mindestens sechs Stunden täglich unter den üblichen Bedingungen des Arbeitsmarktes nicht möglich ist. Eine volle Erwerbsminderung liegt vor, wenn die Erwerbsfähigkeit auf dem allgemeinen Arbeitsmarkt auf weniger als drei Stunden täglich gesunken ist. Dauerhaft ist eine volle Erwerbsminderung dann, wenn unwahrscheinlich ist, dass die Erwerbsminderung behoben werden kann.

Die Erwerbsminderung wird durch einen sozialmedizinischen Sachverständigen aufgrund von vorgelegten Befunden oder eigener Untersuchungen festgestellt; ggf. werden fachärztliche Untersuchungen veranlasst. Der sozialmedizinische Sachverständige entscheidet, ob bzw. in welchem Umfang sich der Krankheitszustand des Versicherten auf die Erwerbsfähigkeit auswirkt; z. B. für wie viele Stunden am Tag eine Berufstätigkeit zumutbar ist und welche Arbeiten noch ausgeübt werden können.

Grundsätzlich gilt: *Rehabilitation* hat Vorrang vor einem Rentenanspruch. Liegt das ärztliche Gutachten vor, wird zunächst geprüft, ob die Erwerbsfähigkeit durch Leistungen zur medizinischen Rehabilitation und/oder zur Teilhabe am Arbeitsleben wesentlich gebessert oder wiederhergestellt werden, oder ob eine Erwerbsminderung abgewendet werden kann. Suchtmittelabhängige, die Krankengeld oder Leistungen nach dem SGB II (Hartz IV) beziehen, können von der Krankenkasse oder vom Jobcenter aufgefordert werden, Antrag auf medizinische Rehabilitation oder Erwerbsminderungsrente zu stellen. Der Versicherte ist hier zur Mitwirkung – ggf. durch Teilnahme an einer Entwöhnungsbehandlung – verpflichtet.

Bei der Begutachtung der Erwerbsminderung werden die sehr häufig mit der Substanzstörung einhergehenden Begleit- und Folgeerkrankungen als wesentliche Faktoren der Beeinträchtigung zu bewerten sein. Die Substanzabhängigkeit alleine wird i. d. R. als Indikation für eine Entwöhnungsbehandlung betrachtet. Relevant für substituierte Opioidabhängige: Die medizinische Rehabilitation kann ambulant oder stationär auch substitutionsunterstützt durchgeführt werden. *Rehabilitation substitutionsunterstützt*

Sofern nicht zu erwarten ist, dass die schon bestehende Erwerbsminderung durch eine Leistung zur medizinischen Rehabilitation oder zur Teilhabe am Arbeitsleben beseitigt werden kann, oder wenn die durchgeführte Rehabilitationsleistung keinen Erfolg hatte, kann der Rehabilitationsantrag durch den Leistungsträger in einen Rentenantrag umgewandelt werden.

Nach Erteilung eines Rentenbescheids werden Leistungen des Jobcenters zur Arbeitsintegration nicht mehr gewährt: Allenfalls sind Ermessensentscheidungen zu erwarten, falls durch die Maßnahme eine Wiederherstellung der Erwerbsfähigkeit zu erwarten wäre. Bescheide über Renten aufgrund teilweiser oder vollständiger Erwerbsminderung können überprüft und geändert werden. Falls sich der Gesundheitszustand nachträglich gebessert bzw. der Versicherte einen seinem Leistungsvermögen entsprechenden Arbeitsplatz erlangt hat, kann der Rentenversicherungsträger überprüfen, ob tatsächlich noch eine Erwerbsminderung vorliegt, ob also die Voraussetzungen für den Rentenbezug unverändert erfüllt sind.

Über die versicherungsrechtlichen Voraussetzungen einer „Verrentung", über die Anrechnung von Einkommen auf die Rente und über die Zumutbarkeit von Tätigkeiten auf dem allgemeinen

Arbeitsmarkt sowie weitere Einschränkungen und Spezifikationen informieren die regionalen Auskunfts- und Beratungsstellen der Rentenversicherungsanstalten sowie eine Informationsreihe der Rentenversicherung.

Hinweis zur Beratung und Motivierung von Patienten mit Erwerbsminderung

- Zur Klärung, Motivierung und Beantragung einer medizinischen Rehabilitation werden die Antragsteller von Rentenversicherungsträger an eine örtliche Suchtberatung verwiesen. Hier ist bereits im Vorfeld eine Beratung durch eine mit Substitutionstherapie vertraute Suchthilfe-Einrichtung/psychosoziale Betreuungsstelle anzuraten.
- Bei substituierten Patienten mit vielfach unterbrochener Berufsbiografie kann der Rentenanspruch z. T. deutlich unter den Sätzen von Hartz IV liegen. Eine Berentung hätte für diese Patienten zur Folge, dass für sie der Zugang zu AGH („Ein-Euro-Job") oder anderen Maßnahmen zur Förderung der Arbeitsintegration entfällt.
- Chronisch mehrfach beeinträchtigte Patienten, bei denen eine Wiederherstellung der Erwerbsfähigkeit weitgehend ausgeschlossen erscheint, können insofern von der Berentung profitieren, als die Nachweispflichten und Wiederholungsfristen zur Beantragung von ALG II entfallen. Für diese Hilfen zur Tagesstruktur und Beschäftigungsangebote im Rahmen der Eingliederungshilfe nach SGB XII in Frage kommen.

Weiterführende Informationen

- https://www.deutsche-rentenversicherung.de/SharedDocs/Downloads/DE/Broschueren/national/erwerbsminderungsrente_das_netz_fuer_alle_faelle.html
- https://www.deutsche-rentenversicherung.de/SharedDocs/Downloads/DE/Experten/infos_fuer_aerzte/begutachtung/leitlinien_rehabeduerftigkeit_abhaengigkeitserkrankungen_pdf.html

Richtlinien der Bundesärztekammer zur Durchführung der substitutionsgestützten Behandlung Opiatabhängiger

In der „ Richtlinie der Bundesärztekammer zur Durchführung der substitutionsgestützten Behandlung Opioidabhängiger (Stand: 2. Oktober 2017)" wird die Opioidabhängigkeit als eine schwere chronische Krankheit beschreiben, die in der Regel einer lebenslangen Behandlung bedarf, bei der körperliche, psychische und soziale Aspekte gleichermaßen zu berücksichtigen sind. Die substitutionsgestützte Behandlung ist eine wissenschaftlich gut evaluierte Therapieform und stellt für die Mehrheit der Patienten die Therapie der Wahl dar.

Ziele der substitutionsgestützten Behandlung sind:

- Sicherstellung des Überlebens,
- Stabilisierung und Besserung des Gesundheitszustandes,
- Unterstützung der Behandlung somatischer und psychischer Begleiterkrankungen,
- Reduktion riskanter Applikationsformen von Opioiden,
- Reduktion des Konsums unerlaubt erworbener oder erlangter Opioide,
- Reduktion des Gebrauchs weiterer Suchtmittel,
- Abstinenz von unerlaubt erworbenen oder erlangten Opioiden,
- Verringerung der durch die Opioidabhängigkeit bedingten Risiken während einer Schwangerschaft sowie während und nach der Geburt,
- Verbesserung der gesundheitsbezogenen Lebensqualität,
- Reduktion der Straffälligkeit,
- Teilhabe am Leben in der Gesellschaft und am Arbeitsleben.

Ob und in welchem Zeitrahmen diese Ziele auch jeweils einzeln erreicht werden können, hängt wesentlich von der individuellen Situation des Opioidabhängigen ab. Die aufgeführten
 Ziele sind nicht konsekutiv zu verstehen. Nach Erreichung und Stabilisierung von Therapiezielen soll der Patient auf weitere, realistischerweise erreichbare Therapieziele angesprochen, für diese motiviert und unterstützende Begleitmaßnahmen vereinbart werden.

Im Rahmen eines zielorientierten motivierenden Gesprächs soll – entsprechend der Vorgaben des § 5 Abs. 2 Satz 1 BtMVV – auch eine Opioidabstinenz thematisiert und entsprechend dokumentiert werden.

In den Voraussetzungen für die Einleitung und Fortführung einer substitutionsgestützten Behandlung werden detaillierte Vorgaben gemacht: Voraussetzung für die Einleitung und Fortführung einer substitutionsgestützten Behandlung ist gemäß § 5 Abs. 1 Satz 2 BtMVV eine Opioidabhängigkeit, die Folge eines Missbrauchs von erlaubt erworbenen oder von unerlaubt erworbenen oder erlangten Opioiden ist. Für ihre Feststellung ist die International Classification of Diseases (ICD) in der jeweils geltenden Fassung maßgebend. Für die Entscheidung, ob eine Substitutionsbehandlung indiziert ist, ist der Nutzen einer Substitutionsbehandlung gegenüber den Gefahren eines unkontrollierten Drogenkonsums abzuwägen. In begründeten Fällen kann eine Substitutionsbehandlung auch bei derzeit nicht konsumierenden opioidabhängigen Patienten – z. B. Inhaftierte mit hohem Rückfall- und Mortalitätsrisiko – eingeleitet werden. Bei schweren Verläufen kann eine Behandlung mit Diamorphin indiziert sein. Hierfür gelten die besonderen Voraussetzungen nach § 5a Abs. 1 bis 4 BtMVV. Für die individuelle Indikationsstellung und Einleitung einer substitutionsgestützten Behandlung sind die Besonderheiten des Patienten zu berücksichtigen. Besondere Sorgfalt bei der Indikationsstellung ist bei Jugendlichen und Heranwachsenden sowie bei erst kürzer abhängigen Patienten geboten und in der Behandlungsdokumentation zu begründen. Eine Psychosoziale Betreuung sollte bei dieser Zielgruppe regelhaft mit einbezogen werden. Während und nach der Schwangerschaft opioidabhängiger Patientinnen ist die Substitutions-therapie die Behandlung der Wahl, um Risiken für Mutter und Kind zeitnah zu vermindern und adäquate medizinische und soziale Hilfemaßnahmen einzuleiten (z. B. Einbezug eines Perinatalzentrums). Bei einer Substitutionsbehandlung müssen relevante Vorerkrankungen des Patienten anamnestisch erhoben, beachtet und gegebenenfalls weiter abgeklärt sowie mögliche Therapie-alternativen besprochen werden.

Bei einem Übergang von einer ambulant durchgeführten Substitutionsbehandlung in eine Krankenhausbehandlung, Rehabilitationsmaßnahme, Inhaftierung oder andere Form einer stationären

Unterbringung und umgekehrt soll die Kontinuität der Behandlung durch die übernehmende Institution sichergestellt werden. Im Rahmen der Substitutionsbehandlung sind spezifische Dokumentationsanforderungen zu berücksichtigen, die in Kapital G dieser Richtlinie aufgeführt sind. Ergänzend sind Ausführungen zu den spezifischen Anforderungen an die Patientenaufklärung dem Anhang 1 zu entnehmen. Daneben sind auch die allgemeinen Anforderungen an die Einwilligung in die medizinische Behandlung zu beachten.

Eine Opioidabhängigkeit wird in der Regel von psychischen und somatischen Erkrankungen sowie psychosozialen Problemlagen begleitet. Um der Vielfältigkeit der mit der Erkrankung einhergehenden medizinischen, psychiatrischen und psychosozialen Problemlagen gerecht zu werden, ist die substitutionsgestützte Behandlung in ein umfassendes individuelles Therapiekonzept einzubinden, das im Verlauf der Behandlung einer ständigen Überprüfung und Anpassung bedarf.

Des Weiteren wird in der Richtlinie ausgeführt, dass bei der substitutionsgestützten Behandlung der Opiatabhängigkeit die Regelungen des Betäubungsmittelgesetzes (BtMG), der Betäubungsmittel-Verschreibungsverordnung (BtMVV) und des Arzneimittelgesetzes (AMG) zu beachten sind.

Weiterführende Informationen

- Richtlinien der Bundesärztekammer zur Durchführung der substitutionsgestützten Behandlung Opiatabhängiger (Stand: 2. Oktober 2017)
- https://www.bundesaerztekammer.de/fileadmin/user_upload/downloads/pdf-Ordner/RL/Substitution.pdf

RMvV (= Richtlinie zu Untersuchungs- und Behandlungsmethoden der vertragsärztlichen Versorgung)

Die Richtlinie des gemeinsamen Bundesausschusses zu Untersuchungs- und Behandlungsmethoden der vertragsärztlichen Versorgung (kurz: Richtlinie Methoden vertragsärztliche Versorgung; in

Kraft getreten am 23. Mai 2020) hat ab 01. April 2006 die frühere Richtlinie zur Bewertung medizinischer Untersuchungs- und Behandlungsmethoden (kurz: BUB-Richtlinie) abgelöst. Die Richtlinie regelt u. a. die substitutionsgestützte Behandlung Opioidabhängiger als Leistung der Gesetzlichen Krankenversicherung.

Die Richtlinie orientiert sich an gesetzlichen Vorgaben insbesondere am Sozialgesetzbuch V (SGB V), an der Betäubungsmittel-Verschreibungs-Verordnung sowie an den *Richtlinien der Bundesärztekammer.* Sie definiert die Voraussetzungen zur Durchführung einer Substitutionsbehandlung in der vertragsärztlichen Versorgung, die Qualifikation der substituierenden Ärzte, Umfang und Inhalte des Behandlungskonzeptes sowie die erforderlichen Dokumentationspflichten. Die Richtlinie definiert Opioidabhängigkeit als eine schwere chronische Krankheit. „Sie bedarf in der Regel einer lebenslangen Behandlung, bei der körperliche, psychische und soziale Aspekte gleichermaßen zu berücksichtigen sind. Die Krankenbehandlung im Sinne des § 27 SGB V beinhaltet die substitutionsgestützte Behandlung einer Opioidabhängigkeit im Rahmen eines umfassenden Therapiekonzeptes, das auch – soweit erforderlich – begleitende psychiatrische und psychotherapeutische Behandlungsmaßnahmen und – soweit nach BtMVV vorgesehen – psychosoziale Betreuungsmaßnahmen einbeziehen soll."

Weiterführende Informationen

- https://www.g-ba.de/downloads/62-492-2147/MVV-RL-2020-03-20-iK-2020-05-23.pdf

S

Schmerztherapie

Nur etwa ein Drittel der Personen mit Opioidabhängigkeit ist frei von gesundheitlichen Einschränkungen. Häufig bestehen chronische Schmerzen des Bewegungsapparates, die zudem früher und intensiver als in der Allgemeinbevölkerung auftreten. Auch schmerzhafte Neuropathien aufgrund von Mangelernährung oder Hepatitis sind weit verbreitet. Bis zu 90 % der Langzeitsubstituierten sind von Hypogonadismus betroffen, der zu einem Mangel an Testosteron und anderen androgenen Sexualhormonen führt, was vor allem bei Männern oft zu Muskelschwäche und Osteoporose führt. Nicht nur leiden die Patienten oft an einer opioidinduzierten Überempfindlichkeit auf schmerzhafte, aber auch nicht schmerzhafte Reize (Hyperalgesie), sie sprechen aufgrund der erworbenen Toleranz gegenüber Opioiden auch weniger stark auf Schmerzmittel an. Bei der Schmerztherapie substituierter Patienten herrscht deshalb große Unsicherheit. Medikamentöse Stufenpläne, wie es sie für Schmerzpatienten gibt, sind für substituierte Patienten bisher nicht definiert worden. In der prä- und postoperativen Schmerztherapie bei methadonsubstituierten Patienten zeigen sich einige Besonderheiten, insbesondere bei opioidpflichtigen Schmerzbehandlungen. Eine Analgesie allein durch die zur Substitution verwendeten Präparate reicht meist nicht aus und ist auch aus psychologischen Gründen nicht empfehlenswert.

Daher muss zusätzlich ein Analgetikum gegeben werden. Eine Analgesie kann mit der Gabe von Morphin oder anderen starken Opiatanalgetika zusätzlich zu der sonst üblichen Tagesdosis von Methadon oder Levomethadon erreicht werden. Gemischt agonistisch-antagonistisch wirkende Präparate dürfen wegen der Gefahr, einen Entzug auszulösen, nicht gegeben werden. Deshalb steht Substitution mit Buprenorphin einer zusätzlichen Schmerztherapie mit z. B. Morphin oder anderen Opioiden entgegen. Die Schmerztherapie muss die Dauer der bisherigen Substitution, Art und Menge der zusätzlich eingenommenen Koanalgetika und vor allem die Schmerzsymptomatik berücksichtigen. Dabei kann eine um ca. 30–100 % (!) höhere Dosierung der Analgetika als üblich erforderlich werden. Nichtopoidanalgetika wie z. B. Metamizol (Novalgin®) u. a. sollten zusätzlich gegeben werden. Wurden vor einer Operation zusätzlich zu Levomethadon/Methadon noch andere zentral wirksame Medikamente gegeben, so ist es erforderlich, diese Medikation schrittweise zu reduzieren bzw. über einige Tage hinweg in einer adäquaten Dosierung fortzusetzen und dann dem Befinden des Patienten anzupassen. Wichtig ist es, darauf hinzuweisen, dass Schmerzzustände auch bei Substituierten vorkommen, denn Methadon verliert mit der Gewöhnung seine analgetische Wirksamkeit. Schmerzen sind zunächst mit peripher wirksamen Analgetika zu therapieren. Sofern wegen der Schwere der Erkrankung Opiate eingesetzt werden müssen, ist darauf zu achten, dass keine Opiate mit antagonistischem Anteil verordnet werden (wie z. B. Buprenorphin Temgesic, Pentazocin oder Tilidin). Als Schmerzmittel eignen sich kurzwirksame Opiate wie Morphin oder Hydromorphon. Das Stufenschema der WHO ist hier ansonsten nur bedingt verwendbar. Sind die Schmerzen chronisch, dann müssen Opioidanalgetika mit langer HWZ eingesetzt werden oder eine fixe, fraktionierte Dosierung des Methadon/Levomethadon erfolgen. Eine längerfristige Verordnung von Paracetamol oder NSAR ist wegen Hepatotoxizität und Ulcusrisiko zu vermeiden. In der adjuvanten Therapie können Antidepressiva (z. B. Amitriptylin) oder Antikonvulsiva eingesetzt werden. Der rein lokale Wirkungsmechanismus, die minimale systemische Absorption und damit die Reduktion von systemischen Neben- und Wechselwirkungen, prädestiniert die topische Therapie bei fokalen oder distal betonten Neuropathien für Opioidabhängige. Dies sind die regelmäßige Anwendung von Lidocain oder die einmalige Applikation von hoch dosiertem Capsaicin.

Schnittstellen der Behandlung

Der Übergang substituierter Patienten von der ambulanten in stationäre Behandlung ist mit der Notwendigkeit vielfältiger Informationen für die Nachbehandelnden verbunden, da vor allem im Bereich allgemeinmedizinischer Krankenhäuser ohne Wissen um die Besonderheiten der Substitution wiederholt Risiken nach Fehldosierungen auftreten. Zu klären ist: welches Substitutionsmittel in welcher Tagesdosierung; Berücksichtigung des § 5 BtMVV zur Qualifikation des substituierenden Arztes/Ärztin- wenn nicht vorhanden: Konsiliarregelung (Kooperationsvertrag) für das Krankenhaus; Sichteinnahme einmal täglich; Vermeidung von Distress und Drogenhunger („craving"); vor Entlassung aus stationärer Behandlung: Klärung der weiteren Opioid-Substitution. Grundsätzlich ist anzumerken, dass die Betäubungsmittel-Verschreibungsverordnung (BtMVV) auch im stationären Bereich Gültigkeit hat, d. h.: es muss ein suchtmedizinisch qualifizierter Arzt den substituierenden Arzt vertreten. Gelingt es dem substituierenden Arzt nicht, einen Vertreter zu bestellen, so kann er von einem suchtmedizinisch nicht qualifizierten Arzt vertreten werden. Ist der substituierende Arzt nicht bekannt oder verfügt ein anderer Krankenhausarzt nicht über eine hinreichende suchttherapeutische Qualifikation, dann kann die Fortführung der Substitutionsbehandlung im stationären Bereich nur in Abstimmung mit einem qualifizierten Konsiliarius erfolgen (§ 5 Abs. 15 i.V.m. Abs. 4 BtMVV)), mit dem sich der Krankenhausarzt zu Beginn und zur Klärung der Fortführung der Substitutionsbehandlung abstimmen muss. Der Konsiliarius kann ein niedergelassener Arzt, ein Krankenhausarzt (auch aus einem anderen Krankenhaus) oder einem Arzt im Öffentlichen Gesundheitsdienst mit entsprechender suchttherapeutischer Qualifikation sein. In § 5 BtMVV sind die rechtlichen Vorgaben für die Verschreibung der Betäubungsmittel und die Verordnung für die vorübergehende

Substitution, etwa zur Unterstützung der Behandlung einer neben der Opioidabhängigkeit bestehenden schweren Erkrankung oder der Verringerung der Risiken einer Heroinabhängigkeit während einer Schwangerschaft oder nach der Geburt aufgeführt. Hinsichtlich der Verwechslungsgefahr bezogen auf die jeweilige Einheit für die Mengenangabe der flüssigen Substitutionspräparate Methadon/Levomethadon ist auf Angaben grundsätzlich in Gramm bzw. Milligramm zu achten, nicht in Milliliter. Weiterhin sollte die Wirkstoffkonzentration Methadon grundsätzlich 1 %(m/V) betragen, d. h. 10 mg/ml. Damit sind volumengleiche Dosierungen des Methadonrazemats einerseits und des handelsüblichen L-Polamidon nahezu wirkungsäquivalent. In der Praxis wird bei der Vergabe von Methadon als trinkfertige Lösung häufig mit Millilitereinheiten gearbeitet und auch die Patienten kennen häufig nur diese Maßeinheit.

Weiterführende Informationen

- ASTO-Handbuch-Handbuch zur Qualitätssicherung in der ambulanten Substitutionstherapie Opiatabhängiger, Nolting, Hans D; Follmann, Anke; Alfert, Anke; Berger, Judith, Ärztekammer Westfalen-Lippe.

Schwangerschaft

Schwangere Opiatabhängige sollten aufgrund der sonst durch den Drogenkonsum zu erwartenden Probleme substituiert werden. Erfahrungen mit *Levomethadon*/Methadon *Buprenorphin* liegen in großer Zahl vor. Ziel der Substitution in der Schwangerschaft ist primär die Vermeidung von Komplikationen für Mutter und Kind bei sozialer Stabilisierung der Patientin. Ein umfassendes *Case-Management* unter Zusammenarbeit aller betroffenen Stellen (z. B. durch Frauenkliniken) erscheint hier besonders wichtig.

Im Verlauf der Schwangerschaft können die Patientinnen zwischen der 14. und 34. Woche eventuell von Opiaten entgiftet (*Entgiftung/Entzug*) werden, da dann das Risiko einer Fehl-/Frühgeburt gegenüber den sonstigen Zeiträumen gemindert ist. Der Konsum von *Kokain*, *Cannabis*, Amphetaminen, *Alkohol*, Medikamenten und Nikotin sollte der Eigenschaft der jeweiligen Substanz entsprechend unmittelbar oder schrittweise beendet werden.

Vielfach hat es sich als tragfähiger erwiesen, opiatabhängige Frauen während der Schwangerschaft und in der Zeit danach mit *Levomethadon/Methadon* zu substituieren, da die Entzugsbehandlung während der Schwangerschaft nicht risikofrei ist und Rückfälle eine wiederholte Gefährdung für Mutter und Kind darstellen. Die Substitution kann vor Rückfällen schützen und somit zu einem geringeren Risikopotential beitragen. Die Tagesdosis von Levomethadon/Methadon muss zur Vermeidung beeinträchtigender Wirkungen auf den Fetus geteilt und möglichst niedrig gewählt werden, dennoch ist immer die Zufriedenheit der Mutter ausschlaggebend für die Dosishöhe. Wenn eine Reduktion der Dosis angestrebt wird, sollte das zwischen der 14. und 34. Woche erfolgen. Angestrebt wird dies, um dem Kind ein NES (neonatales Entzugssyndrom) und eine Liegezeit in der Neonatologie zu ersparen.

Das Geburtsgewicht der Kinder, die von methadonsubstituierten Frauen geboren wurden, ist höher als jenes, das von Kindern heroinkonsumierender Frauen erreicht wird, allerdings niedriger als bei anderen Geburten – möglicherweise ist Letzteres auch auf den Nikotinkonsum zurückzuführen. Potenzielle gesundheitliche Komplikationen mit Methadon/Levomethadon substituierter Schwangerer sind vielfältig untersucht. Methadon ist plazentagängig. Über intrauterine und postnatale Wachstumsverzögerungen bei Kindern methadonbehandelter Mütter wurden unterschiedliche Studienergebnisse veröffentlicht. Unbestritten sind Entzugserscheinungen bei Kindern, deren Mütter bis zuletzt Methadon genommen haben. In vielen Zentren wird daher versucht, die Substitution einige Wochen vor der Geburt zu beenden. Hierbei muss jedoch das Risiko eines Rückfalls in die unkontrollierte Opiatabhängigkeit gegen das Risiko kindlicher Entzugserscheinungen bei stabiler Substitution mit Methadon abgewogen werden. Methadon wird mit der Brustmilch ausgeschieden. Die Wahrscheinlichkeit wirksamer Konzentrationen soll jedoch gering sein. Es zeigen sich keine chromosomalen Schäden oder erhöhtes Auftreten sonstiger Schäden bei den Neugeborenen.

Allerdings weisen Feten methadonbehandelter Mütter herabgesetzte Herzraten und eine geringere Frequenz ihrer Bewegungen auf. Vor allem das Neugeborenenentzugssyndrom (*Neugeborene*) bedarf einer intensiven medizinischen Behandlung. Im Langzeiteffekt des Methadons auf Kinder sind vor allem Dingen neuropsychologische Auffälligkeiten und Verhaltensstörungen nicht auszuschließen, sie sind in ihrer Auswirkung aber noch nicht hinreichend untersucht. Als bisher noch nicht abschließend untersuchte medikamentöse Alternative in der Opioidsubstitution hat sich die Verordnung von Buprenorphin herausgestellt. Dabei wird hauptsächlich auf die seltener auftretenden Entzugssymptome beim Neugeborenen verwiesen. Zur Vorsicht ist auch aufgrund möglicher teratogener Risiken zu raten. Da etwa 10–15 % der drogenabhängigen Frauen HIV-positiv sind und für Frauen mit intravenösem Drogenkonsum und häufig wechselnden Geschlechtspartnern (Beschaffungsprostitution) ein hohes Risiko für eine Neuinfektion besteht, ist die Information über „safer sex" und „safer use" dringend notwendig. Durch Berücksichtigung aktueller Empfehlungen kann die Übertragung der Infektion auf das Kind auf unter 2 % gesenkt werden. Das Neugeborene kann vor der Übertragung der Infektion durch eine Kombination medikamentöser Prophylaxe, Kaiserschnittentbindung und Postexpositionsprophylaxe (PEP) beim Kind sowie Abstillen der Mutter geschützt werden. Etwa 70 % aller Drogenpatientinnen zeigen einen positiven anti-HCV-Antikörpertiter, wobei der weitaus größte Teil von ihnen einen positiven Virennachweis im PCR aufweist. Schwangere drogenabhängige Frauen können die HCV-Infektion an das neugeborene Kind weitergeben. Bei 3–5 % der Frauen mit einer aktiven Infektion kommt es während der Geburt zu einer Übertragung der Infektion auf das Kind. Das Stillen des Kindes muss im Einzelfall entschieden werden, da es auch hier keine gesicherten Erkenntnisse gibt.

Weiterführende Informationen

- www.optikur.de

Schwerstabhängige

Als „Schwerstabhängige" werden in der öffentlichen Diskussion und in Fachpublikationen Suchtkranke bezeichnet, deren langjährige Abhängigkeit von Alkohol und/oder illegalen Drogen mit schweren gesundheitlichen und psychosozialen Störungsbildern einhergeht. „Schwerstabhängige" in diesem Verständnis sind gekennzeichnet durch meist hochdosierten und polyvalenten Suchtmittelkonsum und schwere gesundheitliche und psychische Probleme, fortgeschrittene soziale Desintegration und erhebliche justizielle Belastungen. Aufgrund ihrer geringen Compliance werden sie von Behandlungs- und Hilfeangeboten nicht oder nur mit geringem Erfolg erreicht. Allerdings ist der Begriff „Schwerstabhängige" weder als medizinische Diagnose noch als Maßstab für den Schweregrad psychosozialer Störungen hinreichend klar definiert. Zur präziseren Erfassung und Abgrenzung von anderen Ausprägungen der Suchterkrankung wird in der fachwissenschaftlichen Diskussion die Diagnose „Chronisch mehrfach beeinträchtigte Abhängige von psychotropen Substanzen" (CMA) verwendet.

Weiterführende Informationen

- https://www.sucht.de/tl_files/pdf/schu.pdf

Schwitzen

Das übermäßige Schwitzen (Hyperthermie) ist eine häufige Nebenwirkung der Opioide und in seinem Ursprung noch unklar. Zentral wirkende Anticholinergika beeinflussen als sog. „Antihidrotika" das Schwitzen, das durchaus sozial unverträgliche Ausmaße annehmen kann, günstig. Alkohol und Kaffee sollten gemieden werden. Es gibt verschiedene Präparate, mit denen sich das übermäßige Schwitzen reduzieren bzw. verhindert lässt: So etwa die Anticholinergika wie Methantheliniumbromid (Vagantin®) oder Bornaprinhydrochlorid (Sormodren®), die ursprünglich als krampflösende Mittel (z. B. bei Morbus Parkinson) entwickelt wurden. Sie hemmen die Wirkung von Acetylcholin, das die Schweißdrüsen zur Produktion und Sekretion von Schweiß anregt. Dabei werden auch Nervenreize, die andere Drüsen des Körpers (z. B. Speicheldrüsen, Tränendrüsen etc.) stimulieren, unterdrückt, sodass es oft zu Mund-, Augen- und Hauttrockenheit kommt. Verstopfungen und Harnverhaltungen sind ebenso unerwünschte Wirkungen. Atropin hemmt die cholinerge Signalübertragung zur Schweißdrüse und damit die Schweißproduktion. Auch hier sind Nebenwirkungen wie Sehstörungen, Mundtrockenheit, Verstopfung und Harnverhaltung möglich. Anwendungseinschränkungen und Arzneimittel-Wechselwirkungen müssen beachtet werden. Die Empfehlung, Biperiden 2–4 mg/d gegen das Schwitzen einzunehmen, muss mit Vorsicht gegeben werden, da dieses Medikament oft missbräuchlich eingenommen wird und bei hoher Dosierung Harnverhaltung und Glaukom auftreten können. Andere Präparate, wie Sormodren® oder Vagantin®, haben keine Zulassung für diese Indikation. Vielfach sind Zubereitungen von Salbei oder das Salbei-Präparat Sweatosan® hilfreich.

Weiterführende Informationen

- www.oesg.at

Selbsthilfe

Die Suchtkranken-Selbsthilfe hat sich in den vergangenen vierzig Jahren bundesweit sowohl in Großstädten als auch in Kleinstädten und in ländlichen Gebieten flächendeckend verbreitet und zugleich nach verschiedenen Ziel- und Betroffenengruppen ausdifferenziert. Sie bildet inzwischen neben der professionellen Suchtkrankenhilfe eine eigenständige und hoch wirksame Hilfestruktur. Ihr Schwerpunkt liegt nach wie vor im Bereich der Alkoholabhängigkeit. Von überregionaler Bedeutung sind insbesondere die Anonymen Alkoholiker (AA) und die in den Selbsthilfeverbänden „Kreuzbund", „Guttempler", „Blaues Kreuz" und in den „Freundeskreisen der Suchtkrankenhilfe" zusammengeschlossenen bzw. von diesen initiierten Selbsthilfegruppen. Diese sind überwiegend aus der Nachsorge heraus entstanden, engagieren sich jedoch auch in der Suchtprävention, in der Beratung von Angehörigen und bei der Vorbereitung und Motivierung von Abhängigen zur Suchttherapie.

In der Traditionslinie der Anonymen Alkoholiker und ihrer spirituell fundierten Selbsthilfe-Philosophie der „12 Steps" stehen AL ANON als Selbsthilfe von Angehörigen Suchtkranker und AL ATEEN als Selbsthilfe von Kindern Suchtkranker sowie die NARCOTICS ANONYMOUS (NA), die zahlenmäßig und in der überregionalen Verbreitung wichtigste Selbsthilfebewegung von Drogenabhängigen. Die NA bieten in einigen Städten zusätzliche themen-und problemzentrierte Meetings (z. B. für HIV-infizierte Drogenabhängige, Männer-Meeting, Frauen-Meeting) zur Bearbeitung besonderer Problemlagen oder geschlechtsspezifischer Themen. Ebenfalls aus den Anonymen Alkoholikern hervorgegangen ist „Synanon" als Modell und Organisation für selbstorganisierte und selbstverwaltete Lebens- und Arbeitsgemeinschaften von Drogenabhängigen.

Speziell an Eltern richtet sich das Angebot der Elternkreise drogengefährdeter und drogenabhängiger Jugendlicher. Diese Selbsthilfegruppen gibt es in vielen größeren und kleineren Städten.

Die Suchtkranken-Selbsthilfe bietet einen Sofortzugang ohne bürokratische Hürden und ohne Terminvereinbarungen zu ihren Meetings und Gesprächskreisen. Kontakttelefone und Kontaktadressen (s. unten) und persönliche Patenschaften dienen der Erleichterung der Kontaktaufnahme. Verschwiegenheitsregeln und die Möglichkeit zur anonymen Teilnahme stellen den Vertrauensschutz sicher.

Die Wirkung von Selbsthilfegruppen basiert auf der Betroffenenkompetenz und auf der gegenseitigen Akzeptanz und Solidarität ihrer Mitglieder. Selbsthilfegruppen bieten bewährte, anonyme, manchmal ritualisierte Formen für die Mitteilung persönlicher Krankheitserfahrungen und der im Genesungsprozess entwickelten Bewältigungskompetenzen. Diese gewinnen Beispielscharakter bei der Entfaltung und Stabilisierung neuer Lebensorientierungen und bei der Bewältigung von Rückfallkrisen.

Mittlerweile bestehen auch online-Angebote. Als suchtmittelfreie soziale Netzwerke übernehmen Selbsthilfegruppen eine stützende Funktion bei der Überwindung sozialer Isolation und Ausgrenzung. Ihr Unterstützungsnetzwerk umfasst Gesprächsgruppen und Meetings, oft auch Freizeitaktivitäten oder Vermittlung weiterführender sozialer Hilfen, z. B. Schuldnerberatung. Bundesweite und sogar europa- und weltweite Treffen, Aktionstage und Konferenzen verbinden die lokalen Selbsthilfegruppen zu einer überregionalen Hilfestruktur und Selbsthilfebewegung, die sich teilweise auch gesundheits- und gesellschaftspolitisch positioniert und politische Lobbyarbeit für Suchtkranke leistet. (Letzteres gilt nicht für AA/NA-Gruppen. Zu ihren Prinzipien gehört die konsequente finanzielle und organisatorische Unabhängigkeit und der Verzicht auf gesellschaftliche und politische Einflusspositionen.)

Die „klassische" Suchtkranken-Selbsthilfe ist abstinenzorientiert. Substitutionsgestützte Behandlungsansätze und auf „harm reduction" zielende gesundheitspolitische Initiativen und Maßnahmen wie Spritzenvergabe, Drogenkonsumräume, kontrollierte Verschreibung von Betäubungsmitteln wurden und werden überwiegend als „Kompromissstrategien", die im Suchtmittelkonsum verharren, ignoriert oder abgelehnt.

Selbsthilfeinitiativen von Substituierten, die begleitend zur substitutionsunterstützten Behandlung Freizeitaktivitäten, Arbeitsprojekte und stabilisierende soziale Netzwerke organisieren, bilden sich vereinzelt im Behandlungskontext von Substitutionsambulanzen und Schwerpunktpraxen, z. T. mit Unterstützung von suchtmedizinisch engagierten Ärzten und Fachkräften der psychosozialen Betreuung. Allerdings mangelt es ihnen überwiegend an längerfristiger Kontinuität, an einer tragfähigen und orientierenden Philosophie und „Methode" der Gruppenarbeit und an überregionaler Vernetzung. Eine Öffnung der NA-Bewegung für Substituierte oder eine gezielte „Entwicklungshilfe" der verbandlich organisierten Suchtkranken-Selbsthilfe wäre sicher auch für den substitutionsunterstützten Weg der Suchtbewältigung wünschenswert.

In dezidierter Abgrenzung gegen die abstinenzorientierte „klassische" Suchtkranken-Selbsthilfe sind seit den achtziger Jahren

Selbsthilfegruppen von Substituierten und Drogenkonsumenten entstanden, die sich im Sinne einer „akzeptierenden Drogenpolitik" positionieren und eine Gesundheitspolitik fordern, die vorrangig eine Minderung der gesundheitlichen und sozialen Folgen der Drogenprohibition anstrebt. Ihre Aktivitäten konzentrieren sich auf die Propagierung von „Safer-Use-Regeln" und auf die zielgruppenorientierte Informationsarbeit zur Risikominderung beim Konsum von Suchtmitteln (z. B. Vision e.V. in Köln). Ihre Öffentlichkeitsarbeit zielt im Sinne einer Lobby-Politik von Betroffenen auf die Verbesserung der gesellschaftlichen Akzeptanz von Suchtmittelkonsumenten und auf die Förderung der Voraussetzungen und Rahmenbedingungen für Maßnahmen der „harm reduction". Ihre überregionale Koordination erfolgt durch ein „Bundesweites Selbsthilfenetzwerk der Junkies-Ehemaligen-Substituierten" (JES).

- Informationen zu Selbsthilfegruppen bietet die Nationale Kontakt- und Informationsstelle zur Anregung und Unterstützung von Selbsthilfegruppen (NAKOS), http://www.nakos.de/site/
- Abstinenzorientierte Suchtkranken-Selbsthilfe: Internetadressen und Kontaktadressen Narcotics Anonymous: http://www.narcoticsanonymous.de/, Narcotics Anonymous – Meetings in deutschen Städten: http://www.narcotics-anonymous.de/meeting/meetings staedte.php
- Bundesverband der Elternkreise drogengefährdeter und drogenabhängiger Jugendlicher e. V., http://www.bvek.org/
- Selbsthilfe-Initiativen mit Orientierung auf „akzeptierende Drogenpolitik": Internetadressen und Kontaktadressen http://jes.aidshilfe.de/
- Bundesverband der Eltern und Angehörigen für akzeptierende Drogenarbeit e. V.

Weiterführende Informationen

- https://www.jes-bundesverband.de/
- https://www.jes-bundesverband.de/ueber-jes/jes-gruppen/westschiene/vision-ev/http://www.akzept.eu

Substitution: Alter

Der langfristige Drogenkonsum führt neben szenetypischen Verhaltensweisen zu gesundheitlichen Beeinträchtigungen und sozialer Ausgrenzung und Stigmatisierung. Davon sind insbesondere ältere Drogenkonsumenten betroffen, die nunmehr aufgrund langjähriger Opioid-Substitutionen überhaupt in größerer Zahl auf das Hilfesystem zukommen. Von den heute älteren Opioidabhängigen ist bekannt, dass sie im Durchschnitt mit 24 Jahren begannen, Opioide zu konsumieren. Überwiegend weisen sie im Alter von 40 Jahren eine mindestens 10-jährige Konsumzeit auf. Die Mehrheit von ihnen lebt allein, in sog. nicht stabilen Wohnsituationen, ist häufiger Opfer von Gewalt, zeigt eine zunehmende Isolation und ist von einer Teilhabe an Arbeitswelt und Freizeitkultur nahezu komplett ausgeschlossen. Chronische Infektionserkrankungen und psychische Störungen treten bei ihnen gehäuft auf. Wegen dieser sozialen Desintegration und der alters- und pharmakologisch bedingten Funktionsverluste und zunehmender Vulnerabilität, gilt es spezifische, auf die Bedürfnisse dieser Langzeitabhängigen zugeschnittene Lösungen zur Lebensgestaltung zu finden. Grundlage dafür ist u. a. auch, dass für diese Gruppe alle Leistungen des Sozialrechts in Betracht kommen, die Behandlung der Abhängigkeit und Pflegebedürftigkeit beinhalten. Für die Versorgung, die Unterbringung und die Behandlung älterer Drogenabhängiger ist derzeit vor allem die gesetzliche Sozialversicherung (SGB IV) die auch die gesetzliche Krankenversicherung (SGB V), die Rentenversicherung (SGB VI) und die Pflegversicherung (SGB XI) umfasst, zuständig. In diesem Zusammenhang ist auch das Alter der behandelnden Ärzte zu sehen, die mit ihrer Klientel älter geworden sind und sich schwer tun, Nachfolger zu finden. Der Altersdurchschnitt substituierender Ärzte ist hoch, ein Großteil wird in absehbarer Zeit nicht mehr zur Verfügung stehen. Das Durchschnittsalter der substituierenden Ärzte liegt bei etwa 58 Jahren. Jüngere Ärztinnen und Ärzte sind angesichts der ungünstigen Rahmenbedingungen kaum zu gewinnen.

Weiterführende Informationen

- http://www.alter-sucht-pflege.de/Zahlen_&_Fakten/Einleitung.php
- https://www.aerzteblatt.de/archiv/54098/Sucht-im-Alter-Die-stille-Katastrophe

Substitution mit Buprenorphin

Im Jahre 2000 wurde mit Subutex® eine Sublingualtablette für die Opioidsubstitution eingeführt, nachdem vor allem in Frankreich und den USA bei einer Vielzahl von Opiatabhängigen gute Erfahrungen gemacht worden waren. Berichte von Patienten, die mit *Buprenorphin* behandelt werden, schildern wenige oder gar keine Entzugssymptome, eine Verringerung des Stoffhungers und den Rückgang von Heroinkonsum bis zu dessen Beendigung. Die Indikation für Buprenorphin in der Substitution bei Opioidabhängigen besteht vor allen Dingen in der Überbrückung bis zum Entzug und in einer Erhaltungsbehandlung in niedrigeren Dosisbereichen. Aufgrund der schwächeren Wirkung (Ceiling-Effekt) soll es für die Erstsubstitution nur bei erst seit kürzerer Zeit heroinabhängigen Patienten verordnet werden. In der Opiatentzugsbehandlung kann die Tagesdosis wegen der pharmakologischen Eigenschaften des Buprenorphins rascher reduziert werden.

Die durchschnittliche Tagesdosis von Buprenorphin in der Substitution liegt bei etwa 12 mg mit der Tendenz, individuell starken Schwankungen zu unterliegen. Die Höchstmenge pro Tag liegt bei 24 mg! Sowohl die einschleichende Dosierung nach mindestens 24-stündiger Opiatabstinenz, als auch die schrittweise Abdosierung im Milligrammbereich werden von Patienten gut toleriert. Trotz der bereits berichteten sehr geringen Toxizität ist immer daran zu denken, dass es zu szenetypischen Überdosierungen kommen kann. Hier ist insbesondere die zentralnervöse Symptomatik mit Sedierung, Schläfrigkeit, Erbrechen, Schwindel und Atemdepression hervorzuheben. Ebenso kann es zu Herz-Kreislauf-Beeinträchtigungen mit Bradykardie und Blutdruckabfall kommen. Auch gleichzeitiger Heroinkonsum kommt vor.

In der Behandlung Schwangerer gibt es einige Erfahrungen, dass es insbesondere keine Schwierigkeiten mit einem Entzug der Neugeborenen gab. Das sog. neonatale Entzugssyndrom (NAS) war bisher weniger ausgeprägt zu sehen. Auch war das Geburtsgewicht der unter Buprenorphin geborenen Kinder mit denen vergleichbar, deren Mütter während der Schwangerschaft weder substituiert wurden noch Drogen konsumiert hatten (*Schwangerschaft*).

Im Rahmen einer differenzierten Substitutionstherapie ist die Substanz eine weitere Option neben dem Standard Levomethadon/Methadon.

Praktischer Hinweis: Bei der Verordnung müssen aufgrund der Tablettenform zur Ermöglichung individueller Dosierung evtl. verschiedene Packungen gleichzeitig verordnet werden. Über den Inhalt der angebrochenen Packungen muss laut BtMVV in der Praxis Buch geführt werden.

Substitution mit Buvidal® – Buprenorphin-Depot

Buvidal® enthält den Wirkstoff Buprenorphin auf Basis der Fluid-Crystal®-Technologie und ist ausschließlich in der Behandlung der Opioidabhängigkeit im Rahmen der medizinischen, sozialen und psychotherapeutischen Behandlung zur Anwendung im Erwachsenenalter und bei Jugendlichen ab 16 Jahren bestimmt. Es darf nur als durch medizinisches Fachpersonal zu verabreichendes subkutanes Depot innerhalb einer wöchentlichen oder monatlichen Gabe eingesetzt werden: eine Selbst-Anwendung zu Hause oder eine Selbstinjektion des Arzneimittels durch Patienten ist nicht zulässig. Der tägliche Arzt- oder Apothekenbesuch fällt weg und die selbstbestimmte Lebensführung der Substitutionspatienten kann ebenso wie die gesellschaftliche Wiedereingliederung verbessert werden. *Buvidal*® bewirkt eine schnelle und nachhaltige Unterdrückung von Entzugserscheinungen und Substanzverlangen und verbessert die Zufriedenheit und Lebensqualität der Patienten. Vor der Verabreichung muss sicher sein, dass die letzte Heroindosis mindestens sechs Stunden zurückliegt oder zwischen der letzten Methadondosis sogar mindestens 24 Stunden liegen. Zusätzlich muss eine stabile Tagesdosis von 30 mg bestehen. Sollten Patienten erstmalig Buprenorphin erhalten, so empfiehlt es sich, vor der Injektion der Depotform die Buprenorphinverträglichkeit mittels einer sublingualen Buprenorphindosis von 4 mg zu prüfen. Buvidal® wird als Einzelinjektion unter die Haut (subkutane Anwendung) in einen der zulässigen Injektionsbereiche am Gesäß, Oberschenkel, Bauch oder Oberarm verabreicht. Es können mehrere Injektionen in denselben Injektionsbereich erfolgen, die genaue Injektionsstelle wird jedoch für einen Zeitraum von mindestens 8 Wochen bei jeder wöchentlichen und monatlichen Injektion geändert. Eine intravenöse Gabe ist streng zu vermeiden, da Buvidal bei Kontakt mit Körperflüssigkeiten eine feste Masse bildet, was potenziell zu Verletzungen von Blutgefäßen, Verschluss oder thromboembolischen Ereignissen führen könnte. Buvidal∃ steht derzeit als Depot mit 8 mg/16 mg/24 mg/32 mg für die wöchentliche Gabe und 64 mg/96 mg/128 mg für die Monatstherapie zur Verfügung. Dies entspricht den unterschiedlichen Schweregraden der Opioidabhängigkeit. Nach der stabil auf die Wochentherapie erfolgten Einstellung kann eine monatliche Gabe durchgeführt werden.

Die Umstellung von Buprenorphin sublingual auf Buvidal® ist nach Umrechnung der sublingualen Dosis in eine entsprechende subkutane Dosis problemlos möglich. So erhalten beispielsweise Buprenorphinpatient_innen mit täglich 2 bis 6 mg Buprenorphin eine wöchentliche Subkutanodosis Buvidal® mit 8 mg. Das Buvidal∃-Depot erfolgt einen Tag nach der letzten sublingualen Buprenorphineinnahme. Mit dem Depot können auch potenzielle Einschränkungen und Bedenken hinsichtlich einer täglichen Substitution oder take home – Vergabe, einschließlich Fehlgebrauch, Missbrauch und versehentlicher Substitutionsmittelexposition gegenüber Kindern aufgehoben werden. Die Applikationsform steuert damit wesentlichen Aspekten entgegen, die für die geringe Therapietreue und suboptimale Dosierung bei anderen medikamentengestützten Behandlungen ursächlich sein können. Absolute Kontraindikation stellen die Überempfindlichkeit gegen Buprenorphin, eine schwere respiratorische Insuffizienz, schwere Leberfunktionsstörung, akuter Alkoholismus oder das Delirium tremens dar. Die Wechselwirkungen mit anderen Medikamenten oder der zusätzlichen Verwendung von Alkohol oder Drogen entsprechen denen bei der Einnahme von Buprenorphin.

Weiterführende Informationen

- https://www.camurus.com/de/

Suboxone

Suboxone enthält zwei Wirkstoffe: Buprenorphin, einen Opioidagonisten (wirkt wie ein Opioid), und Naloxon, einen Opioidantagonisten (wirkt den Effekten von Opioiden entgegen). Buprenorphin als alleiniger Wirkstoff in Form von sublingualen Tabletten wird seit Mitte der 1990er-Jahre als Substitutionsbehandlung bei Opioidabhängigkeit eingesetzt. Es kam jedoch zu Tablettenmissbrauch. Man weiß von Abhängigen, die diese Tabletten aufgelöst und sich die Lösung gespritzt haben.

Suboxone enthält Buprenorphin mit Naloxon, da Naloxon dazu beiträgt, den Missbrauch des Arzneimittels zu verhindern. Naloxon wird nicht oral aufgenommen; wenn es jedoch einem Opioidabhängigen injiziert wird, verursacht es akute Entzugserscheinungen. Die häufigsten Nebenwirkungen (bei mehr als 1 von 10 Patienten beobachtet) sind Schlaflosigkeit, Verstopfung, Übelkeit, Schwitzen, Kopfschmerzen und Entzugserscheinungen. Suboxone darf nicht bei Personen mit einer möglichen Überempfindlichkeit (Allergie) gegen Buprenorphin oder Naloxon bzw. einen der sonstigen Bestandteile verwendet werden. Es darf ferner nicht bei Patienten mit schwerer Lungenfunktionsstörung, schwerer Leberfunktionsstörung, akuter Alkoholvergiftung oder Delirium tremens (einem Zustand, der durch Alkoholentzug ausgelöst wird) zur Anwendung kommen. Suboxone® enthält die beiden Substanzen Buprenorphin und Naloxon. Das Medikament ist in den Stärken 2,0 mg Buprenorphin/0,5 mg Naloxon und 8,0 mg Buprenorphin/2,0 mg Naloxon erhältlich. Bei sublingualer Anwendung wirkt nur das in Suboxone® enthaltenen Buprenorphin. Buprenorphin ist sehr gut fettlöslich und baut auf diesem Wege der Verabreichung einen ausreichenden Wirkspiegel auf. Das enthaltene Naloxon wird sublingual nur sehr schlecht resorbiert und überwiegend mit dem Speichel geschluckt.

Substitution mit Codein

Auch das Opioid Codein (*Substitution mit Codein*) ist prinzipiell zur Substitutionsbehandlung geeignet. Laut BtMVV ist die Verschreibung von Codein bzw. Hydrocodein nur noch in begründeten Ausnahmefällen erlaubt, z. B. wenn Methadon oder andere Substitutionsmittel nicht vertragen werden, das Therapieziel besser erreicht wird oder der Patient nach jahrelanger erfolgreicher Therapie unter DHC oder Codein eine Umstellung verweigert. Die Substitution wurde vorwiegend mit Dihydrocodein, einem Opiumalkaloid, das im Vergleich zu Codein stärker wirksam ist, durchgeführt. Im Körper wird es zum Teil zu Dihydromorphin umgewandelt und verhindert so den Opiathunger. Da es zu einem ausgeprägten First-Pass-Effekt in der Leber kommt, werden nur 20 % biologisch verfügbar, sodass eine einmalige Einnahme am Tag nicht ausreichend ist, um die Substitution durchführen zu können. Spricht man von der Codeinsubstitution, so beschreibt man damit in der Regel den Einsatz dihydrocodeinhaltiger Präparate, die entweder als Kapseln (mit unterschiedlichem Gehalt an Wirksubstanz) oder als Saftzubereitung verschrieben werden. Ein Opiatabhängiger muss größere Mengen Codein einnehmen, um eine Substitution des stark wirksamen Opiates Heroin zu ermöglichen. Diese und weitere Aspekte führten schließlich zu einer weitgehenden Minderung der Verwendung von codeinhaltigen Substanzen in der Substitution. Die tägliche Dosierung liegt zwischen 700 und 900 mg DHC-Base. Im Falle des Verschreibens von Codein oder Dihydrocodein kann dem Patienten nach der Überlassung jeweils einer Dosis zum unmittelbaren Verbrauch die für einen Tag zusätzlich benötigte Menge des Substitutionsmittels in abgeteilten Einzeldosen ausgehändigt und ihm dessen eigenverantwortliche Einnahme gestattet werden, wenn dem Arzt keine Anhaltspunkte für eine nicht bestimmungsgemäße Verwendung des Substitutionsmittels durch den Patienten vorliegen. Im Gegensatz zur obligatorischen wissenschaftlichen Begleitung bundesdeutscher Methadonprogramme wurden die Behandlungserfolge der DHC-Substitution kaum wissenschaftlich überprüft. Die wenigen Untersuchungen zeigen, dass mit der DHC-Substitution andere Patientengruppen erreicht werden und die Effekte, d h. die bei den Patienten zu beobachtenden Veränderungen, insgesamt denen der Methadonbehandlung vergleichbar sind. Unter den jetzigen Auflagen zu dieser Substitution hat sich die Zahl der Patienten drastisch verringert, sodass die Codeinsubstitution keine relevante Rolle mehr spielt.

Aufgrund der kurzen Halbwertszeit von Codein oder Dihydrocodein besteht gemäß § 5 Abs. 7 BtMVV für den Arzt die Möglichkeit, dem Patienten nach der Überlassung einer Dosis zum unmittelbaren Verbrauch die für den verbleibenden Tag zusätzlich benötigte Menge des Substitutionsmittels in abgeteilter Einzeldosis auszuhändigen und ihm dessen eigenverantwortliche Einnahme zu gestatten mit dem Ziel, einen stabilen Blutspiegel des Wirkstoffs zu gewährleisten. Die Möglichkeit der Verordnung von Codein und Dihydrocodein in der bis zu zwei bzw. fünf Tagen benötigten Menge („SZ-Verordnung" gemäß § 5 Abs. 8 BtMVV) bleibt davon unberührt.

Substitution mit Levomethadon

Levomethadon ist laut BtMVV ein für die Substitutionstherapie zugelassenes verschreibungsfähiges Betäubungsmittel. In Deutschland wird das Fertigarzneimittel unter dem Handelsnamen L-Polamidon als Lösung zur Substitution oder als L-Polamidon Tablette verordnet. Levomethadon ist das Strukturisomer des Methadons, das für die agonistische Wirkung an den Opiatrezeptoren und damit für die gewünschte pharmakologische Wirksamkeit verantwortlich ist.

Das heißt, ob nun reines *Levomethadon* oder Methadon (*Substitution mit Methadon*) als Razemat aus Levo- und Dextromethadon eingesetzt wird, der gewünschte substituierende Effekt wird allein durch Levomethadon vermittelt. Alle Studien, die in den 80er- und 90er-Jahren zur Etablierung der Therapie in Deutschland führten, wurden übrigens mit Levomethadon durchgeführt, auch wenn es „Methadonprogramm" hieß. Die Ergebnisse von Studien und praktischen Beobachtungen der Substitutionstherapie zeigen, dass es einen nicht unerheblichen Anteil von Patienten gibt, die unter einer Methadontherapie

Nebenwirkungen zeigen, die während einer Behandlung mit Levomethadon nicht auftreten.

Dies ist wahrscheinlich auf den Anteil an Dextromethadon zurückzuführen. Dextromethadon zeigt eigenständige Wirkung und wird über ein eigenes Cytochrom-P450-Enzymsystem (CPY 2B6) stereoselektiv in der Leber verstoffwechselt, wodurch die Verträglichkeit verringert und die Kardiotoxizität des Methadons verstärkt wird. Hier sieht man insbesondere starkes Schwitzen, Schlafstörungen, psychische Probleme, Übelkeit oder nicht ausreichende Wirkdauer. Die Umstellung von Methadon auf L-Polamidon Lösung führt dann zu einer Besserung des körperlichen Befindens und zu einer Verbesserung der Compliance. Neuere Studienbeobachtungen zeigen außerdem, dass eine Therapie mit Levomethadon zu einer Verringerung des Suchtdrucks (Cravings) und des Beikonsums führt.

Bei dieser Umstellung ist Folgendes zu beachten: 20 mg Methadon entsprechen theoretisch 10 mg Levomethadon. Von einer 1 %igen Methadonlösung erfolgt die Umstellung 1:1, also 1 ml dieser Lösung entspricht 1 ml L-Polamidon® Lösung zur Substitution (0,5 %iges Levomethadon). Aufgrund von möglichen Wechselwirkungen (*Cytochrom P450*) mit Dextromethadon benötigt der Patient evtl. weniger reines Levomethadon als berechnet! Levomethadon ermöglicht eine geringere Substanzbelastung gerade bei Patienten mit durch Erkrankung oder Zusatzmedikation belasteter Leber (Hepatitis, HIV/AIDS) oder auch bei Schwangeren. Deshalb sollte eine Ein- oder Umstellung auf Levomethadon besonders bei multimorbiden Patienten mit gravierenden Begleiterkrankungen wie HCV, HIV, Depressionen und Schlafstörungen, bei kardiologischen Auffälligkeiten oder Begleitmedikation sowie bei Leberinsuffizienz psychopharmakologischer Begleitmedikation erwogen werden. Die täglich eingenommene Menge ist wie bei allen Substitutionsmedikamenten individuell verschieden und bewegt sich durchschnittlich in einem Bereich von 50 mg.

Die flüssige Darreichungsform erlaubt ebenso wie die L-Polamidon-Tbl. eine individuelle Dosierung. In der differenzierten Substitutionstherapie gehört L-Polamidon zu den Mitteln der 1. Wahl.

Substitution mit Methadon

Im Jahr 1939, gelang den Chemikern Bockmühl und Ehrhart, zwei Mitarbeitern der zum I.G.-Farben-Konzern gehörenden Farbwerken Hoechst, die Entwicklung von Methadon. Nach Kriegsende gelangten die Unterlagen dazu in die USA, wo auch die weitere klinische Anwendung erprobt wurde. Methadon ist chiral, d. h., bei der Herstellung entsteht ein 1:1-Gemisch (Razemat) aus den beiden Enantiomeren Levomethadon (auch linkdrehendes L- oder R-Methadon genannt) und Dextromethadon (auch rechtsdrehendes D- oder S-Methadon genannt). Beide Enantiomere unterscheiden sich bezüglich der Anordnung ihrer Atome im dreidimensionalen Raum und verhalten sich zueinander wie Bild und Spiegelbild, die auch durch Drehung nicht zur Deckung gebracht werden und zudem das polarisierte Licht in unterschiedliche Richtungen ablenken können.

Hinsichtlich ihrer physiologischen Eigenschaften bestehen teilweise starke Unterschiede. Dextromethadon besitzt nahezu keine analgetische Potenz, sodass das (Levomethadon) doppelt so stark analgetisch wirksam ist wie Methadon-Razemat. L-Polamidon® muss demnach gegenüber Methadon nur halb so hoch dosiert werden. Unterschiede zwischen Levomethadon und Methadon-Razemat hinsichtlich Wirksamkeit und Verträglichkeit sind in den vergangenen Jahren genauer untersucht worden. Ergebnisse dieser Untersuchungen haben gezeigt, dass bestimmte unerwünschte Arzneimittelwirkungen in der Therapie mit dem Razemat stärker ausgeprägt auftreten können als in der Behandlung mit Levomethadon (*Substitution mit Levomethadon*).

In Deutschland ist Methadon-Razemat (Methaddict® Tabletten bzw. Methaliq ® als flüssige Zubereitung) zur Substitution verschreibungsfähig und über Apotheken beziehbar. Methadon-Razemat ist eine Pharmachemikalie, wie sie in den Apotheken zur Herstellung von Methadonrezepturen benutzt wird (zumeist 1 % nach NRF). Vielfältige Anforderungen, wie sie an ein zeitgemäßes Fertigarzneimittel gestellt werden, können durch solche Individualrezepturen unterschiedlicher Reinheit, Qualität und Güte nicht erfüllt werden. Letztlich ist die

Herstellung der Lösung durch das *Dispensierrecht* der Apotheken begründet. Darunter wird die Erlaubnis vom Gesetzgeber verstanden, Medikamente herzustellen, zu mischen, zu lagern und zu verkaufen.

Das Methadon wird in der Leber metabolisiert und seine Metaboliten werden zusammen mit einem Teil von unverändertem Methadon im Urin und über die Galle mit den Fäzes ausgeschieden. Bei chronischen Leber-und Nierenerkrankungen übernimmt jeweils das andere System den Hauptteil des Abbaus, sodass die Substitution problemlos mit üblichen Dosen Methadon erfolgen kann. Ansonsten klagen Patienten wiederholt über eine nicht ausreichend lange Wirkdauer des Methadons, obwohl nach erfolgter Einstellung eine 36-stündige Wirkdauer erreicht werden sollte. Diese und andere Beschwerden nach Einnahme der an unterschiedlichen Orten hergestellten Substanz treten bei dem Fertigpräparat L-Polamidon Lösung® oder Methaliq® weniger oder nicht auf. Diese gebrauchsfertige Trinklösung ist aufgrund ihrer hohen Dichte nur schwer injizierbar. Darüber hinaus beinhalten die Fertigarzneimittel keine schädlichen Inhaltsstoffe, wodurch Komplikationen nach Injektion verringert werden. Insgesamt stellt sich diesen Lösungen auch als verträglicher dar, als die vielfach mit unterschiedlichsten Substanzen versetzten Methadonzubereitungen. Es besteht eine lange Haltbarkeit, auch bei bereits geöffneter Flasche und die standardisierte Zusammensetzung bewirkt eine – arzneimitteltechnisch übliche – anhaltend hohe Qualität des Produkts.

Weiterführende Informationen

- www.apotheke-adhoc.de

Substitution mit Morphin ret (Substitol®)

Das in Österreich bereits längerfristig zur Substitution eingesetzte retardierte Morphin wird seit 2015 auch in Deutschland unter der Bezeichnung Substitol® als Kapseln vertrieben. Der Wirkstoff Morphinsulfat steht als Hartkapsel mit Retard-Pellets in den Wirkstärken 100 mg und 200 mg für eine einmal tägliche Gabe zur Verfügung. Der Retard-Effekt wird ausschließlich durch die Matrix der Pellets bewirkt und nicht durch die Kapselhülle. Zur Sichtvergabe kann die Kapsel auch geöffnet und der Inhalt nach dem Schlucken mit ausreichend Wasser verabreicht werden. Im Vergleich zu Methadon zeichnet sich das Retard-Morphin durch ein signifikant geringeres Suchtverlangen nach Heroin sowie eine deutlich höhere Haltequote aus. Dies hatte die prospektive und randomisierte Cross-over-Zulassungsstudie gezeigt, an der 14 Zentren in Deutschland und der Schweiz beteiligt waren. Im Rahmen der Studie erhielten 276 Patienten über jeweils elf Wochen einmal täglich die Morphinsulfat-Retardformulierung (bis 1200 mg pro Tag) oder Methadon (bis 200 mg täglich). Dabei erwies sich Morphin retard im Vergleich zu Methadon in Bezug auf das Hauptzielkriterium der Untersuchung, die Zahl der Heroin-positiven Urinproben, als nicht unterlegen. Hinsichtlich des Suchtverlangens nach Kokain hatte Morphin retard sogar deutlich besser abgeschnitten. Gründe für eine Verwendung von retardiertem Morphium können in der gegenüber anderen Substitutionspräparaten verringerten Qtc-Zeit-Problematik und dem Rückgang der vegetativen Störungen liegen Bei Neueinstellung erhalten die Patienten eine Initialdosis von 100–200 mg. Kommt es zu Entzugssymptomen, können nach sechs Stunden weitere 200 mg gegeben werden. Danach erfolgt eine individuelle, schrittweise Dosisanpassung bis zur Erhaltungsdosis. Die Umstellung von Methadon auf Morphin geschieht im Verhältnis 1 : 6–8. Die typische Dosis in einer Erhaltungstherapie liegt bei 500–800 mg pro Tag.

Substitution mit Diamorphin (Heroin)

Der Deutsche Bundestag hat 2009 ein Gesetz beschlossen, das die rechtlichen Voraussetzungen für die Überführung der Diamorphingestützten Behandlung in die Regelversorgung schafft. Das Gesetz regelt u. a., dass Diamorphin – unter engen Voraussetzungen – als Betäubungsmittel im Rahmen der Substitutionsbehandlung von

Schwerstopiatabhängigen verschreibungsfähig wird. Alle sieben mit Diamorphin substituierenden Ambulanzen, die bereits an dem bundesdeutschen Modellprojekt teilgenommen hatten, erhielten nach Inkrafttreten des Diamorphingesetzes von den zuständigen Behörden der Länder eine Erlaubnis nach § 13 Abs. 3 Nr. 2a BtMG in Verbindung mit § 5 Abs. 9b BtMVV, um einen kontinuierlichen und rechtssicheren Weiterbetrieb dieser Einrichtungen zu gewährleisten. Diamorphin darf nur auf einem Sondervertriebsweg gemäß § 47bArzneimittelgesetz (AMG) unmittelbar vom pharmazeutischen Unternehmer direkt an eine Einrichtung mit entsprechender Erlaubnis der zuständigen Behörde geliefert werden. Aus dem Bericht der Bundesdrogenbeauftragten zur Diamorphin-gestützten Behandlung ging dazu hervor, dass aus dem Jahr 2011 bereits 60 % an Neupatienten behandelt wurden. Im Vergleich zu den Patienten der Heroinstudie war demnach vor allem das etwas höhere Alter und der größere Anteil an bisher durchlaufenen Suchtbehandlungen – insbesondere stationäre Entgiftungen, Substitution und stationären Langzeittherapien – bei den neuen Patienten zu nennen. Deren soziale Situation war vergleichbar mit jener der Studienpatienten, mit einem etwas höheren Anteil an arbeitenden Substituierten. Der körperliche Gesundheitszustand war bedenklich, da ein hoher Anteil an Abszessen zu beobachten gewesen sei und die Hepatitis C Infektionsrate 87 % betrug.

Abschließend wurde nach zweijähriger Verlaufsbeobachtung mitgeteilt, dass die Haltequote geringer war als in der Studie, die Ergebnisse hinsichtlich der gesundheitlichen und sozialen Entwicklung sowie der Änderung des Konsumverhaltens aber dem Modellprojekt vergleichbar waren bzw. in Teilen noch darüber hinausgegangen seien. Somit wird darauf verwiesen, dass es dringend geboten sei, die Diamorphinbehandlung auf andere Städte oder Regionen auszuweiten.

Weiterführende Informationen

- https://www.drogenbeauftragte.de/themen/drogenpolitik/covid-19-und-suchtthemen.html

Substitution: Abdosieren

Die Beendigung der Substitution wird allgemein in Form eines sehr behutsamen Ausschleichens empfohlen. Die Erfahrung zeigt, dass unterhalb einer Tagesdosis von 15–20 mg die weitere Reduktion außerordentlich schwierig ist. Einige Patienten können sich von den letzten Tropfen Methadon nicht lösen. Ob dies ein pharmakologisches oder mehr psychisches Phänomen ist, ist bisher nicht erforscht. Entgegen ursprünglich optimistischer Vorstellungen, dass durch die Substitutionsbehandlung innerhalb kurzer Zeit (zwei Jahre) eine soziale Stabilisierung und nachfolgende Drogenfreiheit erreichbar sein könnte, hat sich herausgestellt, dass der Prozentsatz derer, die eine Substitution regulär beenden, um drogenfrei weiterzuleben, in allen Programmen sehr niedrig ist (18, 24). Außerdem werden nicht wenige Patienten nach regulär abgeschlossener Substitution innerhalb kürzerer Zeit rückfällig. Sowohl bei *Beendigung bei Abbruch der Therapie* als auch im Falle der Beendigung im Rahmen eines gestützten *Entzugs* muss unbedingt entsprechend der Empfehlungen zu den einzelnen Substanzen vorgegangen werden. Keinesfalls darf das Abdosieren in zu großen Schritten erfolgen. Bei Levomethadon/Methadon beispielsweise sind die Schritte besonders gegen Ende sehr klein zu wählen, um keinen neuerlichen Beikonsum zu provozieren. Oberhalb einer Tagesdosis von 50 mg Methadon/25 mg Levomethadon ist die Reduktion in Schritten von 5 mg/2,5 mg alle zwei Tage unproblematisch; unterhalb einer Tagesdosis von 25 mg Levomethadon wird eine Reduktion in Schritten von jeweils 2,5 mg in 3-Tage-Intervallen empfohlen. Wichtig ist der offene Umgang mit den Patienten; der Einsatz von Plazebo ohne vorherige Absprache wird nicht empfohlen.

Substitution: Indikation

Nach *BtMVV* besteht eine Indikation für die Verschreibung von Substitutionsmitteln für die Behandlung der Opiatabhängigkeit mit dem Ziel der schrittweisen Wiederherstellung der Betäubungsmittelabstinenz einschließlich der Besserung und Stabilisierung des Gesundheitszustandes für die Unterstützung der Behandlung einer neben der Opiatabhängigkeit bestehenden schweren Erkrankung oder für die Verringerung der Risiken einer Opiatabhängigkeit während eine Schwangerschaft und nach der Geburt.

In den *Richtlinien der Bundesärztekammer* wird ausgeführt, dass die Indikation zur substitutionsgestützten Behandlung dann gegeben ist, wenn eine manifeste Opiatabhängigkeit vorliegt, die sich aus folgenden Faktoren definiert: Abhängigkeit, die seit längerer Zeit besteht, Abstinenzversuchen unter ärztlicher Kontrolle, die keinen Erfolg erbracht haben und/oder eine drogenfreie Therapie, die derzeit nicht durchgeführt werden kann , und/oder wenn die substitutionsgestützte Behandlung im Vergleich mit anderen Therapiemöglichkeiten die größte Chance zur Heilung oder Besserung bietet.

Weiterführende Informationen

- www.baek.de

Substitution: Praktische Durchführung

Zunächst muss unbedingt der zweifelsfreie Nachweis der Opiatabhängigkeit erfolgen. Eine Aussage des Patienten genügt hier keinesfalls. Nach Feststellung der Indikation sowie Klärung erster Fragen zur Kostenübernahme kann die Behandlung beginnen. Vorher sollte allerdings ein *Behandlungsplan* aufgestellt sowie vom Patienten eine *Behandlungsvereinbarung* unterzeichnet werden. Umrechnungsfaktoren Heroin–Substitutionsmittel werden zwar immer wieder zitiert, sollten aber nie angewendet werden. Erstens kennt man nicht den Reinheitsgrad des Heroins und zweitens sollte man hier Patientenangaben mit einem Körnchen Salz nehmen. Daraus folgt, dass die erste Dosis erst nach Auftreten von Entzugserscheinungen und in einer sicheren niedrigen Dosierung gegeben werden darf. Die Patienten müssen bis zum Erreichen der endgültigen Dosierung engmaschig unter Beobachtung bleiben. Gerade Levomethadon/Methadon fluten nur langsam an. Bei gefährdendem *Beikonsum* darf nicht substituiert werden. Nach der Einstellungsphase beginnt die Phase stabiler Substitution, Dosisanpassungen können dennoch erforderlich werden. Zum Abdosieren (*Substitution: Abdosieren*) bzw. Beenden der Therapie (*Beendigung bei Abbruch*) siehe dort. Nach bisherigen Erfahrungen gilt: Je kürzer die Zeit der Substitution, desto größer ist die anschließende Rückfallquote. Die angemessene Mindestdauer der Substitution sollte 2–3 Jahre betragen. Programme mit flexibler Dosierungspraxis haben eine höhere Haltequote als jene mit starr festgelegten Dosierungen. Untersuchungen zum Blutspiegel weisen einen optimalen Bereich von 150–600 ng Methadon/ml Blut nach, allerdings ist fraglich, inwieweit bei der erheblichen interindividuellen Schwankung kostspielige Spiegelbestimmungen für Levomethadon/Methadon überhaupt sinnvoll sind. Eine angemessene Standarddosierung liegt erfahrungsgemäß zwischen 40 und 100 mg Methadon (*Substitution mit Methadon*) bzw. 20–50 mg *Levomethadon*/Tag, wobei höhere Dosierungen nicht zu einer Reduktion des Nebenkonsums, sondern eher zu einer emotionalen Unausgeglichenheit und stärkerem Angsterleben führen. Bei Langzeitgabe von 80–120 mg Methadon konnte keine Hepatotoxizität nachgewiesen werden. Untersuchungen zur kognitiv-psychomotorischen Funktionsfähigkeit unter Methadon wiesen keine wesentlichen Beeinträchtigungen nach. Ebenso konnte keine schädliche Wirkung auf das Immunsystem gefunden werden. Eine deutliche Senkung der Mortalitätsrate im Vergleich zu unbehandelten Drogenkonsumenten ist nachzuweisen. Damit geht eine deutliche Reduktion der drogenspezifischen Erkrankungen, der *HIV*-assoziierten Erkrankungen und sonstiger medizinischer Komplikationen einher. Alternativ zu *Levomethadon/* Methadon kann in der Substitutionsbehandlung auch das synthetische Opioid *Buprenorphin* eingesetzt werden. Besonderheiten zur *Substitution mit Buprenorphin* und *Levomethadon* siehe dort. Eine sichere Differentialindikation zwischen den verschiedenen Substitutionsmitteln wurde noch nicht etabliert. Insgesamt hängt der Erfolg der Therapie ganz wesentlich von der Qualität und dem Umfang der medizinischen, psycho-und sozialtherapeutischen Angebote während der Substitution ab (*Psychosoziale Betreuung, Case-Management, Kooperationsmodelle*).

Weiterführende Informationen

- www.qsforum.de

Substitution: Therapieziele

Von Dole und Nyswander wurden in der Erarbeitung der Ziele einer Substitutionsbehandlung die physische Rehabilitation, soziale/berufliche (Re-)Integration und allgemeine Stabilisierung sowie das Einstellen krimineller Aktivitäten und die Abkehr vom illegalen Drogenmarkt genannt. In ihrem Kontext wurde die Drogenabhängigkeit als primär neurochemisch verursacht angesehen. Das oberste und wichtigste Behandlungsziel war somit der Schutz des Lebens des betäubungsmittelsüchtigen Patienten. Primär war nicht das Erreichen einer Abstinenz, sondern die allgemeine Gesundheit und soziale Integration Drogenabhängiger in den Vordergrund gerückt. Zusätzlich bestand die Möglichkeit einer Behandlung physischer und psychischer Zweit- und Folgeerkrankungen.

Heute werden die Ziele etwas weiter gefasst, da auf dem Boden einer ganzheitlichen Definition der Abhängigkeit auch die seelische Rehabilitation ein wichtiges Ziel ist. Entsprechend wurde in den letzten 20 Jahren durch kontrollierte Psychotherapiestudien die erfolgreiche Psychotherapie als erreichbares Ziel etabliert und auf dem Boden von zahllosen Studien zur Komorbidität das Ziel „seelische Rehabilitation" als erreichbares und notwendiges Ziel nachgewiesen.

Ziele und Ebenen der Behandlung nach der Überarbeitung der Richtlinien der Bundesärztekammer sind:

- Überlebenssicherung,
- Suchtmittelreduktion,
- gesundheitliche Stabilisierung und Behandlung von
- Begleiterkrankungen
- Teilhabe an Gesellschaft und Arbeit
- Opiatfreiheit

Sind diese Ziele nicht unmittelbar und zeitnah erreichbar, so ist im Rahmen eines umfassenden Behandlungskonzepts, das erforderliche begleitende psychiatrische und/oder psychotherapeutische Behandlungs- oder psychosoziale Betreuungsmaßnahmen mit einbezieht, eine Substitution zulässig.

Substitutionsausweis

Das Mitführen eines Behandlungsausweises kann sinnvoll sein, da insbesondere in Notfällen eine Legitimation des Patienten und seiner Therapie notwendig ist. Auf dem Ausweis sind mindestens das Medikament, die jeweils eingenommene Tagesmenge und die Anschrift des substituierenden Arztes vermerkt. Mit diesem Ausweis ist es dem Patienten möglich, z. B. im Falle eines Unfalls, bei einem Krankenhausaufenthalt oder einer Verhaftung bei Rückfragen des behandelnden Kollegen erste Informationen beizutragen. Selbstverständlich ermöglicht der Ausweis keinen Bezug von *Methadon*/L-Polamidon/*Buprenorphin* Morhin ret. außerhalb der jeweiligen Vergabestelle. Die letzte Eintragung sollte nicht älter als drei Monate sein, sodass hier eine regelmäßige Kontrolle erfolgen kann.

Weiterführende Informationen

- http://schwerpunktpraxis-gellert.de/

Substitutionsregister

Gemäß der *BtMVV* ist das Verschreiben eines Substitutionsmittels nicht zulässig, wenn dem Arzt Erkenntnisse vorliegen, dass der Patient von einem anderen Arzt ein Substitutionsmittel erhält. Diese Mehrfachsubstitution soll mit der Meldung an das Substitutionsregister beim Bundesinstitut für Arzneimittel und Medizinprodukte (BfArM) verhindert werden. Jeder Arzt, der ein Substitutionsmittel für einen Patienten verschreibt, muss gemäß BtMVV § 5a (2) dem BfArM seit dem 1. Juli 2002 unverzüglich schriftlich oder verschlüsselt auf elektronischem Weg die notwendigen Angaben zu dem substituierten Patienten machen. Das Formular gibt es elektronisch (www.bfarm.de) und gedruckt bei der Bundesopiumstelle. Das Bundesinstitut für Arzneimittel und Medizinprodukte (Bundesopiumstelle) führt ein Register mit Daten über das Verschreiben von Substitutionsmitteln (Substitutionsregister). Ferner werden die Erfüllung der Mindestanforderungen an eine suchttherapeutische Qualifikation der substituierenden Ärzte überprüft und den Landesgesundheitsbehörden statistische Auswertungen mitgeteilt.

Gemäß § 5a Abs. 2 BtMVV hat jeder Arzt, der Substitutionsmittel für einen opiatabhängigen Patienten verschreibt, der Bundesopiumstelle unverzüglich folgende Angaben zu melden:

- den Patientencode,
- das Datum der ersten Verschreibung,
- das verschriebene Substitutionsmittel,
- das Datum der letzten Verschreibung,
- Name und Adresse des verschreibenden Arztes sowie
- im Falle des Verschreibens nach § 5 Abs. 3 BtMVV Name und Adresse des Konsiliarius.

Das Bundesinstitut für Arzneimittel und Medizinprodukte (Bundesopiumstelle) trifft organisatorische Festlegungen zum Substitutionsregister, die allgemeine Informationen zum Meldeverfahren enthalten.

Daten aus dem Substitutionsregister werden regelmäßig im jährlichen Drogen- und Suchtbericht der Drogenbeauftragten der Bundesregierung veröffentlicht.

Weiterführende Informationen

- https://www.bfarm.de/SharedDocs/Downloads/DE/Bundesopiumstelle/SubstitReg/org-fest-subst-reg.pdf?__blob=publicationFile&v=8

Substitutionsvertrag

Behandlungsverträge zwischen Substitutionspatienten und Substitutionsärzten sind oft mangelhaft, zum Teil bestehen sogar keine Vereinbarungen. Zu diesem Ergebnis kam eine 2017 vom JES-Bundesverband durchgeführte Befragung von mehr als 800 Substitutionspatienten. Demnach boten die meisten Vertragswerke keine Möglichkeit für individuelle Absprachen. Zudem wurden einige Verträge als überaus diskriminierend empfunden und waren von zweifelhafter Qualität. Um diesen Missstand zu beheben, hat das Drogenselbsthilfenetzwerk JES gemeinsam mit der Deutschen Aidshilfe (DAH) und anderen Unterstützer_innen einen Musterbehandlungsvertrag erarbeitet.

Darin festgehalten werden unter anderem Vereinbarungen zum Datenschutz, zur Wahl des Substitutionsmedikaments, zur Bewertung des Therapieverlaufs, zur Durchführung von Kontrollen sowie zur Diagnose und Behandlung von Begleiterkrankungen wie Hepatitis A, B, C und HIV.

Die Vertragsvorlage bietet Möglichkeiten die Behandlungsziele gemeinsam zu formulieren. Der Vertrag basiert auf den neuen *Richtlinien der Bundesärztekammer sowie des Gemeinsamen Bundesausschusses zur Behandlung Opioidabhängiger* und bietet eine Grundlage, um Patienten zu Partner_innen in der Substitution zu machen und deren aktiven Einbezug zu fördern.

Weiterführende Informationen

- https://www.aidshilfe.de/meldung/mustervertrag-substitutionsbehandlung-vorgestellt

Suchtberater

Die Suchthilfe, insbesondere die Drogenhilfe, hat sich in einem Spannungsfeld von Selbsthilfe und gesellschaftspolitisch, gesundheitspolitisch oder religiös und humanitär motiviertem Engagement von Laien einerseits und professionellen Fachkräften der Beratung, Betreuung und Behandlung andererseits zu einem differenzierten System medizinischer, psychologischer und sozialarbeiterischer Hilfen entwickelt. Mit ihrer Professionalisierung geht eine zunehmende Aufgabenteilung und Spezialisierung einher, deren Schwerpunkte wesentlich von den beteiligten Berufsgruppen Sozialarbeit/Pädagogik, Psychologie und Medizin vorgegeben werden. Insbesondere interdisziplinäre Hilfe- und Betreuungskonzepte und das komplexe Leistungsspektrum, das in vielen Suchthilfeeinrichtungen entwickelt wurde, erfordern eine zunehmende Ausdifferenzierung auch der Qualifikations- und Tätigkeitsprofile der Mitarbeiter.

So formulieren die Leistungsträger der ambulanten und stationären Rehabilitation bereits seit mehr als zwei Jahrzehnten detaillierte Anforderungen an sucht- und sozialtherapeutische Zusatzausbildungen und erkennen nur solche Einrichtungen für die Durchführung von stationären und ambulanten Entwöhnungsbehandlungen an, die u. a. die vorgeschriebenen Qualifikationsstandards erfüllen. Für die Durchführung von Substitutionsbehandlungen wurden mit den Richtlinien der Bundesärztekammer vom März 2002 suchtmedizinische Qualifikationsanforderungen für Ärzte eingeführt.

Für die Tätigkeit von Suchtberatern lassen sich derzeit Qualifikationsanforderungen und Tätigkeitsprofile v. a. aus der Praxis der Suchthilfeeinrichtungen sowie aus Leistungsvereinbarungen herleiten, die mit den Zuwendungsgebern abgeschlossen werden. Das nachstehende Qualifikations- und Tätigkeitsprofil orientiert sich z. B. an den Anforderungen der standardisierten Maßnahmen zur psychosozialen Betreuung, die im Rahmen der bundesdeutschen Heroinstudie systematisch evaluiert wurden (siehe auch *Fachkunde „Psychosoziale Beratung begleitend zur Substitutionsbehandlung (PSB)"*.

Ausbildung und spezifische Qualifikationen

- Diplomsozialarbeiter/-in, Diplomsozialpädagoge/-in (FH) oder vergleichbare Grundqualifikation,
- Qualifikation für professionelle Beratung, klientenzentrierte und motivationale Gesprächsführung,
- gute Kenntnisse über substanzinduzierte Störungen und Substanzwirkungen, Symptomatiken von Intoxikation und Entzug, substanzbedingte Verhaltensauffälligkeiten, akute Risiken,

- Kenntnis der mit der Suchtkarriere verbundenen psychosozialen Defizite und der Milieufaktoren der „Drogenszene",
- Grundkenntnisse über psychiatrische Störungsbilder,
- gute Kenntnis der Infrastruktur der örtlichen Suchthilfe, Suchtmedizin und psychiatrischen Versorgungsstruktur,
- Kenntnis der sozialrechtlichen Hilfe- und Förderungsgrundlagen (SGB, Rehabilitation), Zuständigkeiten und Verfahren (z. B. Antragstellung, Erstellen von Sozialberichten),
- Kenntnis der grundlegenden Vorschriften des BtMG,
- Qualifikation für Schuldnerschutz und Schuldnerberatung,
- Umgang mit EDV (hinreichende Kenntnisse der Textverarbeitung, Grundlagen zur Bedienung von Dokumentationssoftware).

Aufgaben und Tätigkeiten

- Information der Patienten und Vereinbarung über die Zusammenarbeit im Rahmen der Betreuung,
- Anamnese und psychosoziale Diagnostik,
- informationsorientierte und problemorientierte, motivationale Beratung,
- Zielvereinbarung und Hilfeplanung,
- Re-Assessment,
- Kooperation mit Einrichtungen und Fachkräften aus Suchthilfe, Gesundheitswesen und Ämtern,
- Moderation von Hilfeplankonferenzen mit dem Patienten und den an der Hilfeplanung beteiligten Kooperationspartnern,
- Strukturierung des Prozesses, Rollenklärung, Dokumentation und Überwachung von Absprachen,
- bei Bedarf aufsuchende Beratung in und Begleitung zu Ämtern, Kliniken, Arztpraxen, Hilfeeinrichtungen etc.,
- Beratung von Angehörigen und Bezugspersonen,
- Krisenintervention,
- Dokumentation von Patientendaten und Verlaufsdaten,
- Kooperation im interdisziplinären Fachteam (Medizin, Pflege, Sozialarbeit),
- externe und kollegiale Supervision der Fallarbeit, ggf. auch der Kooperation und Teamstruktur.

Suchthilfe, interkulturell

Der Anteil von Migranten unter den zu behandelnden Patienten mit einer Suchtproblematik wird sich in der kommenden Zeit aufgrund außergewöhnlicher Zuwanderungen und Flucht erhöhen. Mitarbeiterinnen und Mitarbeiter in den Praxisfeldern der Suchthilfe werden somit zunehmend mit Hilfesuchenden aus anderen Kulturkreisen konfrontiert. Die Arbeit mit Menschen anderer Kulturen und Ethnie bedarf einer Auseinandersetzung mit deren soziokulturellen Hintergründen, sowie Reflexion und Analyse von persönlichen Einstellungen, Handlungen und eigenen soziokulturellen Werten und Normen. Als therapiebegrenzende Faktoren gelten unterschiedliche Kenntnisse illegaler Drogen, mangelndes Vertrauen in Therapeuten und Behandlungsstrategien und bikulturelle Sozialisation mit Diskriminierungserfahrungen und allgemeiner Psychosozialer Belastung. Bereits 2010 hat die WHO entsprechende Empfehlungen für die Behandlung suchtkranker Migranten gemacht:

Gesundheitsmonitoring für Migranten

- Sicherstellung der Standardisierung und Vergleichbarkeit von Daten zur Gesundheit von Migranten,
- Abbildung der Diversität der migrantischen Lebenslagen in den Datensammlungen,
- Zusammentragen von Modellen guter Praxis für Gesundheitsmonitoring, politische Strategien und für die Ausgestaltung von modellhaften Gesundheitssystemen für Migranten.

Politische und rechtliche Rahmenbedingungen

- Übernahme der einschlägigen internationalen Normen zum Schutz von Migranten und die Achtung der Rechte auf Gesundheit in die nationale Gesetzgebung und Praxis,
- Umsetzung der nationalen Richtlinien der Gesundheitspolitik, die einen gleichberechtigten Zugang zu Gesundheitsdiensten für Migranten fördern,
- Erweiterung des sozialen Schutzes der Gesundheit und die Verbesserung der sozialen Sicherheit für alle Migranten.

Migrationssensible Gesundheitssysteme

- angemessene kulturelle und sprachliche Sicherstellung des Zugangs zu Gesundheitsdiensten,
- Verbesserung der Kapazitäten des Gesundheitssystems und der von anderen Arbeitsfeldern, die sich mit den gesundheitlichen Problemen im Zusammenhang von Migration befassen,
- Anbieten von integrativen Servicediensten für Migranten in einer umfassenden, koordinierten und finanziell nachhaltigen Form.

Partnerschaften, Netzwerke und Mehrländer Rahmenprogramme

- Aufbau und Unterstützung eines Dialogs zur Migrantengesundheit und sektorenübergreifenden Zusammenarbeit und Kooperation zwischen Großstädten sowie Herkunfts-, Transit- und Zielländern,
- Behandlung von Fragen der Migrantengesundheit und diesbezüglicher Beratung im Bereich der globalen und regionalen Migration und in wirtschaftlichen und entwicklungspolitischen Prozessen (z. B. Global Forum on Migration and Development).

Für die Umsetzung im Bereich der OST können folgende Erkenntnisse gezogen werden: Es muss eine Kommunikation in der Muttersprache des Betroffenen ermöglicht werden. Dabei soll aber nicht auf Familienmitglieder wegen der Gefahr einer Überforderung oder der Entwicklung einer Co-Abhängigkeit zurückgegriffen werden. Es ist eine Schlüsselperson zu benennen, die den soziokulturellen Hintergrund des Patienten kennt und sie dem Therapeuten zu vermitteln versteht.

Zur Stärkung des Selbstwertgefühls und zur Schaffung der Eigenverantwortlichkeit des abhängig Erkrankten ist die Erarbeitung einer „Empowerment-Strategie" sinnvoll, sodass auf dessen Ressourcen zurückgegriffen werden kann. Schließlich ist die Behandlung etwaiger posttraumatischer Störungen während der OST möglich.

Weiterführende Informationen

- Kuhn, S. (2018): Drogenkonsum und Hilfebedarfe von Geflüchteten in niedrigschwelligen Einrichtungen der Suchthilfe in Deutschland. Unter: https://www.bundesgesundheitsministerium.de/fileadmin/Dateien/5_Publikationen/Drogen_und_Sucht/Berichte/Abschlussbericht/Abschlussbericht_Gefluechtete_Drogenabhaengige.pdf
- WHO: „Health of Migrants" – The Way forward, 2010

Suchtrehabilitation

Die medizinische Rehabilitation abhängig Erkrankter ist bei entsprechender Indikation auch unter Substitution durchführbar. Langfristiges Ziel auch dieser Behandlung ist die Suchtmittelabstinenz zur Sicherung einer umfassenden beruflichen und gesellschaftlichen Teilhabe. Nach dem SGB IX umfassen Leistungen zur Teilhabe Maßnahmen die notwendig sind, um die Behinderung abzuwenden, zu beseitigen, zu mindern, ihre Verschlimmerung zu verhüten oder ihre Folgen zu mildern, Einschränkungen der Erwerbsfähigkeit oder Pflegebedürftigkeit zu vermeiden, zu überwinden, zu mindern oder eine Verschlimmerung zu verhüten sowie den vorzeitigen oder laufenden Bezug von Sozialleistungen zu vermeiden bzw. zu mindern; die Teilhabe am Arbeitsleben dauerhaft zu sichern; die persönliche Entwicklung ganzheitlich zu fördern oder die Teilhabe am Leben in der Gesellschaft sowie eine möglichst selbstständige und selbstbestimmte Lebensführung zu ermöglichen oder zu erleichtern.

- Die für die Rehabilitation notwendigen sozialmedizinischen Voraussetzungen umfassen eine gesicherte Rehabilitationsbedürftigkeit und -fähigkeit sowie eine positive Rehabilitationsprognose. Dabei sind die folgenden sozialmedizinischen Faktoren zu berücksichtigen:
  - Funktionseinschränkungen,
  - Fähigkeitsstörungen,

- Risikokonstellation,
- Kombination von Gesundheitsstörungen und Multimorbidität,
- Arbeitsunfähigkeitszeiten,
- bisherige Therapie,
- Erfordernis der Koordination mehrerer Therapieformen,
- hoher Schulungsbedarf
- und Probleme bei der Krankheitsbewältigung.

Der rehabilitative Denkansatz bildet die internationale Klassifikation der Funktionsfähigkeit, Behinderung und Gesundheit ab, die als Beurteilung des funktionalen Gesundheitszustandes, der Behinderung, der sozialen Beeinträchtigung und der relevanten Umgebungsfaktoren einer Person dient. Das übergeordnete Rehabilitationsziel lautet auch bei dieser Patientengruppe eine umfassende berufliche und gesellschaftliche Teilhabe bei vollständiger Abstinenz. Die Abdosierung erfolgt je nach Therapieprogramm und Dosis des Substituts binnen der ersten sechs bis zwölf Behandlungswochen. Empfohlen wird das verdeckte Ausschleichen. Die Beikonsumfreiheit der substituierten Patienten wird in gleicher Weise durch Drogen- und Alkoholscreenings kontrolliert wie die Suchtmittelabstinenz der übrigen Patienten. Rehabilitationseinrichtungen tun sich häufig schwer, die Anlage 4 der Vereinbarung Abhängigkeitserkrankungen so anzuwenden, dass auch Menschen in Substitutionsbehandlung in eine medizinische Rehabilitationseinrichtung aufgenommen werden können. Dort heißt es „Rehabilitationsbedürftigkeit, Rehabilitationsfähigkeit und positive Rehabilitationsprognose können auch bei Substitution ohne Beigebrauch von anderen Suchtmitteln gegeben sein." Die Anlage 4 führt aus, dass Patienten in einer OST gleiche Bedingungen wie nicht-substituierte Patienten erhalten sollen. Der Einsatz des Substituts sollte „übergangsweise" erfolgen mit dem Ziel der vollständigen Abstinenz. Allerdings ist auch eine durchgehende Substitutionsbehandlung mit einer Anschlussbehandlung möglich.

Weiterführende Informationen

- Anlage 4 der Vereinbarung „Abhängigkeitserkrankungen" (Zielvorstellungen und Entscheidungshilfen für die medizini-

sche Rehabilitation Drogenabhängiger in Rehabilitationseinrichtungen für Abhängigkeitskranke bei übergangsweisem Einsatz Substitutionsmittels)
https://www.berlin.de/sen/soziales/service/berliner-sozialrecht/kategorie/sonstige/vereinbarung_abhaengigkeitserkrankungen_4-573364.php
- https://www.akzept.org/uploads1516/Plenar2Kuhlmann.pdf
Eva Carneiro Alves (2016): Substitution in der medizinischen Rehabilitation-Stand und Entwicklungen
https://suchthilfe.de/veranstaltung/jt/2016/Carneiro-Alves_Substitution-in-der-Reha.pdf
- Kuhlmann, T. (2015): Substitution und Suchtbehandlung in der medizinischen Rehabilitation-Entwicklung seit 2011
https://www.akzept.org/uploads1516/Plenar2Kuhlmann.pdf

T

Take-Home-Regelung

Die Take-home-Regelung bietet für Patienten mehr Flexibilität, um Therapieziele in der Suchttherapie, wie soziale Integration, beruflicher (Wieder-)Einstieg etc., zu erreichen. Das eigenverantwortliche Handeln der Patienten wird gefördert; Patienten in ländlichen Regionen können auf dieser Basis wesentlich besser behandelt werden.

Take-home bedeutet jedoch nicht die Mitgabe von Substitutionsmitteln durch den Arzt oder seine Mitarbeiter (*Dispensierrecht, Apotheke*). Gemäß § 5 (8) BtMVV darf dem Patienten im Rahmen einer persönlichen ärztlichen Konsultation eine Verschreibung zur Substitution für die bis zu sieben Tagen benötigte Menge des Substitutionsmittels durch den Arzt ausgehändigt werden. Der behandelnde Arzt darf danach ein Rezept zur Take-home-Verordnung einem substituierten Patienten ausstellen, wenn dieser stabil substituiert ist und seit drei Monaten keinen die Ziele der Substitution gefährdenden *Beikonsum* anderer Drogen/Medikamente hat. Substitutionsmittelverschreibungen sind immer mit „S" zu kennzeichnen. Die Behandlungstage sind auf dem Betäubungsmittelrezept anzugeben und durch die Apotheke auf den Einzeldosen zu vermerken. Die Abgabe des Substitutionsmittels in der Take-home-Zubereitung (*Apotheke*) darf danach unter Legitimation an den Substituierten direkt erfolgen. Diese Regelung stellt eine Besonderheit dar, da dem Patienten das *BtM*-Rezept direkt ausgehändigt wird, was mögliche Komplikationen erhöhen kann. Die Ausschöpfung dieses Rahmens ist nur dann zu vertreten, wenn eine „eindeutige berufliche, familiäre, soziale oder medizinische Notwendigkeit" besteht. Der behandelnde Arzt sollte demnach auch die Gründe für die Verschreibung zum „Take-home" dokumentieren und vor allem den Patienten umfassend aufklären über Gefahren für andere Personen und besonders für Kinder sowie die (kinder-) sichere Lagerung des Substitutionsmittels.

Unter den Voraussetzungen des § 5 Abs. 8 Abschnitt 1 BtMVV darf der Arzt in den Fällen von Take-home-Verschreibungen, in denen die Kontinuität der Substitutionsbehandlung nicht anderweitig gewährleistet werden kann, dem Patienten eine bis zu zwei Tage ausreichende Substitutionsmittelverschreibung mitgeben, die der Patient selbst in einer öffentlichen Apotheke einlöst. Diese Zweitagesverschreibung zur Erlaubnis eigenverantwortlicher Einnahme darf nur 1-mal pro Woche erfolgen und muss zusätzlich zu dem „S" mit dem Buchstaben „Z" gekennzeichnet werden. Das Substitutionsmittel selbst darf nicht ausgehändigt werden.

Erweiterung der Take-home-Regelung bei Auslandsaufenthalten des Patienten: In begründeten Ausnahmefällen kann der Arzt unter den o. g. genannten Voraussetzungen zur Versorgung des Patienten bei Auslandsaufenthalten (*Urlaubsregelung*) diesem Verschreibungen des Substitutionsmittels für mehr als sieben Tage aushändigen und ihm dessen eigenverantwortliche Einnahme erlauben. Diese Verschreibungen dürfen in einem Jahr insgesamt die für bis zu 30 Tage benötigte Menge des Substitutionsmittels nicht überschreiten. Sie sind der zuständigen Landesbehörde unverzüglich anzuzeigen.

Weiterführende Informationen

- https://www.bfarm.de/SharedDocs/Downloads/DE/Bundesopiumstelle/Betaeubungsmittel/faq/FAQsBtMVV.pdf%3F__blob%3DpublicationFile%26v%3D1

U

Übelkeit und Erbrechen

Unter der Opioid-Einnahme sind die Übelkeit und das Erbrechen eine häufige unerwünschte Wirkung. Ausgelöst werden sie durch starke Histaminfreisetzung sowie durch Reizung des im Hirnstamm gelegenen medullären Brechzentrums. (Durch die Reizung der dopaminabhängigen Rezeptoren in der Triggerzone der Area postrema am Boden des IV. Ventrikels wird das Brechzentrum in der Formatio reticulari stimuliert, wodurch es zu Übelkeit und Erbrechen vornehmlich bei wenig/gering Opioiderfahrenen kommen kann).

Die Übelkeit entsteht, indem Opioide die Magendarmpassage verlangsamen. Häufig kann bei Übelkeit die Einnahme von Dimenhydrinat, Metoclopramid, Magnesiumcarbonat oder Lactulose hilfreich sein. Ebenso ist von einem übermäßigen Konsum von Kaffee, Tee oder Alkohol abzuraten. Bei akuter Übelkeit hilft flaches und entspanntes Liegen mit leicht erhöhtem Oberkörper, um im Fall von Erbrechen die Aspiration des Erbrochenen zu verhindern. Ein Erbrechen bis 15 Minuten nach der Einnahme des Substitutionspräparats (Buprenorphin scheidet dabei wegen der sublingualen Verabreichung aus) sollte den Ersatz der Dosis nach sich ziehen, bei einem Erbrechen nach 15 Minuten bis zu einer halben Stunde kann die Hälfte der Dosis nachgegeben werden. Ansonsten ist die klinische Beurteilung der Situation notwendig, ob überhaupt etwas nachgegeben werden muss. Zudem ist abzuschätzen, ob der Patient nachvollziehbare Angaben macht.

Urlaubsregelung

Urlaub des Patienten
Da zumindest die *Substitution mit Methadon* als Therapieangebot für Drogenabhängige weltweit verbreitet ist, lassen sich nach zeitlich ausreichender Vorankündigung am jeweiligen Urlaubsort häufig Ärzte oder Institutionen finden, die die Methadonsubstitution fortsetzen. Dies gilt vor allem für einen längerfristigen Auslandsaufenthalt.

Die Internationale Koordinations- und Informationsstelle für Auslandsreisen von Substitutionspatienten (Kontakt s. u.) informiert und berät über Weiterbehandlungsmöglichkeiten für Substitutionspatienten und Substitutionsmitteleinfuhrbestimmungen weltweit, vermittelt zentrale Kontaktadressen relevanter Substitutionsstellen und ist nationale Kontaktstelle für Unterstützungsersuchen ausländischer Patienten, die in Deutschland eine Weiterbehandlung mit Substitutionsmitteln benötigen. Alle international verwendbaren Standardformulare sind auf der Website vorhanden.

- Inland: Bei Urlauben im Inland müssen die entsprechenden Vorschriften der BtMVV beachtet werden. Mitgabe für die Reise: Sofern die Voraussetzungen dafür vorliegen, kann der Arzt dem Patienten im Rahmen der *„Take-Home-Regelung"* ein Rezept für bis zu sieben Tagesdosen Substitutionsmittel aushändigen (*BtMVV* § 5(7)).
- **Fortsetzung der Substitution am Urlaubsort:** Vor Antritt der Reise muss geklärt sein, welcher Arzt bzw. welche Institution mit der Substitution am Urlaubsort betraut ist. Die Tagesdosis des Substitutionsmittels sollte dort rechtzeitig in geeigneter Form mitgeteilt werden, z. B. als Fax. Der Patient muss sich nach Ankunft am Urlaubsort legitimieren und die Formalitäten der Substitution klären. Der behandelnde Arzt muss auf einem Betäubungsmittelrezept eine Substitutionsbescheinigung ausstellen. Vorschriften über Inhalt und Form dieser Substitutions-

bescheinigung in der BtMVV § 5(8). Nach Beendigung der Urlaubssubstitution informiert die vertretende Praxis oder Einrichtung den behandelnden Arzt schriftlich über die durchgeführten Maßnahmen (BtMVV § 5 (9)).

Ausland: Regelungen für Urlaube im Ausland sind darüber hinaus abhängig von der Rechtslage im jeweiligen Urlaubsland. Im Rahmen des Schengener Abkommens wurden besondere Regelungen für das Mitführen von ärztlich verschriebenen Betäubungsmitteln in den angeschlossenen Ländern getroffen. Für die Mitnahme des verschriebenen Substitutionsmittels ist eine behördlich ausgestellte oder beglaubigte Bescheinigung erforderlich. Auf der Grundlage des Schengener Abkommens kann nach BtMVV ein Reisebedarf von bis zu 30 Tagen im Jahr (auf einmal oder insgesamt) als „Take-home-Verordnung" verschrieben und mitgeführt werden. Diese Verschreibung ist nach *BtMVV* „umgehend der zuständigen Landesbehörde anzuzeigen". In Staaten, die nicht dem Schengener Abkommen beigetreten sind, müssen die dort geltenden Rechtsvorschriften geprüft werden. Hier ist bei Mitnahme von Substitutionsmitteln eine strafrechtliche Verfolgung nach den Rechtsvorschriften des jeweiligen Staates nicht auszuschließen.

Urlaub des Arztes
Bei Urlaub des behandelnden Arztes führt sein ärztlicher Vertreter in der Praxis die Substitution fort und rezeptiert entsprechend in Vertretung das Substitutionsmittel. Bei Vertretung durch eine andere Praxis sollte für den Patienten eine entsprechende Substitutionsbescheinigung auf einem BtM-Rezept ausgestellt werden (*BtMVV* § 5(8) im Anhang 3b). Die vertretende Praxis informiert dann den behandelnden Arzt entsprechend über die durchgeführte Substitution.

Weiterführende Informationen

- https://indro-online.de/impressum/

Weiterführende Literatur
Bei den Autoren